中医临床必读丛书

太平惠民和剂局方

宋・太平惠民和剂局　编
刘景源　整理

人民卫生出版社

图书在版编目（CIP）数据

太平惠民和剂局方/宋·太平惠民和剂局编　刘景源整理. —北京：人民卫生出版社，2007.7
（中医临床必读丛书）
ISBN 978-7-117-08625-7

Ⅰ.太…　Ⅱ.①太…②刘…　Ⅲ.方书-中国-宋代
Ⅳ.R289.344

中国版本图书馆 CIP 数据核字（2007）第 045429 号

中医临床必读丛书

太平惠民和剂局方

编　　者：宋·太平惠民和剂局　　**整理：**刘景源
出版发行：人民卫生出版社（中继线 010-59780011）
地　　址：北京市朝阳区潘家园南里 19 号
邮　　编：100021
E - mail：pmph@pmph.com
购书热线：010-59787592　010-59787584　010-65264830
印　　刷：北京铭成印刷有限公司
经　　销：新华书店
开　　本：850×1168　1/32　**印张：**13.5　**字数：**261 千字
版　　次：2007 年 7 月第 1 版　2023 年 10 月第 1 版第 24 次印刷
标准书号：ISBN 978-7-117-08625-7/R·8626
定　　价：25.00 元

出版者的话

中医要发展创新，提高临床疗效是必由之路。而提高临床疗效的捷径，就是继承前人宝贵的诊疗理论和丰富的临床经验。古今大凡著名医家，无不是在熟读古籍，继承前人经验的基础上而成为一代宗师的。厚积薄发，由博返约，是读书成才的必然过程。步入21世纪，中医的发展与创新仍然离不开继承，而继承的第一步必须是熟读中医古籍，奠定基础。这好比万丈高楼，筑基必坚；参天大树，扎根必深。

为了在新世纪进一步发展中医，提高中医临床疗效水平，针对目前中医现状，国家中医药管理局启动了“优秀中医临床人才研修项目”。该计划首批精选培养名中医200名左右，期望在新世纪再培养一大批中医临床大家，为我国人民的医疗保健再做贡献。做临床，必读古籍；做名医，更需要熟悉古籍并能灵活应用。为了适应中医临床人才培养计划，我们从“优秀中医临床人才研修项目”必读书目中先期精选了中医各科必读的70余种整理后已相继出版发行，应广大读者要求，经全国著名中医专家王永炎、余瀛鳌等推荐和论证，续增34种，使《中医临床必读丛书》的出版渐臻完备。本丛书共105种，所选精当，涵盖面广，多为历代医家推崇，尊为必读经典著作，在中医学发展的长河中，占有重要的学术地位。

本次整理突出了以下特点：①力求原文准确，每种医籍均由各科专家遴选精善底本，加以严谨校勘，为读者提供精确的原文。②原则上只收原文，不作校记和注释，旨在使读者在研习之中渐得旨趣，体悟真谛。③每书撰写了导读，介绍该书的作者生平、成书背景、学术特点，及对临床的指导意义以及如何学习运用等内容，提要钩玄，以启迪读者。为便于读者检索，书后附以索引。

期望本丛书的出版，能真正起到读古籍，筑根基，做临床，提疗效的作用，有助于中医临床人才的培养和成长，以推动我国中医药事业的发展与创新。

一、经典著作

《灵枢经》
《黄帝内经素问》
《伤寒论》
《金匮要略》
《温病条辨》
《温热经纬》

二、诊断类著作

《脉经》
《诊家枢要》
《濒湖脉学》

三、通用著作

《中藏经》
《伤寒总病论》
《素问玄机原病式》
《三因极一病证方论》
《素问病机气宜保命集》
《内外伤辨惑论》
《儒门事亲》
《脾胃论》
《兰室秘藏》
《格致余论》
《丹溪心法》
《景岳全书》
《医贯》
《理虚元鉴》
《明医杂著》
《万病回春》
《慎柔五书》
《内经知要》
《医宗金鉴》
《石室秘录》
《医学源流论》
《兰台轨范》
《杂病源流犀烛》
《古今医案按》
《笔花医镜》
《类证治裁》
《医林改错》

《血证论》
《名医类案》
《医学衷中参西录》
《丁甘仁医案》

四、各科著作

（一）内科

《金匮钩玄》
《秘传证治要诀及类方》
《医宗必读》
《医学心悟》
《证治汇补》
《医门法律》
《张氏医通》
《张聿青医案》
《临证指南医案》
《症因脉治》
《医学入门》
《先醒斋医学广笔记》
《温疫论》
《温热论》
《湿热论》
《串雅内外编》
《医醇賸义》
《时病论》

（二）外科

《外科精义》
《外科发挥》
《外科正宗》
《外科证治全生集》
《疡科心得集》

（三）妇科

《经效产宝》
《妇人大全良方》
《女科经纶》
《傅青主女科》
《竹林寺女科秘传》
《济阴纲目》
《女科辑要》

（四）儿科

《小儿药证直诀》
《活幼心书》
《幼科发挥》
《幼幼集成》

（五）眼科

《秘传眼科龙木论》
《审视瑶函》
《银海精微》
《目经大成》
《眼科金镜》

（六）耳鼻喉科

《重楼玉钥》
《口齿类要》
《喉科秘诀》

（七）针灸科

《针灸甲乙经》
《针灸资生经》
《针经摘英集》
《针灸大成》
《针灸聚英》

（八）骨伤科

《永类钤方》

《仙授理伤续断秘方》

《世医得效方》

《正体类要》

《伤科汇纂》

《厘正按摩要术》

（九）养生

《寿亲养老新书》

《遵生八笺》

《老老恒言》

五、方药类著作

《太平惠民和剂局方》

《医方考》

《本草原始》

《医方集解》

《本草备要》

《得配本草》

《成方切用》

《时方妙用》

《验方新编》

人民卫生出版社

2007年3月

序

中医药学是具有中国特色的生命科学，是科学与人文融合得比较好的学科，在人才培养方面，只要遵循中医药学自身发展的规律，只要把中医理论知识的深厚积淀与临床经验的活用有机的结合起来，就能培养出优秀的中医临床人才。

近百余年西学东渐，再加上当今市场经济价值取向的作用，使得一些中医师诊治疾病，常以西药打头阵，中药作陪衬，不论病情是否需要，一概是中药加西药。更有甚者不切脉、不辨证，凡遇炎症均以解毒消炎处理，如此失去了中医理论对诊疗实践的指导，则不可能培养出合格的中医临床人才。对此，中医学界许多有识之士颇感忧虑而痛心疾首。中医中药人才的培养，从国家社会的需求出发，应该在多种模式多个层面展开。当务之急是创造良好的育人环境。要倡导求真求异，学术民主的学风。国家中医药管理局设立了培育名医的研修项目，首先是参师襄诊，拜名师制订好读书计划，因人因材施教，务求实效。论其共性则需重视“悟性”的提高，医理与易理相通，重视易经相关理论的学习；还有文献学、逻辑学，生命科学原理与生物信息学等知识的学习运用。“悟性”主要体现在联系临床，提高思想思考思辩的能力，破解疑难病例获取疗效。再者是熟读一本临证案头书，研修项目精选的书目可以任选，作为读经典医籍研修晋阶保底的基本功。第二是诊疗环境，我建议城市与乡村、医院与诊所、病房与门诊可以兼顾，总以多临证多研讨为主。若参师三五位以上，年诊千例以上，必有上乘学问。第三是求真务实,“读经典做临床”关键在“做”字上苦下功夫,敢于置疑而后验证、诠释进而创新,诠证创新自然寓于继承之中。

中医治学当溯本求源,古为今用,继承是基础,创新是归宿,认真继承中医经典理论与临床诊疗经验,做到中医不能丢,进而才是中医现代化的实施。厚积薄发、厚今薄古为治学常理。所谓勤求古训、融汇新知,即是运用科学的临床思维方法,将理论与实践紧密联系,以显著的疗效、诠释、求证前贤的理论,寓继承之中求创新发展,从理论层面阐发古人前贤之未备,以推进中医学科的进步。

综观古往今来贤哲名医均是熟谙经典,勤于临证,发遑古义,创立新说者。通常所言的“学术思想”应是高层次的成就,是锲而不舍长期坚持“读经典做临床”在取得若干鲜活的诊疗经验的基础上,应是学术闪光点凝聚提炼出的精华。笔者以弘扬中医学学科的学术思想为己任而决不敢言自己有什么学术思想,因为学术思想一定要具备有创新思维与创新成果,当然是在继承为基础上的创新;学术思想必有理论内涵指导临床实践,能以提高防治水平;再者学术思想不应是一病一证一法一方的诊治经验与心得体会。如金元大家刘完素著有《素问玄机原病式》,自述“法之与术,悉出《内经》之玄机”,于刻苦钻研运气学说之后,倡“六气皆从火化”,阐发火热病证脉治,创立脏腑六气病机、玄府气液理论。其学术思想至今仍能指导温热、瘟疫的防治。非典型传染性肺炎(SARS)流行时,运用玄府气液理论分析证候病机,确立治则治法,遣药组方获取疗效,应对突发公共卫生事件造福群众。毋庸置疑刘完素是“读经典做临床”的楷模,而学习历史,凡成中医大家名师者基本如此,即使当今名医具有卓越学术思想者,亦无例外,因为经典医籍所提供的科学原理至今仍是维护健康防治疾病的准则,至今仍葆其青春,因此“读经典做临床”具有重要的现实意义。

值得指出,培养临床中坚骨干人才,造就学科领军人物是当务之急。在需要强化“读经典做临床”的同时,以唯物主义史观学习易经易道易图，与文、史、哲，逻辑学交叉渗透融合，提高“悟性”指导诊疗工作。面对新世纪东学西渐是另一股潮流，国外学者研究老聃、孔丘、朱熹、沈括之学，以应对技术高速发展与理论相对滞后的矛盾日趋突出的现状。譬如老聃是中国宇宙论的开拓者，惠施则注重宇宙中一般事物的观察。他解释宇宙为总包一切之“大一”与极微无内之“小一”构成，大而无外小而无内，大一寓有小一，小一中又涵有大一，两者相兼容而为用。如此见解不仅对中医学术研究具有指导作用，对宏观生物学与分子生物学的链接，纳入到系统复杂科学的领域至关重要。近日有学者撰文讨论自我感受的主观症状对医学的贡献和医师参照的意义；有学者从分子水平寻求直接调节整体功能的物质，而突破靶细胞的发病机制；有医生运用助阳化气，通利小便的方药能同时改善胃肠症状治疗幽门螺杆菌引起的胃炎，还有医生使用中成药治疗老年良性前列腺增生，运用非线性方法，优化观察指标，不把增生前列腺的直径作为惟一的“金”指标，用综合量表评价疗效而获得认许，这就是中医的思维，要坚定地走中国人自己的路。

人民卫生出版社为了落实国家中医药管理局设立的培育名医的研修项目，先从研修项目中精选70余种陆续刊行，为进一步扩大视野，续增的品种也是备受历代医家推崇的中医经典著作，为我们学习提供了便利条件，只要我们“博学之，审问之，慎思之，明辩之，笃行之”，就会学有所得、学有所长、学有所进、学有所成。治经典之学要落脚临床，实实在在去“做”，切忌坐而论道，应端正学风，尊重参师，教学相长，使自己成为中医界骨干人才。名医不是自封的，需要同行认可，而社会认可更为重要。让我们互相勉励，为中国中医名医战略实施取得实效多做有益的工作。

王永炎

2007年3月5日

导　读

《太平惠民和剂局方》是宋代以来的著名方书之一。宋代政府设立药事管理机构，最初称为“太医局熟药所”，后更名为“和剂局”，专司药材、药剂的管理与经营。本书是当时官方和剂局所使用的成药处方范本，可以说是中国历史上第一部由政府颁布的成药药典。该书自北宋神宗元丰年间刊行，至南宋理宗淳祐年间，近二百年的时间内经多次修订、增补刊刻，传播极广。书中载方788首，对后世临床用药产生了深远的影响，许多方剂至今仍广泛用于临床。《太平惠民和剂局方》是从事中医临床、教学、科研以及从事中药炮制、制剂、调剂研究工作的重要古籍之一，也是高等中医药院校学生学习中药学、方剂学的重要参考书籍之一。

一、《太平惠民和剂局方》与作者

《太平惠民和剂局方》不是哪一个人所著，而是由宋·太平惠民和剂局编写。它是集宋代以前历代名方及当时临床用之有效的成方于一册的优秀方剂汇编。

北宋自太祖开宝年间(968～976)起，由政府设置专门机构，组织专业人员对古代医药典籍进行了大规模的考校整理并刊刻发行，使许多重要典籍得以流传后世。北宋神宗熙宁九年(1076)在京师汴梁设“太医局熟药所”，专司成药的发售。至徽宗崇宁二年(1103)“熟药所”增至5所，又设“修合药所”2所专司药材的炮制加工，共为 7 局，并诏令各地方也开设药局。至徽宗政和四年(1114)将“太医局熟药所”更名为“医药惠民局”。这两大机构的设立，使药物的“修治、给卖，各有攸司”。又设“收买药材所”，专司药材收购，这样由政府控制药材市场，起到了“以革伪滥之弊”的作用。南宋高宗绍兴六年(1136)也在京师临安设立“熟药所”，后改称“和剂局”，绍兴十八年(1148)更名为“太平惠民局”。由上述机构的设立可以看出，宋代政府对药材的收购、药物的炮制加工以及成药的发售是非常重视的。这样做，一方面可以增加政府的收入，一方面也使药物的安全使用得到了有效的监控。既然药物的炮制加工与发售由官方机构统一掌控，就必然要制定相应的炮制与配方规范，于是这部方书就应运而生了。本书初刻颁行于北宋神宗元丰年间(1078～1085)，最初的版本比较粗糙，正如本书“进表”中所说:“然自创局以来，所有之方，或取于鬻药之家，或取于陈献之士，未经参订，不无舛讹，虽尝镂版颁行，未免传疑承误。故有药味脱漏，铢两过差，制作多不依经，祖袭间有伪妄，至于贴榜，谬戾尤多，殆不可一、二举也”。鉴于这种情况，在徽宗大观年间(1107～1110)由当时药局的管理者陈承、裴宗元、陈师文上奏朝廷，经批准后组织专业人员对原刻本进行详细校订而后刊刻颁行，名为《和剂局方》，分为五卷，21 门，载方 297 首。嗣后，在南宋高宗绍兴(1131～1162)、理宗宝庆(1225～1227)、淳祐(1241～1252)年间又经过多次重修，每次都有增补，书名、卷数也有多次调整。因绍兴十八年将药局更名为“太平惠民局”，所以本书自此以后就称为《太平惠民和剂局方》。本书在南宋宁宗嘉定元年(1208)曾由许洪整理并加入“指南总论”三卷。本书宋版已佚，自元代以后多有刊印。现所传本最完整者全书共 10 卷，14 门，载方 788 首，并附“指南总论”三卷。

二、《太平惠民和剂局方》的主要学术特点及其对临床的指导意义

《太平惠民和剂局方》虽然是官方药局配制成药的规范，但它

所涉及的内容却又不仅限于方药的配制方法，同时也是一部以病证分类，涉及788首方剂临床使用的大型方书，在中医药学术方面颇具特色。

1. 以病证对方剂进行分类，便于检索及使用

《太平惠民和剂局方》全书共10卷，分为14门，其分类方法是：卷之一，治诸风附脚气；卷之二，治伤寒附中暑；卷之三，治一切气附脾胃、积聚；卷之四，治痰饮附咳嗽；卷之五，治诸虚附骨蒸、治痼冷附消渴；卷之六，治积热、治泻痢附秘涩；卷之七，治眼目疾、治咽喉口齿；卷之八，治杂病、治疮肿伤折；卷之九，治妇人诸疾附产图；卷之十，治小儿诸疾附诸汤、诸香，凡788方；附指南总论三卷。由此可以看出，书中对所有成药配方是以病证为纲进行分类的，其中涉及到内、外、妇、儿、骨伤、眼目、咽喉、口齿各科14大门类的疾病，如果加上各门中所附病种，则所涉及门类达22种。这种分类方法，既便于读者在学习中对各类方剂按门类进行检索，又便于医生在临床中掌握每一类成药的运用范围，给学习与掌握使用提供了方便。

2. 每方后均注明主治证，突出了辨证论治的学术特点

书中的每一个方名后都先注明主治证与适应证，有的还分析了病因病机，如建中散方名后说："治脾胃不和，中脘气滞，宿寒留饮，停积不消，心腹刺痛，胁肋膨胀，呕吐痰逆，噫气吞酸，肠鸣泻利，水谷不化，肢体倦怠，不思饮食"。这种辨证论治，依证处方的思路，突出地体现了中医学辨证论治的学术特点，防止在临床中出现头痛医头，脚痛医脚，对症用药的弊端。

3. 详述药物的炮制方法、剂型的制备方法与服药法，为当时及后世提供了规范

书中对药物的炮制方法论述非常详细，如在新法半夏汤方中，讲述半夏的炮制方法为："大半夏四两，汤浸洗七次，每个切做二片，用白矾末一两，沸汤浸一昼夜，漉出，另用汤洗去矾，俟干，一片切作两片，再用生姜自然汁于银盂中浸一昼夜，却于汤中炖，令姜汁干尽，以慢火焙燥，为细末，再用生姜自然汁搜成饼子，日干或焙干，炙黄，勿令色焦”。书中除了对药物的炮制方法提出严格的要求外，对剂型的制备及服法也有详细记载，如养气丹的制备及服法中说：“以上五石各贮之，各研为细末，又以水研之。挹其清者，置之纸上，纸用筲箕盛，欲使细末在纸上，而水滴在下，挹尽而止。既干，各用藏瓶盛贮，以盐水纸筋和泥固济，阴干。以好硬炭五十斤分为五处，每一处用炭十斤，烧红作一炉子，煅此五药，以纸灰盖之。两日后，火尽灰冷，则再煅，如此三次，埋地坑内两日，出火毒，再研，入后药……以上各如法修制，同研为末，却入……以上三味同研，却入……以上三味别研，临时入。上同入研，过罗为细末，用糯米粉煮糊为圆，每两作五十圆，阴干，入布袋内，擦令光莹。每服五圆至五十圆，空心，用温酒吞下，或盐姜汤，或枣汤下亦可，妇人用艾醋汤吞下”。这种程序严格的制备工艺流程，不仅对当时药局的制剂起到了统一规范的作用，直到今天，也是值得借鉴的。

4. “指南总论”对全书有画龙点睛的导读作用

书中所附的“指南总论”三卷，为许洪于南宋宁宗嘉定元年补入。其卷上“论处方法”中，讲述了处方规则，并分别论述了汤剂、散剂、丸剂各自的作用。“论合和法”中，特别强调药物产地、炮制合和、剂量掌控的重要意义。文中指出：“凡合和汤药，务在精专，甄别新陈，辨明州土，修制合度，分两无差，用得其宜，病无不愈。若真假非类，冷热相乖，草石昧其甘辛，炮炙失其体性，筛罗粗恶，分剂差殊，虽有疗病之名，永无必愈之效……此盖是合和之盈虚，不得咎医方之浅拙”。文中还对药物剂量的掌控、各类药物的炮制方法作了原则性论述。在“论服饵法”中，对不同病证的服药时间、方法作了详细说明。在“论用药法”、“论三品药畏恶相反”、

“论服药食忌”、“论炮炙三品药石类例”诸篇中，分别对药物的配伍原则、采药季节及保管、服药的饮食禁忌、各种常用药物的炮制方法进行了论述。总之，“指南总论”卷上的七篇论文言简意赅，对《太平惠民和剂局方》中的方剂配伍、修制、使用方法作了高度概括，起到了画龙点睛的作用。卷中、卷下对原书中的 14 门病证进行了分类归纳，以证论方，综合叙述了各类证候的适用方剂。卷中，专述中风、伤寒、瘴疟等外感病；卷下，则分别论述各科杂证。

由其篇名“指南总论”可以看出，这三卷的内容是对《太平惠民和剂局方》原书的高度概括，不仅突出了原书的学术思想，而且起到了很好的导读作用。

三、如何学习应用《太平惠民和剂局方》

《太平惠民和剂局方》虽然可以说是一部方书，但是它又不仅限于方剂学的内容，应该说它是一部涉及到中药学、中药炮制学、中药药剂学以及临床各科辨证论治的理、法、方、药俱备的综合性典籍。因此，这部书不仅是有宋一代国家颁布的配方售药规范，而且对后世也产生了深远而广泛的影响，其中很多疗效卓著的方剂至今仍在临床广泛应用。学习这部书的内容并将其运用于临床实践，应当注意从以下几个方面着眼。

1. 辨证析法，以方测法

《太平惠民和剂局方》中的方剂，都是在辨证的前提下制定的。书中虽然没有提出立法，但每个方剂都是依据证候的治法而制的。以“卷之四・治痰饮”为例，在这一门中，所有的方剂都是针对痰饮而制，所用多属化痰药。但痰饮又有寒、热之别，其不同的方剂中所使用的药物，就又有温化寒痰药与清化热痰药之分。所以在学习本书的过程中，要依照古人“于无文处求文”之训，通过分析证候来辨析立法，或通过方剂的药物组成来分析、推测其立法。这种辨证析法,以方测法的思辩方法,在阅读古籍的过程中是经常使用的方法之一。比如在阅读古代医案时,医案中一般只有证候与处方用药的记载,每个处方未必写出立法,但是善于阅读者往往采取以方测法的方法对医案进行分析整理。清代的温病学家吴鞠通,就是采用这种方法对叶天士的《临证指南医案》进行分析整理,从中撷取了许多优秀方剂,提出立法、制定方名而写出了理、法、方、药系统、完整的温病学专著《温病条辨》一书。

2. 注重煎、服法以提高临床疗效

《太平惠民和剂局方》中的方剂大多为丸剂、散剂,服用非常方便,而且书中对煎、服法非常重视,每个方剂后都对煎、服法有详细的叙述。如治风气上攻的八风散的煎、服法是:"每服二钱,水一中盏,入薄荷少许,同煎至七分,去滓,食后,温服。腊茶清调一大钱亦得。小儿虚风,乳香腊茶清调下半钱,更量儿大小加减服"。这种煎服法称为"煮散",是把散剂煎后服用,但煎的时间宜短不宜长,("水一中盏,煎至七分"大约需 5～10 分钟)这种煎法是取其"散者,散也"的发散作用。书中也有不少汤剂,其实也是做成散剂煎服或冲服。总之,书中的各方剂都针对不同病情的需要分别注明煎、服的方法,这是应当认真学习的。当前人们服用汤剂的习惯做法一般是大包药物水煎,这种做法既浪费药物,又浪费时间,而《太平惠民和剂局方》中的药物剂量都非常轻,一般多在一～三钱之间,或煮散,或汤点(热水冲),疗效未必不如大包汤剂。比如《温病条辨》中的名方银翘散,原书中就是采用每次取六钱粗末,用煮散的方法煎服。当前在临床中使用银翘散大多是做成大包汤剂反复水煎,或做成丸剂,因此疗效大不如煮散。由此看来,通过认真研读古籍,对当前的用药方法进行反思,也是提高临床疗效的有效途径之一。

3. 古方今用，继承发扬，开拓创新

《太平惠民和剂局方》中的许多优秀方剂，如三拗汤、藿香正气散、凉膈散、逍遥散、四物汤、四君子汤等等，历经近千年的临床验证，确实疗效卓著，因此至今仍在临床中发挥着重要作用。书中的至宝丹、紫雪经吴鞠通在《温病条辨》中加减运用并加以推广，至今已成为治疗温病痉厥的代表方，与安宫牛黄丸并称为"凉开"的"三宝"，书中的苏合香丸也被后世作为"温开"的代表方剂。

中医药学界历来不乏具有开拓创新精神的医药学家，这也是中医药学历经数千年风风雨雨的考验不仅长盛不衰，而且学术不断发展、提高的原因之所在。病有千变万化，方亦应随证而制，"师其法而不泥其方"之论，正是继承发扬，开拓创新精神的体现。吴鞠通《温病条辨·中焦篇》湿温门中的五个"加减正气散"，就是在《太平惠民和剂局方》藿香正气散的基础上加减化裁而来。近年来临床上使用的藿香正气丸、水、胶囊剂，也都是在原散剂的基础上发展而来，这种剂型的改变，使服用与取效更为便捷，也是对原书剂型的改革与发扬。

倡导广大的中医药工作者进一步深入研究这部宋代名著中的方药并加以改进革新，使之在当今的临床治疗中更好地发挥作用，以提高疗效，正是整理出版本书的主要目的。

毋庸讳言，《太平惠民和剂局方》毕竟是成书于宋代的古籍，书中必然存有时代的印迹，有些内容在今天看来是不符合科学道理的，如伏火二气丹由硫黄、黑锡、水银、丁香、干姜组成，书中说："此药夺阴阳造化之功，济心肾交养之妙，大补诸虚"。这种说法显然是受当时盛行的炼丹术之影响，与当时以服用金石药为补的错误观念有关。另外，书中对某些方剂的疗效过分夸张，如"久服轻身，延年不老"，"其效如神"等，都值得怀疑。特别是书内"产图"中画符念咒的内容，迷信色彩浓厚，与医学无关，所以在古代的不少版本中也未收录。客观地说，这些问题的存在不足为奇，由于受时代所限，在古籍中这类内容每有存在，不独见于本书。在整理的过程中，为使读者能见到原书原貌，所以对明显谬误以及夸大其词的内容一律未作删节，相信以今天的科学水平，读者不仅不难发现，而且自会予以扬弃。

刘景源

2007年3月

整理说明

《太平惠民和剂局方》是宋代以来的著名方书之一。宋代官府设立药局，专司药材、药剂的管理与经营，称为"和剂局"。本书是和剂局的成药处方范本，初刊颁行于北宋神宗元丰年间(1078～1085)。至徽宗大观年间(1107～1110)曾由当时药局管理人员陈承、裴宗元、陈师文组织专业人员校正、增订。嗣后，于南宋高宗绍兴(1131～1162)、理宗宝庆(1225～1227)、淳祐(1241～1252)年间又多次重修，每次均有增补，书名、卷数也有多次调整。因绍兴十八年(1148)将药局更名为"太平惠民局"，所以本书自此以后就名为《太平惠民和剂局方》。现宋版已佚，自元代以后多有刊印，如：元版有宗文书堂郑天泽刊本(以下简称郑本)、高氏日新堂刊本(以下简称高本)。明版有叶氏广勤堂刊本、熊氏种德堂刊本。清版有《续知不足斋丛书》刊本等。1959 年人民卫生出版社曾据郑本并与他本互校排印出版(以下简称人卫本)。以上现存各本中，以郑本为优。高本缺卷之八治疮肿伤折下的五行八卦之图、卷之九治妇人诸疾下的催生符图，诸咒禁法亦多有脱漏。明、清刊本中也均缺五行八卦之图、催生符图及诸咒禁法，且书中方剂多有脱漏。人卫本与郑本接近，而 1959 年排印时删去了卷之八、卷之九中的上述内容。

此次整理出版《太平惠民和剂局方》，为广大中医药工作者及高等中医药院校学生提供较好的新版本，以供临床、教学、科研参考，对继承发扬中医药学的宝贵遗产，提高临床疗效具有重要的现实意义。

这次点校整理《太平惠民和剂局方》，主要作了以下工作：

1. 版本选择　以郑本为底本，即原本。以人卫本为主校本，以高本为旁校本，以《续知不足斋丛书》刊本为参校本。以对校、本校为主，间以理校、他校。

2. 文字使用　书中基本使用正确规范的简体字，异体字统一改为正体字，不出校注。个别不能对应为简体字的繁体字予以保留。

文中原有大、小字之分，仍予保留。

3. 段落与标点　基本沿用原书段落，个别不合理处予以改正。

按照文义与医理对原文进行标点，标点符号的使用以现代汉语标点符号使用规范为依据。标点符号以逗号、句号为主，间用顿号、分号、冒号、引号，少用问号、感叹号。

4. 校勘方法　凡底本中明显的错字与脱漏、讹误之处，均据校本径改，不出校注。

凡底本目录与正文标题不一致者，据正文径改，不出校注。

底本为竖排版由右向左排，凡底本中的“右”字，均改为“上”，不出校注。

凡底本与各本虽有出入，但其意两可者，均依底本。

凡各本均同，但疑其有误又无据可考者，一律不改，出注说明。

原书中的药名用字与现代不同者，据《中药大辞典》与全国高等中医药院校规划教材《中药学》径改，不出校注。药名用字的校改，仅限于字数及发音相同者，如白芨→白及、黄耆→黄芪、黄蘗→黄柏、石苇→石韦等。

这次点校整理尽可能保持本书原貌，所以原书中某些带有迷信色彩的内容，如卷之九治妇人诸疾下的催生符图及诸咒禁法等内容，均予保留，谨供读者参阅。

5. 增设方剂笔画索引附于书后，以便读者查阅。

进表

昔神农尝百草之味，以救万民之疾。周官设疾医之政，以掌万民之病。著在简编，为万世法。我宋勃兴，神圣相授，咸以至仁厚德，涵养生类，且谓札瘥荐臻，四时代有，救恤之术，莫先方书。故自开宝以来，早敕近臣雠校本草，厥后纂次《神医普救》，刊行《太平圣惠》，重定《针艾俞穴》，校正《千金》、《外台》，又作《庆历善救》、《简要济众》等方，以惠天下。或范金揭石，或镂板联编，是虽神农之用心，成周之政治，无以过也。天锡神考，睿圣承统，其好生之德，不特见于方论而已，又设“太医局熟药所”于京师，其恤民瘼，可谓勤矣。主上天纵深仁，孝述前烈，爰自崇宁，增置七局，揭以“和剂”、“惠民”之名，俾夫修制、给卖，各有攸司，又设“收买药材所”，以革伪滥之弊。比诏会府，咸置药局，所以推广祖考之德泽，可谓曲尽。然自创局以来，所有之方，或取于鬻药之家，或取于陈献之士，未经参订，不无舛讹，虽尝镂板颁行，未免传疑承误。故有药味脱漏，铢两过差，制作多不依经，祖袭间有伪妄，至于贴榜，谬戾尤多，殆不可以一二举也。顷因条具，上达朝廷，继而被命，遴选通医，俾之刊正。于是请书监之秘文，采名贤之别录，公私众本，搜猎靡遗，事缺所从，无不研核，或端本以正末，或泝流以寻源，订其讹谬，析其淆乱，遗佚者补之，重复者削之，未阅岁而书成，缮写甫毕，谨献于朝。将见合和者得十全之效，饮饵者无纤芥之疑，颁此成书，惠及区宇，遂使熙、丰惠民之美意，崇、观述事之洪规，本末巨细，无不毕陈。纳斯民于寿康，召和气于穹壤，亿万斯年，传之无极，岂不韪欤！

将仕郎措置药局检阅方书　陈　承

奉议郎守太医令兼措置药局检阅方书　裴宗元

朝奉郎守尚书库部郎中提辖措置药局　陈师文谨上

总　目

目录

卷之一

治诸风

附脚气

至宝丹 疗卒中急风不语，中恶气绝，中诸物毒暗风，中热疫毒，阴阳二毒，山岚瘴气毒，蛊毒水毒，产后血晕，口鼻血出，恶血攻心，烦躁气喘，吐逆，难产闷乱，死胎不下。以上诸疾，并用童子小便一合，生姜自然汁三、五滴，入于小便内温过，化下三圆至五圆，神效。又疗心肺积热，伏热呕吐，邪气攻心，大肠风秘，神魂恍惚，头目昏眩，睡眠不安，唇口干燥，伤寒狂语，并皆疗之。

生乌犀屑研 朱砂研飞 雄黄研飞 生玳瑁屑研 琥珀研，各一两 麝香研 龙脑研，各一分 金箔半入药半为衣 银箔研，各五十片 牛黄研，半两 安息香一两半，为末，以无灰酒搅澄飞过，滤去沙土，约得净数一两，慢火熬成膏

上将生犀、玳瑁为细末，入余药研匀，将安息香膏重汤煮凝成后，入诸药中和搜成剂，盛不津器中，并旋圆如桐子大，用人参汤化下三圆至五圆。又疗小儿诸痫急惊心热，卒中客忤，不得眠睡，烦躁风涎搐搦。每二岁儿服

二圆，人参汤化下。

灵宝丹 有三名：一名归命丹，又名返魂丹，入芒硝者名破棺丹治中风手足不仁，言语謇涩。或痛连骨髓，或痹袭皮肤，瘙痒如虫行，顽痹如铁石，或多痰好睡，或健忘多嗔，血脉不行，肉色干瘦，或久在床枕，起便须人，语涩面浮，惟觉不健，或偶萦疾苦，卒暴而终，并皆治之。

硫黄打如皂荚子大，绢袋盛，以无灰酒煮三伏时，取出研如粉，一两　自然铜打碎，研细如粉，一两　雄黄打如皂荚子大，绢袋盛，以米醋煮三伏时，取出研如粉，一两　光明砂打如皂荚子大，绢袋盛，以荞麦灰汁煮三伏时，取出研如粉，一两半

以上四味，用一有盖瓷瓶子，先以金箔三片铺于瓶子底上，便入硫黄，又以金箔两片盖之。次入雄黄，又金箔两片盖之。次入朱砂，又金箔两片盖之。次入自然铜，又金箔三片盖之。以瓶子盖合却，不用固济，于灰池内坐瓶子令稳，以火养三日三夜。第一日，用熟炭火半斤，围瓶子三寸。第二日，用熟火十两，去瓶子二寸半。第三日，用火一斤，去瓶子二寸，以火尽为度。候冷，取药出瓶子，以纸三重裹药，于净湿土中培至来旦取出，更研令细。

磁石烧，以醋淬二十遍，捣，罗，研如粉　紫石英研如粉　阳起石研如粉　长理石研如粉

以上四味，各三分，用一有盖瓷瓶子，先入磁石，次入阳起石，次入长理石，次入紫石英。其所入金箔，一依前法，重重入之，以盖子合其口，不固济，用火养三日三夜，第一日，用熟炭火一斤，去瓶子三寸。第二日，用火半称，去瓶子二寸半。第三日，用火半称，去瓶子二寸。一日至夜，任火自消。候冷，取出药，用纸裹，入湿土中培至来旦

取出，更研令极细。

虎胫骨酒涂，炙令黄　腽肭脐酒刷，微炙　龙齿　龙脑　麝香　牛黄

以上六味，各一两，捣，罗为末，更细研如粉。

钟乳十两，绢袋盛，先以长流水煮半日，弃其水，别用五斗，煎取一斗，煮诸草药。留钟乳水三合，磨生犀角三分　天麻去苗　远志去心　仙灵脾　巴戟　乌蛇酒浸，微炙，去皮、骨，用肉　苦参各一两一分

以上七味，捣为粗散，以前钟乳水一斗，煎至七升，用生绢滤去滓澄清。

肉桂去粗皮　鹿茸去毛，酥炙微黄　木香　肉豆蔻各一两半　延胡索　胡桐律各三分

以上六味，捣粗，罗为末，以前钟乳汁七升，煎至四升，以生绢滤去滓，澄清。

半夏汤洗七遍去滑　当归去苗，各一两

以上二味，捣粗，罗为末，以前钟乳汁四升，煎至三升，以生绢滤去滓，澄清。

生地黄汁　童子小便　无灰酒各一升　皂荚仁打，罗如粉，一两半

上件地黄汁等，合前药汁，都计六升，内银锅中，于静室内，以文武慢火养至一升。下金石药末在内，以柳木篦搅，勿令住手，看稀稠得所，去火。然后入牛黄等六物，搅令极匀，即下皂荚仁末，及磨了犀角水，以绵滤过，入在药内。然后乳钵内以锤令力士研三、五千下，研讫分为三分，内一分入芒硝一两，更研匀名破棺丹，圆如绿豆大。凡治风病及扑伤肢节，不问轻重年月浅深，先以茶清调下红

雪通中散一、二钱（方见卷之六）。须臾，以热茶投令宣泻一、两行，便依法煎生姜黑豆汤，下三粒。当以他人热手更摩所患处，须臾热彻，当觉肉内有物如火至病所。一二百日及一年内风疾下床不得者，十服后便可行步。如患至重者，每利一度后，隔日服五粒，又住三、五日即更利，不过三十粒，平复如故。若打扑损多年，每遇天阴疼痛动不得者，可五、七服。如患风疾及扑伤肢节，十年五岁运动不能者，但依法服之，十粒便效，重者不过三十粒。有人患卒中恶暴亡者，但心头未冷，取药五粒，以醋调，摩脐中一千余遍，当从脐四面渐暖，待眼开后，以热醋研下十圆，入口即活。如有中一切风，牙关紧急及尸厥暴亡者，以热醋研三、两圆，灌在口中，下得咽喉即活。如要常服，空心，温酒下二圆，服十粒许，寿限之内，永无风疾。此药神验，功非人智能测。

润体圆　治诸风手足不遂，神志昏愦，语言謇涩，口眼㖞僻，筋脉挛急，骨节烦疼，头旋眩晕，恍惚不宁，健忘怔忡，痰涎壅滞，及皮肤顽厚，麻痹不仁。

防风去芦及叉，一两半　白龙脑别研　乳香别研如麻　羚羊角末别研如粉　附子炮，去皮、脐　白僵蚕微炒　槟榔　肉豆蔻仁　沉香　蒺藜子微炒　丁香　蔓荆子去白皮　牛黄别研如粉　藿香叶　麻黄去节、根　生犀角末别研　雄黄研飞　麝香研如粉　木香　辰砂研飞，各一两　茯苓去皮　白附子炮　羌活去芦　原蚕蛾微炒　人参去芦　肉桂去粗皮　芎䓖各一两半　真珠末别研如粉　独活去芦，各三分　干蝎微炒　半夏水煮三十沸，薄切，焙干，生姜汁炒　川乌头炮，去皮、脐，捣碎，炒黄，各二两　白花蛇酒浸，炙去皮、

骨，取肉　天麻去苗，各三两　琥珀别研如粉　腻粉研　白豆蔻仁各半两　金箔六十片为衣

上为细末，入研药令匀，炼蜜搜和，圆如鸡头大。每服一圆，细嚼，温酒下，荆芥茶下亦得。加至二圆。如破伤中风，脊强手搐，口噤发痫，即以热豆淋酒化破三圆，斡口开灌下，少时再服，汗出乃愈。若小儿惊风诸痫，每服半圆，薄荷汤化下，不拘时。

乌犀圆　治丈夫、妇人卒中诸风牙关紧急，膈上多痰，或语言謇涩，口眼㖞斜。用薄荷汁与酒各少许，化三圆服之，良久再服，立有大效。又治瘫缓，暗风痫病，手足潮搐，心神不安，遍身烦麻，肠风痔瘘，肾脏风毒，上攻下注。妇人血风，头旋吐逆，皮肤肿痒，遍身疼痛。

白术米泔浸一宿，切，焙干，微炒　白芷　干姜炮　枳壳去瓤，麸炒　天竺黄细研　虎骨酒、醋涂，炙令黄　厚朴去粗皮，姜汁涂，炙令熟　何首乌米泔浸一宿，煮过，切，焙　败龟酒、醋涂，炙令黄　桑螵蛸微炒　缩砂仁　蔓荆子去白皮　丁香　晚蚕蛾微炒，各三分　萆薢微炙　细辛去苗　藁本去土　槐胶　阿胶杵碎，炒　陈皮去白，微炒　天南星浸洗，生姜自然汁煮软，切，焙干，炒黄　羌活去芦　麝香别研　天麻酒洗，切，焙　半夏汤洗七次，姜汁浸三日，炒　茯苓去皮　独活去苗　人参去芦　羚羊角镑　藿香叶去土　槟榔　川乌烧令通赤，留烟少许，入坑内，以盏覆，新土围，食顷出　肉桂去粗皮　沉香　麻黄去根、节　白僵蚕去丝、嘴，微炒　白附子炮　干蝎微炙　防风去芦　白花蛇酒浸一宿，炙熟用肉　乌蛇酒浸一宿，炙，去皮、骨，令熟，用肉　木香各一两　石斛去根　水银　蝉壳去土，微炒　川芎　肉豆蔻去壳，微炮

硫黄末,用瓷盏盛,慢火养成汁,入前水银,急炒如青泥,细研 附子水浸后,炮,去皮、脐 龙脑别研 朱砂研飞 雄黄研飞 牛黄别研,各半两 狐肝三具,腊月采取,同乌鸦一只,入新瓦罐内,以瓦盆子盖头,用泥固济,用炭火一称,烧令通赤,待烟尽取出,候冷,研令极细用 乌鸦一只,腊月采取,去嘴、翅、足 腻粉别研,一分 当归去芦,酒浸,焙,炒 乌犀镑,各二两

上五十八味,并须如法修事,捣研令细,炼白蜜合和。入酥,再捣五千下,圆如梧子大。常服一圆,不计时,薄荷汤或茶嚼下。

牛黄清心圆 治诸风缓纵不遂,语言謇涩,心忪健忘,恍惚去来,头目眩冒,胸中烦郁,痰涎壅塞,精神昏愦。又治心气不足,神志不定,惊恐怕怖,悲忧惨戚,虚烦少睡,喜怒无时,或发狂癫,神情昏乱。

白芍药 麦门冬去心 黄芩 当归去苗 防风去苗 白术各一两半 柴胡 桔梗 芎䓖 白茯苓去皮 杏仁去皮、尖、双仁,麸炒黄,别研,各一两二钱半 神曲研 蒲黄炒 人参去芦,各二两半 羚羊角末 麝香研 龙脑研,各一两 肉桂去粗皮 大豆黄卷碎炒 阿胶碎炒,各一两七钱半 白蔹 干姜炮,各七钱半 牛黄研一两二钱 犀角末二两 雄黄研飞,八钱 干山药七两 甘草锉,炒,五两 金箔一千二百箔,内四百箔为衣 大枣一百枚,蒸熟,去皮、核,研成膏

上除枣、杏仁、金箔、二角末及牛黄、麝香、雄黄、龙脑四味外,为细末,入余药和匀,用炼蜜与枣膏为圆,每两作一十圆,用金箔为衣。每服一圆,温水化下,食后服之。小儿惊痫,即酌度多少,以竹叶汤温水化下。

摩挲圆 治中风瘫缓,半身不遂,口眼㖞斜,言语謇

涩，精神昏塞，步履艰难，或肌肉偏枯，手足亸曳，或筋脉拘挛，不得屈伸，及气痹并诸风身体疼痛。

黑参拣润者，洗，焙干　地榆去苗　川乌炮，去皮、脐　木香　丁香各八两　天台乌药　熏陆香用滴乳香别研　雄黄研飞　乌犀镑，别研细　龙脑别研　辰砂研飞　自然铜烧赤，醋淬　麝香别研，各四两　天麻去苗，一斤　真珠末细研二两，缺以龙齿代

上一十五味，为末研匀，炼蜜和圆如楮实大。每服一圆，温酒化下，不拘时候。服讫，避风处，衣被盖覆令汗出。患重者服一月全安，轻者半月瘥，初患五、七服可安。

透冰丹　治一切风毒上攻，头面肿痒，痰涎壅塞，心胸不利，口舌干涩；风毒下注，腰脚沉重，肿痛生疮，大便多秘，小便赤涩，及治中风瘫缓，一切风疾。

蔓荆子去白皮　白茯苓去皮　川大黄去粗皮　山栀子去皮　益智子去皮　威灵仙去芦头，洗，焙干　白芷各半两　香墨烧酒淬讫，细研　麝香研，各一钱　茯神去木，半两　川乌二两，用河水浸半月，切作片，焙干，用盐炒　天麻去苗　仙灵脾叶洗，焙，各半两

上细末，入药研匀，炼蜜搜和，如麦饭相似。以真酥涂杵臼，捣万杵，如干，旋入蜜令得所，和搜成剂。每服旋圆如梧子大，用薄荷自然汁同温酒化下两圆。如卒中风，涎潮昏塞，煎皂荚白矾汤放温，化四圆灌之。瘫缓风，每日服三、五圆，渐觉有效，常服一圆。疏痰利膈，用温酒下，食后服。小儿惊风，入腻粉少许，薄荷汁化下半圆，立效。治瘰疬用葱汤下一圆，忌动风、毒物。

龙脑天麻煎　治一切风及瘫缓风，半身不遂，口眼㖞

斜，语涩涎盛，精神昏愦，或筋脉拘挛，遍身麻痹，百节疼痛，手足颤掉，及肾脏风毒上攻，头面虚肿，耳鸣重听，鼻塞口干，痰涎不利；下注腰腿，脚膝缓弱，肿痛生疮。又治妇人血风攻注，身体疼痛，面浮肌瘦，口苦舌干，头旋目眩，昏困多睡。或皮肤瘙痒，瘾疹生疮。暗风夹脑风，偏正头痛，并皆治之。

甜瓜子汤洗令净　浮萍草拣，洗净　川乌炮，去皮、脐　地榆去苗，刮削令净　黑参洗净，焙，各五十两　天麻去苗，一百两

以上六味，为细末，用雪水、白沙蜜各一十五斤零一十两同化开，用绢袋子滤过，银、石器内慢火熬成稠膏。

生龙脑研，八两　麝香研，四两

上为细末，除龙、麝外，用天麻乌头膏和搜令匀，放冷，入龙、麝再搜令匀，入臼内捣千百杵，搓为挺子。每服一皂荚子大，与薄荷同嚼，茶酒任下，不计时候。治瘫缓风，并服见效。如破伤风，黑豆淋酒下。要发汗，用煨葱、热酒并服三服，常服亦得。

牛黄小乌犀圆　治诸风筋脉拘急，手足麻痹，语言謇涩，口面㖞斜，心怔恍惚，痰涎壅滞，头目昏眩，肢节烦疼，及中风瘫缓，暗风痫病。肾风上攻，面肿耳鸣；下注腰脚，沉重疼痛。妇人血风，头旋吐逆，皮肤肿痒，遍身疼痛。

天麻去苗，二十两　川乌炮，去皮、脐　地榆去苗，洗，焙　玄参洗，焙，各十两

以上四味，为细末，以水少许化蜜，同于石锅内慢火熬搅成稠膏，放冷，次入后药。

浮萍草净洗，焙　龙脑薄荷叶去土　甜瓜子各十两

生犀　朱砂研飞，各五两　龙脑研　牛黄研　麝香研，各一两

上为细末，与前膏子一处搜和，圆如鸡头大。每服一圆，细嚼，荆芥茶下，温酒亦得，不计时候。

娄金圆　治诸风神志不定，恍惚去来，舌强语涩，心忪烦闷，口眼㖞僻，手足亸曳，及风虚眩冒，头目昏痛，或眩晕僵仆，涎潮搐搦，卒中急风，不省人事。小儿惊风诸痫，并皆治之。

甘菊去土，四两　黄芪去芦头　藁本洗　白僵蚕去丝、嘴，爁　甘草爁　羌活去苗　麻黄去根、节　茯苓去皮　芍药　犀角镑，各二两　白芷洗　南星末，以牛胆汁和作饼，阴干　细辛去苗，洗，焙　人参去芦　防风去芦　川芎各一两半　龙脑研　牛黄研　麝香研　白附子炮　天竺黄各一两　白花蛇酒浸，去皮、骨，炙　天麻去苗，各三两　生地黄汁五升，入蜜一两，酒二升，酥一两半，慢火熬成膏，放冷　金箔一百片为衣

上为细末，以地黄汁膏子搜和，每两作五十圆，以金箔为衣。每服一圆，细嚼，温酒下。若中风涎潮不语，昏塞甚者，加至三圆，用薄荷自然汁同温酒共半盏，化药灌之。常服一圆，浓煎人参汤嚼下，薄荷汤亦得。小儿每服皂荚子大，薄荷汤化下。

龙虎丹　治丈夫、妇人新得、久患急、缓风，半身不遂，手脚筋衰，及风毒攻注，遍身疮疥，头风多饶白屑，毒风面上生疮，刺风状如针刺，痫风急倒作声，顽风不认痛痒，疬风颈生斑驳，暗风头旋眼黑，瘖风面生赤点，肝风鼻闷眼瞤，偏风口眼㖞斜，节风肢节断续，脾风心多呕逆，酒

风行步不前，肺风鼻塞项疼，胆风令人不睡，气风肉似虫行，肾风耳内蝉鸣，阴间湿痒。

黑牵牛燂　藿香叶生　天麻去苗　牛膝去苗，酒浸，切，焙，微炒　硫黄结沙　天竺黄生研　细辛去苗，洗　半夏汤洗七次，生姜汁制　附子炮，去皮、脐　何首乌去粗皮　羌活去苗，洗，焙　独活去苗　柴胡去苗　川芎洗　桔梗生，各二两　寒水石烧通赤，研飞，一斤　茴香淘，去土，焙　甘松洗去土，焙　肉桂去粗皮　五灵脂生　白芷生　菊花去土　川乌炮，去皮、脐　白僵蚕去丝、嘴，炒　缩砂仁生，各五两　牙硝研　木香生　水银与硫黄用慢火结成沙子　雄黄研飞　麝香研，各一两　地龙去土，燂　白干姜炮　朱砂研飞　白蒺藜燂　防风去苗，各三两　乌蛇酒浸，炙，去皮、骨，八两　龙脑研，半两

上为细末，炼蜜为剂。每服一圆，如鸡头大，用薄荷酒嚼下。日进一服，重即两服。产后惊风，乱道见物，朱砂酒磨下。产后身多虚肿，血风，频增昏沉，身如针刺，发随梳落，面黄心逆，并煎当归酒嚼下，日进两服。若治伤寒，炒葱、豉，酒嚼下一、二服，盖覆出汗立愈。小儿惊风，薄荷酒化下少许。大人急风，口噤失音等，薄荷酒化灌之。常服茶、酒任下，不拘时候服。

麝香天麻圆　治风痹手足不遂，或少力颤掉，血脉凝涩，肌肉顽痹，遍身疼痛，转侧不利，筋脉拘挛，不得屈伸。

紫背干浮萍草去土，四两　麻黄去根、节，二两　防风去芦、叉　天麻去芦，郓州者佳，各一两

以上四味，依法事持了，碾为细末。

没药别研极细　朱砂研飞，各二两　安息香别研细　乳

香研　麝香研，各一两　血竭别研极细，三两　槐胶别研细，一两半

上件药，除研药外，将碾出药同研拌匀，炼滤白沙蜜与安息香同熬过，搜成剂，入臼捣杵熟，为圆如弹子大。每服一圆，以温酒或荆芥汤化下，空心服，患处微汗为效。如不欲化服，即圆如梧桐子大，每服三十圆，依前汤使下。

龙脑芎犀圆　消风化痰，除心肺邪热，去头面诸风。治偏正头痛，心忪烦郁，面热目瞤，鼻塞脑昏，痰热咳嗽，咽膈不利。

石膏细研　川芎各四两　生龙脑别研　生犀角　山栀子去皮，各一两　朱砂研飞，四两，内一两为衣　人参去芦　茯苓去皮，用白者　细辛去苗　甘草炙，各二两　阿胶碎，炒，一两半　麦门冬去心，三两

上除别研、后入外，并捣，罗为细末，炼蜜为圆。每服一圆至二圆，细嚼，茶、酒任下，食后服。

银液丹　治诸风痰涎蕴结，心膈满闷，头痛目晕，面热心忪，痰唾稠粘，精神昏愦，及风痫潮搐，涎潮昏塞，并宜服之。

黑铅炼十遍，称三两，与水银结沙子，分为小块，同甘草十两水煮半日，候冷，取出研用

铁粉　水银结沙子，各三两　朱砂研飞，半两　天南星炮，为末，三分　腻粉研，一两

上同研匀，以面糊为圆，梧桐子大。每服二圆，用薄荷蜜汤下，生姜汤亦得，微利为度，食后服。如治风痫，不计时候服。

和太师牛黄圆　治卒暴中风眩晕倒仆，精神昏塞，不

省人事，牙关紧急，目睛直视，胸膈、喉中痰涎壅塞，及诸痫潮发，手足瘈疭，口眼相引，项背强直，并皆治之。

石燕　蛇黄　磁石以上三味，并火烧、醋淬九遍，细研　雄黄研飞　辰砂研飞　石绿研飞，各一两　牛黄　粉霜研　轻粉细研　麝香细研，各半两　银箔研，一百片　金箔一百片为衣

上件都研匀细，用酒煮面糊和圆，如鸡头大。每服一圆，煎薄荷酒磨下。老人可服半圆。小儿十岁以下，分为四服，蜜水磨下。四岁以下，分为五服。未满一岁，可分为七服。如牙关紧急，以物斡开灌之。

碧霞丹　治卒中急风眩晕僵仆，痰涎壅塞，心神迷闷，牙关紧急，目睛上视，及五种痫病，涎潮搐搦。

石绿研九度飞，十两　附子尖　乌头尖　蝎梢各七十个

上将三味为末，入石绿令匀，面糊为圆，如鸡头大。每服急用薄荷汁半盏化下一圆，更入酒半合温暖服之，须臾吐出痰涎，然后随证治之。如牙关紧急，斡开灌之立验。

雄朱圆　治中风涎潮，咽膈作声，目眩不开，口眼㖞斜，手足不遂。应是一切风疾并宜服之。

雄黄研　朱砂研　龙脑研　麝香研，各一钱　白僵蚕去丝、嘴，生　白附子生　天南星洗，生　乌蛇去皮、骨，生，各半两

上除研外，余皆为末，炼蜜为圆，如梧桐子大。如中风涎潮，牙关不开，先用大蒜一瓣捣烂，涂在两牙关外腮上，次用豆淋酒化一圆，揩牙龈上即开，续用薄荷酒化下

一、两圆。如丈夫风气、妇人血风，牙关紧急者，只用豆淋酒化药，揩牙龈上即开。如头风目眩，暗风眼黑欲倒者，急嚼一、两圆，用薄荷酒下。

八风丹　治诸风及痰热上攻，头痛面赤，目眩旋晕，鼻塞咽干，颈项不利，痰唾稠浊，神情如醉，百节疼痛，耳啸蝉鸣，面上游风，口眼蠕动。

滑石细研　天麻酒浸，各一两　龙脑研　麝香研，各一分　白僵蚕微炒　白附子炮，各半两　半夏白矾制，二两　寒水石火烧通赤，细研，水飞，半斤

上件药捣，罗为细末，入研者药同研令匀，炼蜜和圆如樱桃大。每服一圆，细嚼，温荆芥汤下，茶清亦得，食后服。

牛黄生犀圆　治风盛痰壅，头痛目眩，咽膈烦闷，神思恍惚，心怔面赤，口干多渴，睡卧不安，小便赤涩，大便多秘。

黄丹研　雄黄研飞　腻粉研　羚羊角镑，各五两　铅水银与铅同结沙子　朱砂研飞　龙齿研飞，各十两　天麻去苗　牙硝研　半夏白矾制，各二十两　生犀镑　龙脑研，各二两半　牛黄研，二钱半

上为末，炼蜜为圆，每两作二十圆。每服一圆，温薄荷汤化下。中风涎潮，牙关紧急，昏迷不省，用腻粉一钱，药三圆，生姜自然汁七点，薄荷水同化下，得吐或利，逐出痰涎即愈。小儿风热痰壅，睡卧不安，上窜龈齿，每服半圆。如急惊风，涎潮搐搦，眼目戴上，牙关紧急，用腻粉半钱，生姜自然汁三、五点，薄荷水同化下一圆，更看岁数大小加减。

辰砂天麻圆 治诸风痰盛，头痛目眩，眩晕欲倒，呕哕恶心，恍惚健忘，神思昏愦，肢体疼倦，颈项拘急，头面肿痒，手足麻痹。常服除风化痰，清神思，利头目。

川芎二两半 麝香研 白芷各一两一分 辰砂研飞，一半入药，一半为衣 白附子炮，各五两 天麻去苗，十两 天南星齑汁浸，切，焙干，二十两

上末，面糊圆如梧桐子大。每服二十圆，温荆芥汤下，不拘时。

青州白圆子 治男子、妇人半身不遂，手足顽麻，口眼㖞斜，痰涎壅塞，及一切风，他药所不能疗者。小儿惊风，大人头风，洗头风，妇人血风，并宜服之。

半夏白好者，水浸洗过，七两，生用 川乌头去皮、脐，生用，半两 南星生，三两 白附子生，二两

上捣，罗为细末，以生绢袋盛，用井花水摆，未出者更以手揉令出。如有滓，更研，再入绢袋摆尽为度，放瓷盆中，日中晒，夜露至晓，弃水，别用井花水搅，又晒，至来日早，再换新水搅。如此春五日，夏三日，秋七日，冬十日，去水晒干，候如玉片，碎研，以糯米粉煎粥清为圆，如绿豆大。初服五圆，加至十五圆，生姜汤下，不拘时候。如瘫缓风，以温酒下二十圆，日三服，至三日后，浴当有汗，便能舒展。服经三、五日，呵欠是应。常服十粒以来，永无风痰隔壅之患。小儿惊风，薄荷汤下两、三圆。

辰砂圆 治诸风痰盛，头痛恶心，精神昏愦，目眩心忪，呕吐痰涎，胸膈烦闷。

硼砂研 牛黄研，各一钱 白附子炮 白僵蚕去丝、嘴，爁 天南星炮裂，研 蝎梢爁，各一分 辰砂研，半两

半夏汤洗七遍，一两

上为细末，同研令匀，水煮面糊为圆，如梧桐子大。每服二十圆，用生姜荆芥汤下，不计时候。

牛黄金虎丹　治急中风身背强直，口噤失音，筋脉拘急，鼻干面黑，遍身壮热，汗出如油，目瞪唇青，心神迷闷，形体如醉，痰涎壅塞，胸膈、喉中如拽锯声。

天雄炮，去皮、脐，十二两半　白矾枯过　天竺黄研　天南星汤洗，焙，为末，用牛胆和作饼，焙热。如无牛胆，用法酒蒸七昼夜　腻粉研，各二十五两　牛黄研，二两半　生龙脑研，五两　金箔八百片为衣　雄黄研飞，一百五十两

上为末，炼蜜搜和，每一两半作十圆，以金箔为衣。每服一圆，以新汲水化灌之，扶坐使药行化。良久，续以薄荷自然汁，更研化一圆灌之，立愈。肥盛体虚，多涎有风之人，宜常以此药随身备急。忽觉眼前暗黑，心膈闷乱，有涎欲倒，化药不及，急嚼一圆，新汲水下。小儿急惊风，一岁儿服绿豆大一圆，薄荷自然汁化灌之，更量岁数临时加减。有孕妇人不得服。

防风圆　治一切风及痰热上攻，头痛恶心，项背拘急，目眩旋晕，心忪烦闷，手足无力，骨节疼痹，言语謇涩，口眼瞤动，神思恍惚，痰涎壅滞，昏愦健忘，虚烦少睡。

防风洗　川芎　天麻去苗，酒浸一宿　甘草炙，各二两　朱砂研，为衣，半两

上为末，炼蜜为圆，每两作十圆，以朱砂为衣。每服一圆，荆芥汤化服。茶、酒嚼下亦得，不拘时候。

川芎圆　消风壅，化痰涎，利咽膈，清头目。治头痛眩晕，心忪烦热，颈项紧急，肩背拘倦，肢体烦疼，皮肤瘙

痒，脑昏目疼，鼻塞声重，面上游风，状如虫行。

川芎　龙脑薄荷叶，焙干，各七十五两　细辛洗，五两　防风去苗，二十五两　桔梗一百两　甘草爁，三十五两

上为细末，炼蜜搜和，每一两半分作五十圆。每服一圆，细嚼，腊茶清下，食后、临卧。

薄荷煎圆　消风热，化痰涎，利咽膈，清头目。治遍身麻痹，百节痠痛，头昏目眩，鼻塞脑痛，语言声重，项背拘急，皮肤瘙痒，或生瘾疹，及治肺热喉腥，脾热口甜，胆热口苦。又治鼻衄、唾血，大小便出血，及脱着伤风。并沐浴后，并可服之。

龙脑薄荷取叶，十斤　防风去苗　川芎各三十两　缩砂仁五两　桔梗五十两　甘草炙，四十两

上为末，炼蜜为圆，每两作三十圆。每服一圆，细嚼，茶、酒任下。

天南星圆　治风化痰，清神爽气，利胸膈，消酒毒，止痰逆恶心，中酒呕吐。

天南星一斤，每个重一两上下者，用温汤浸洗，刮去里外浮皮并虚软处令净，用法酒浸一宿，用桑柴蒸，不住添热汤，令釜满，甑内气猛，更不住洒酒，常令药润，七伏时满取出，用铜刀切开一个大者，嚼少许，不麻舌为熟，未即再炊，候熟，用铜刀切细，焙干　辰砂研飞，二两，一半为衣　丁香　麝香研，各一两　龙脑研，一两半

上为细末，入研药匀，炼蜜并酒搜和为圆，每两作五十圆，以朱砂末为衣。每服一圆，烂嚼，浓煎生姜汤下，不计时候。酒后含化，除烦渴，止呕逆。

犀角圆　除三焦邪热，疏一切风气。治风盛痰实，头

目昏重，肢节拘急，痰涎壅滞，肠胃燥涩，大小便难。

黄连去须　犀角镑，各十两　人参去芦，二十两　大黄八十两　黑牵牛一百二十两，炒，别捣，取粉六十两

上与牵牛粉合和为细末，炼蜜为圆，如梧桐子大。每服十五圆至二十圆，临卧温水下，更量虚实加减。

皂角圆　治风气攻注，头面肿痒，遍身拘急，痰涎壅滞，胸膈烦闷，头痛目眩，鼻塞口干，皮肤瘙痒，腰脚重痛，大便风秘，小便赤涩，及咳嗽喘满，痰唾稠浊，语涩涎多，手足麻痹，暗风痫病，偏正头痛，夹脑风，妇人血风攻注，遍身疼痛，心忪烦躁，瘾疹瘙痒，并宜服之。

皂角捶碎，以水一十八两六钱揉汁，用蜜一斤，同熬成膏　干薄荷叶　槐角爁，各五两　青橘皮去瓤　知母　贝母去心，炒黄　半夏汤洗七次　威灵仙洗　白矾枯过　甘菊去枝，各一两　牵牛子爁，二两

上为末，以皂角膏搜和为圆，如梧桐子大。每服二十圆，食后，生姜汤下。痰实咳嗽，用蛤粉齑汁下。手足麻痹，用生姜薄荷汤下。语涩涎盛，用荆芥汤下。偏正头疼、夹脑风，用薄荷汤下。

小续命汤　治卒暴中风不省人事，渐觉半身不遂，口眼㖞斜，手足战掉，语言謇涩，肢体麻痹，神情气乱，头目眩重，痰涎并多，筋脉拘挛，不能屈伸，骨节烦疼，不得转侧，及治诸风，服之皆验。若治脚气缓弱，久服得瘥。久病风人，每遇天色阴晦，节候变更，宜预服之，以防喑痖。

防己　肉桂去粗皮　黄芩　杏仁去皮、尖，炒黄　芍药白者　甘草爁　芎䓖　麻黄去根、节　人参去芦，各一两　防风去芦，一两半　附子炮，去皮、脐，半两

上除附子、杏仁外，捣为粗末，后入二味令匀。每服三钱，水一盏半，生姜五片，煎取一盏，去滓，稍热服，食前，加枣一枚尤好。

防风汤 治风虚发热，项背拘急，肢节不遂，恍惚狂言，来去无时，不自觉悟。亦治脚气缓弱甚效。此药温和，不虚人。

秦艽去苗、土 独活去芦 麻黄去节 半夏汤洗七次，切片 防风去芦，各二两 升麻 防己 白术 石膏煅 芍药白 黄芩 甘草 当归去芦 远志去心 人参去芦，各一两

上粗末，入半夏片令匀。每服四钱，水二中盏，生姜七、八片，煎至一盏，去滓，取清汁六分，入麝香末少许，食后、临卧带热服。

排风汤 男子、妇人风虚冷湿，邪气入脏，狂言妄语，精神错乱。肝风发则面青心闷，吐逆呕沫，胁满头眩重，耳不闻人声，偏枯筋急，曲拳而卧。心风发则面赤翕然而热，悲伤嗔怒，目张呼唤。脾风发则面黄，身体不仁，不能行步，饮食失味，梦寐倒错，与亡人相随。肺风发则面白，咳逆唾脓血，上气奄然而极。肾风发则面黑，手足不随，腰痛难以俯仰，痹冷骨疼。若有此候，令人心惊，志意不定，恍惚多忘。服此汤安心定志，聪耳明目，通脏腑诸风疾。

白鲜皮 当归去芦，酒浸一宿 肉桂去粗皮 芍药白者 杏仁去皮、尖，麸炒 甘草炒 防风去芦 芎䓖 白术各二两 独活去芦 麻黄去根、节 茯苓去皮，白者，各三两

上为粗末。每服三钱，水一盏半，入生姜四片，同煎

至八分，去滓，温服，不计时候。

大通圣白花蛇散　大治诸风，无问新久，手足亸曳，腰脚缓弱，行步不正，精神昏冒，口面㖞斜，语言謇涩，痰涎壅盛，或筋脉挛急，肌肉顽痹，皮肤瘙痒，骨节烦疼，或痛无常处，游走不定，及风气上攻，面浮耳鸣，头痛目眩；下注腰脚，腰疼腿重，肿痒生疮，并宜服之。

海桐皮去粗皮　杜仲锉，炒　天麻去苗　干蝎炒　郁李仁　赤箭当归去芦头，酒浸　厚朴生姜汁制　蔓荆子去白皮　木香　防风去苗　藁本去土　白附子炮　肉桂去粗皮羌活去芦头　萆薢酒浸一宿　虎骨醋炙　白芷　山药　白花蛇酒浸，炙，去皮、骨，用肉　菊花去枝、梗　牛膝去苗　甘草炙　威灵仙去土，各一两

上等分，为末。每服一钱至二钱，温酒调下，荆芥汤亦得，空心服之。常服祛逐风气，通行荣卫，久病风人，尤宜常服。轻可中风，不过二十服，平复如故。

消风散　治诸风上攻，头目昏痛，项背拘急，肢体烦疼，肌肉蠕动，目眩旋晕，耳啸蝉鸣，眼涩好睡，鼻塞多嚏，皮肤顽麻，瘙痒瘾疹。又治妇人血风，头皮肿痒，眉棱骨痛，眩晕欲倒，痰逆恶心。

荆芥穗　甘草炒　芎䓖　羌活　白僵蚕炒　防风去芦　茯苓去皮用白底　蝉壳去土，微炒　藿香叶去梗　人参去芦，各二两　厚朴去粗皮，姜汁涂，炙熟　陈皮去瓤，洗，焙，各半两

上为细末。每服二钱，茶清调下。如久病偏风，每日三服，便觉轻减。如脱着沐浴，暴感风寒，头痛身重，寒热倦疼，用荆芥茶清调下，温酒调下亦得，可并服之。小儿

虚风，目涩昏困，及急、慢惊风，用乳香荆芥汤调下半钱，并不计时候。

羌活散 治风气不调，头目昏眩，痰涎壅滞，遍身拘急，及风邪寒壅，头痛项强，鼻塞声重，肢节烦疼，天阴风雨，预觉不安。

前胡去芦 羌活去芦 麻黄去根、节 白茯苓去皮 川芎 黄芩 甘草爁 蔓荆子去白皮 枳壳去瓤，麸炒 细辛去苗 石膏别研 菊花去梗 防风去芦，各一两

上为末，入石膏研匀。每服二钱，水一大盏，入生姜三四片，薄荷三两叶，同煎至七分，稍热服，不拘时候。

八风散 治风气上攻，头目昏眩，肢体拘急烦疼，或皮肤风疮痒痛，及治寒壅不调，鼻塞声重。

藿香去土，半斤 白芷 前胡去芦，各一斤 黄芪去芦 甘草爁 人参去芦，各二斤 羌活去芦 防风去芦，各三斤

上为细末。每服二钱，水一中盏，入薄荷少许，同煎至七分，去滓，食后，温服。腊茶清调一大钱亦得。小儿虚风，乳香腊茶清调下半钱，更量儿大小加减服。

清神散 消风壅，化痰涎。治头昏目眩，心忪面热，脑痛耳鸣，鼻塞声重，口眼瞤动，精神昏愦，肢体疼倦，颈项紧急，心膈烦闷，咽嗌不利。

檀香锉 人参去芦 羌活去苗 防风去苗，各一十两 薄荷去土 荆芥穗 甘草爁，各二十两 石膏研，四十两 细辛去苗，洗，焙，五两

上为末。每服二钱，沸汤点服，或入茶末点服亦得，食后服。

虎骨散 治风毒邪气乘虚攻注皮肤骨髓之间，与血

气相搏，往来交击，痛无常处，游走不定，昼静夜甚，少得眠睡，筋脉拘急，不能屈伸。一名乳香趁痛散。

苍耳子微炒　骨碎补　自然铜酒淬，细研　麒麟竭细研　白附子炮　赤芍药各三两　当归去苗　肉桂去粗皮　白芷　没药　防风去苗，各三分　牛膝去苗，酒浸一宿　五加皮　天麻去芦　槟榔　羌活去芦，各一两　虎胫骨酥炙　败龟酥炙，各二两

上件捣，罗为末，入研药匀。每服一钱，温酒调下，不拘时候。

骨碎补圆　治肝肾风虚，上攻下注，筋脉拘挛，骨节疼痛，头面浮肿，手臂少力，腰背强痛，脚膝缓弱，屈伸不利，行履艰难，并宜服。

荆芥穗　白附子炮　牛膝酒浸，焙干　肉苁蓉酒浸一宿，切作片，焙，各一两　骨碎补去毛，炒　威灵仙去苗　缩砂仁各半两　地龙去土，微炒　没药各二钱半　自然铜酒淬九遍　草乌头炮，去皮、脐　半夏汤洗七次，各半两

上同为细末，酒煮面糊圆，如梧桐子大。每服五圆至七圆，温酒下。妇人醋汤或当归酒下，妊娠不宜服之。不计时候。

〔绍兴续添方〕

乌荆圆　治诸风缓纵，手足不遂，口眼㖞斜，言语謇涩，眉目瞤动，头昏脑闷，筋脉拘挛，不得屈伸，遍身麻痹，百节疼痛，皮肤瘙痒，抓成疮疡。又治妇人血风，浑身痛痒，头疼眼晕。又肠风脏毒，下血不止，服之尤效。久服令人颜色和悦，力强轻健，须发不白。

川乌炮，去皮、脐，一两　荆芥穗二两

上为细末，醋面糊圆，如梧桐子大。每服二十粒，酒或热水下。有疾，食空时日三四服。无疾，早晨一服。有少府郭监丞，少病风挛搐，头颔宽弹不收，手承颔然后能食，服此六七服即瘥。遂长服之，已五十余年，年七十余，强健，须发无白者。此药疗肠风下血尤妙，屡有人得效。予所目见，下血人服而瘥者，一岁之内已数人矣。

加减三五七散 治八风、五痹，瘫痪亸曳，口眼㖞斜，眉角牵引，项背拘强，牙关紧急，心中愦闷，神色如醉，遍身发热，骨节烦痛，肌肉麻木，腰膝不仁，皮肤瞤动或如虫行。又治阳虚头痛，风寒入脑，目眩晕转，有似舟船之上，耳内蝉鸣或如风雨之声。应风寒湿痹，脚气缓弱等疾，并能治之。即系大三五七散。

山茱萸 干姜炮 茯苓去皮，各三斤 附子炮，去皮、脐，三十五个 细辛一斤八两 防风去芦，四斤

上为细末。每服二钱，温酒调下，食前。

太阳丹 方见伤寒类。

如圣饼子 方见一切气类。

没药降圣丹 方见疮肿伤折类。

乳香没药圆① 治男子妇人一切风气，通经络，活血脉。治筋骨疼痛，手足麻痹，半身不遂，暗风头旋，偏正头风，小中急风，手足疼痛，牙关紧急，四肢软弱。肾脏风毒，上攻头面，下注腰脚，生疮，遍体疼痠，并宜服之。

抚芎一百八两 踯躅花炒 木鳖仁 白胶香拣净

---

① 本方名为乳香没药圆，但方中无乳香、没药，各本均同。今存疑。

藿香拣，炒　白僵蚕洗，焙　五灵脂拣　白芷拣　当归各七十二两　地龙一百四十四两　何首乌二百四十四两　威灵仙洗，二百二十二两　草乌头炒，六百四十八两

上为末，醋糊圆如梧桐子大。每服五圆，不可多服，食后，用薄荷茶吞下，温酒亦得。有孕妇人不可服。

白龙圆　治男子、妇人一切风，遍身疮癣，手足顽麻，偏正头疼，鼻塞脑闷，大解伤寒，治头风。

藁本去土　细辛　白芷　川芎　甘草

上为细末，各等分，用药四两，入石膏末一斤，系煅了者，水搜为圆，每两八粒。薄荷茶嚼下，每服一粒，食后服。风蚛牙，一粒分作三服，干揩后用盐汤漱之，更用葱茶嚼下。

七圣散　治风湿流注经络间，肢节缓纵不遂，或脚膝疼痛，不能步履。

续断　独活　防风　杜仲　萆薢　牛膝酒浸一宿　甘草等分

上件各修事净，焙干半两，为细末。每服二钱，温酒调下。

活血应痛圆　治风湿客于肾经，血脉凝滞，腰腿重疼，不能转侧，皮肤不仁，遍身麻木。上攻，头面虚肿，耳内常鸣；下注，脚膝重痛少力，行履艰难。亦治项背拘挛，不得舒畅。常服活血脉，壮筋骨，使气脉宣流。

狗脊去毛，四斤　苍术米泔浸一宿，去皮，六斤　香附子去毛，炒，七斤半　陈皮洗，去蒂，五斤半　没药别研，一十二两　威灵仙洗，二斤　草乌头一斤半，半炮

上为细末，用酒煮面糊为圆，如梧桐子大。每服十五

粒至二十粒，温酒或熟水任下，不拘时候。久服忌桃、李、雀、鸽、诸血物。

四生散 治男子、妇人肝肾风毒上攻，眼赤痒痛，不时羞明多泪；下注，脚膝生疮，及遍身风癣，服药不验，居常多觉两耳中痒，正宜服此，无不取效。

黄芪 川羌活 蒺藜沙苑 白附子各等分，生用

上为细末。每服二钱，薄荷酒调下。如肾脏风毒下注生疮，以腰子批开，以药末二钱合定，裹煨香熟，空心细嚼，以盐酒送下。

通关散 治中风、伤寒发热恶风，头痛目眩，鼻塞声重，肩背拘急，身体疼痛，肌肉瞤动，牙关紧急，久新头风，攻疢眼暗，并宜服之。

抚芎二两 川芎一两 川乌二两 龙脑薄荷一两半 白芷 甘草各二两 细辛半两

上为细末。每服一大钱，葱白、茶清调下，薄荷汤亦得，不拘时。

四斤圆 治肾经不足，下攻腰脚，腿膝肿痒，不能屈伸，脚弱少力，不能踏地，脚心隐痛，行步喘乏，筋脉拘挛，腰膝不利，应风寒湿痹，脚气缓弱，并宜服之。

宣州木瓜去瓤 牛膝去芦，锉 天麻去芦，细锉 苁蓉洗净，切，各焙干，称一斤

以上四味，如前修事了，用无灰酒五升浸，春、秋各五日，夏三日，冬十日足，取出焙干，再入：

附子炮，去皮、脐 虎骨涂酥，炙，各二两

上同为细末，用浸前药酒打面糊为圆，如梧桐子大。每服三、五十圆，空心，煎木瓜酒下，或盐汤吞下亦得。此

药常服，补虚除湿，大壮筋骨。

铁弹圆 治卒暴中风神志昏愦，牙关紧急，目睛直视，手足瘈疭，口面㖞斜，涎潮语塞，筋挛骨痛，瘫痪偏枯，或麻木不仁，或瘙痒无常，应是风疾及打扑伤损，肢节疼痛皆治之。通经络，活血脉。

乳香别研 没药别研，各一两 川乌头炮，去皮、尖、脐，为末，一两半 麝香细研，一钱 五灵脂酒浸，淘去沙石，晒干，四两，为末

上先将乳香、没药于阴凉处细研，次入麝香，次入药末再研，滴水和药，如弹子大。每服一圆，薄荷酒磨化下，食后、临卧服。

〔宝庆新增方〕

大圣一粒金丹 治男子、妇人急患中风，左瘫右痪，手足瘈疭，口眼㖞斜，涎潮语涩，遍身疼痛，偏正头风。凡属风疾，悉皆疗之。

大黑附子炮，去皮、尖 大川乌头炮，去皮、尖 新罗白附子炮，各二两 白蒺藜炒，去尖刺 白僵蚕洗，去丝，微炒 五灵脂研，各一两 没药别研 白矾枯，别研 麝香净肉研细 香墨磨汁 朱砂研，各半两 金箔二百箔为衣

上前六味同为细末，后四味研停合和，用井花水一盏，研墨尽为度，将墨汁搜和，杵臼内捣五百下，圆如弹子大，金箔为衣，窨干。每服一粒，食后、临卧，生姜自然汁磨化，入热酒服，再以热酒随意多少饮之，就无风暖处卧，衣盖被覆，汗出即瘥。病少者每粒分二服。忌发风物，孕妇不可服。

乳香应痛圆 治一切风气，左瘫右痪，口眼㖞斜，半

身不遂，语言謇涩，精神恍惚，痰涎壅塞，筋脉拘挛，或遍身顽痹，走注疼痛，脚膝缓弱，行步艰难。又治打扑伤损，瘀血不散，痛不可忍，或行路劳伤，脚膝浮肿疼痛，或肾脏风毒上攻，面肿耳鸣；下注，脚膝沉重，及治偏正头痛，攻注眼目，并皆疗之。

龙骨酒浸一宿，焙干，研粉水飞三度，日干，四两半　蜈蚣六条，去尾针，以薄荷叶裹，煨熟　赤小豆生用　虎骨酥炙焦，各六两　白僵蚕炒，去丝、嘴　草乌头炮，去皮、尖，各十二两　白胶香拣净，炼过　天麻去芦，洗　川牛膝酒浸，去芦　川当归去芦，酒浸，各三两　全蝎去尾针，微炙，七十个　乳香研，六钱　木鳖仁七十二只，别研

上为细末，用醋糊圆，如梧桐子大。每服五圆至七圆，冷酒吞下，或冷茶清下亦得，不计时候，忌诸热物一时辰久。此药但临睡服尤妙，忌湿、面、炙煿、鲊脯、发热、动风等物。

省风汤　治卒急中风口噤全不能言，口眼㖞斜，筋脉挛急，抽挛疼痛，风盛痰实，眩晕僵仆，头目眩重，胸膈烦满，左瘫右痪，手足麻痹，骨节烦疼，步履艰辛，恍惚不定，神志昏愦。应一切风证，可预服之。

防风去芦　南星生用，各四两　半夏白好者，水浸洗，生用　黄芩去粗皮　甘草生用，各二两

上㕮咀。每服四大钱，用水二大盏，生姜十片，煎至一中盏，去滓，温服，不拘时候。

追风散　治年深日近偏正头痛。又治肝脏久虚，血气衰弱，风毒之气上攻头痛，头眩目晕，心忪烦热，百节痠疼，脑昏目痛，鼻塞声重，项背拘急，皮肤瘙痒，面上游风，

状若虫行，及一切头风。兼治妇人血风攻注，头目昏痛，并皆治之。常服清头目，利咽膈，消风壅，化痰涎。又方见后。

川乌炮，去皮、脐、尖　防风去芦、叉　川芎洗　白僵蚕去丝、嘴，微炒　荆芥去梗　石膏煅烂，研　甘草炙，各一两　白附子炮　羌活去芦，洗，锉　全蝎去尾针，微炒　白芷　天南星炮　天麻去芦　地龙去土，炙，半两　乳香研　草乌炮，去皮、尖　没药细研　雄黄细研，各一分

上为细末。每服半钱，入好茶少许同调，食后及临睡服。

乳香圆　治一切风疾，左瘫右痪，口眼㖞斜，半身不遂，语言謇涩，精神恍惚，痰涎壅塞，手足亸曳，筋脉拘挛，或遍身顽痹，走注疼痛，脚膝缓弱，行步艰辛。又治打扑损伤，瘀血不散，痛不可忍，或行路劳伤，脚膝浮肿疼痛，或肾脏风毒上攻，面肿耳鸣；下注，脚膝沉重，并皆治之。

糯米炒　川乌头炮，去皮、尖　五灵脂去砂土，各二两　乳香研　白芷锉　藿香叶洗　天南星炮　没药研　荆芥去枝、梗　赤小豆生　骨碎补去毛　白附子炮，各一两　松脂研，半两　香墨煅　草乌头炮，去皮、脐，各五两

上为细末，酒煮面糊圆，如梧桐子大。每服十圆至一十五圆，冷酒吞下，茶清亦得，不拘时。忌热物一时辰。

黑神圆　治男子、女人左瘫右痪，脚手顽麻，腰膝疼痛，走注四肢，百节皆痛，并宜服之。又方见后。

熟干地黄净洗　赤小豆生　干姜炮　藁本洗，去芦　麻黄锉，去节，汤去沫　川芎各六两　羌活不见火　甘松洗去土　当归洗，去芦，各三两　川乌炮，去皮、脐　甘草锉，各

十八两　藿香洗去土　香墨烧醋淬，各半斤　草马炮，去皮、尖，一斤　白芷十二两

上为细末，以水煮面糊圆，如龙眼大。每服一、二粒，细嚼，茶，酒任下。如妇人血风，脚手疼痛，打扑损伤，亦宜服之。

拒风丹　治一切风，寻常些小伤风，头痛鼻塞，项强筋急，皆可服。

荜茇半两　防风去芦、叉，一两半　川芎四两　细辛洗，去叶，三钱半　天麻去芦　甘草锉，各一两

上为细末，炼蜜圆如龙眼大。每服一粒，细嚼，荆芥汤或温酒送下亦得，食后服之，立效。

急风散　治男子、妇人偏正头痛，夹脑风，太阳穴痛，坐卧不安。

生川乌炮，去皮、脐　辰砂研飞，各二两　生南星洗，去皮，四两

上为细末，每用酒调涂痛处。兼治小儿伤风，鼻塞清涕，酒调涂囟门上，不可服之。

〔淳祐新添方〕

三生饮　治卒中昏不知人，口眼㖞斜，半身不遂，咽喉作声，痰气上壅。无问外感风寒，内伤喜怒，或六脉沉伏，或指下浮盛，并宜服之。兼治痰厥、气厥，及气虚眩晕，大有神效。

南星生用，一两　木香一分　川乌生，去皮　附子生，去皮，各半两

上㕮咀。每服半两，水二大盏，姜十五片，煎至八分，去滓，温服，不拘时候。

大醒风汤 治中风痰厥，涎潮昏晕，手足搐搦，半身不遂，及历节痛风，筋脉挛急，并皆治之。

南星生，八两 防风生，四两 独活生 附子生，去皮、脐 全蝎微炒 甘草生，各二两

上㕮咀。每服四钱重，水二大盏，生姜二十片，煎至八分，去滓，温服，不拘时候，日进二服。

五痹汤 治风寒湿邪客留肌体，手足缓弱，麻痹不仁，或气血失顺，痹滞不仁，并皆治之。

片子姜黄洗去灰土 羌活 白术 防己各一两 甘草微炙，半两

上㕮咀。每服四钱重，水一盏半，生姜十片，煎至八分，去滓。病在上，食后服；病在下，食前服。

寿星圆 治心腹因惊神不守舍，风涎潮作，手足抽掣，事多健忘，举止失常，神情昏塞，并宜服之。

天南星一斤，先用炭火三十斤，烧一地坑通红，去炭，以酒五升倾坑内，候渗酒尽，下南星在坑内，以盆覆坑，周回用灰拥定，勿令走气，次日取出，为末 朱砂别研，二两 琥珀别研，一两

上研停，生姜汁煮面糊圆，如梧桐子大。每服三十圆，加至五十圆，煎石菖蒲人参汤送下，食后、临卧服。

左经圆 治筋骨诸疾，手足不遂，不能行步运动，但不曾针灸伤筋脉者，四五圆必效。此药尤能通行荣卫，导经络，专治心、肾、肝三经，服后小便少淋涩，乃其验也。又方见后。

木鳖子去壳，别研 白胶香研 五灵脂 草乌头生，去皮、脐，各三两半 当归去土，一两 斑蝥一百个，去头、足、翅，少醋炙熟

上后四味为末，与前二味和停，用黑豆去皮，生杵粉一斤，醋煮为糊和药，圆如鸡头大。每服一圆，酒磨下。

〔吴直阁增诸家名方〕

活络丹 治丈夫元脏气虚，妇人脾血久冷，诸般风邪湿毒之气留滞经络，流注脚手，筋脉挛拳，或发赤肿，行步艰辛，腰腿沉重，脚心吊痛，及上冲腹胁膨胀，胸膈痞闷，不思饮食，冲心闷乱，及一切痛风走注，浑身疼痛。

川乌炮，去皮、脐　草乌炮，去皮、脐　地龙去土　天南星炮，各六两　乳香研　没药研，各二两二钱

上为细末，入研药和匀，酒面糊为圆，如梧桐子大。每服二十圆，空心，日午，冷酒送下，荆芥茶下亦得。

七生圆 治丈夫、妇人三十六种风，五般腰疼，打扑伤损，入骨疼痛，背膊拘急，手足顽麻，走注不定，筋脉挛缩，久患风疾，皆疗之。

地龙去土　五灵脂去石　松脂去木　荆芥去枝、梗　川乌炮，去皮、脐　天南星炮，各一两　草乌炮，去皮、尖，二两

上为细末，醋煮面糊为圆，如梧桐子大。每服五圆至七圆，茶、酒任下。孕妇不可服。

川芎茶调散 方见伤寒类。

乳香趁痛散 方与虎骨散同。

黑龙圆 治一切中风头疼。

白芷锉　藁本洗，各二两　软石膏细研　川乌去皮、尖，乌豆蒸三次　南星洗，各半斤　麻黄去根、节　干薄荷叶各四两　京墨不烧，一两半

上为细末，炼蜜杵，圆如弹子大。每服一圆，薄荷汤嚼下。

惊气圆 治惊忧积气，心受风邪，发作牙关紧急，涎潮昏塞，醒则精神若痴，大宜服之。

紫苏子炒，一两 橘红 南木香 附子生，去皮、脐 麻黄去根，节 花蛇酒浸，炙，去皮、骨 白僵蚕微炒 南星洗浸，薄切，姜汁浸一宿 天麻去苗，各半两 朱砂研，一分半，为衣 干蝎去尾针，微炒，一分

上为末，入研脑、麝少许，同研极停，炼蜜杵，圆如龙眼大。每服一粒，用金银薄荷汤化下，温酒亦得。此方，戊申年军中一人犯法，褫衣将受刃，得释，神失如痴，与一粒服讫而寐，及觉，疾已失。江东提辖张载阳妻避寇，失心数年，受此方，不终剂而愈。又，巡检黄彦妻狂厥逾年，授此方去附子加铁粉，不终剂而愈。铁粉，化痰、镇心、抑肝邪，若多恚怒，肝邪大盛，铁粉能制伏之。《素问》言："阳厥狂怒，治以铁粉"，金克木之意也。

乳香宣经圆 治体虚为风、湿、寒、暑进袭，四气相搏，半身不遂，手足顽麻，骨节烦疼，足胫浮肿，恶寒发热，渐成脚气。肝肾不足，四肢挛急，遍身攻注，或闪肭打扑，内伤筋骨。男子疝气，妇人经脉不调。常服活血止痛，补虚，壮筋骨。

川楝子锉，炒 牵牛子炒 乌药去木 茴香淘去沙土，炒 橘皮去白 萆薢微炙 防风各二两 乳香研 草乌乌豆一合同煮，竹刀切透黑，去皮、尖，焙 五灵脂酒浸，淘去沙石，晒干，研，各半两 威灵仙去芦，洗，二两

上为细末，酒糊为圆，如梧桐子大。每服五十圆，盐汤、盐酒任下，妇人醋汤下。

换腿圆 治足三阴经虚，为风、寒、暑、湿进袭，挛痹缓弱，上攻胸胁肩背，下注脚膝疼痛，渐成风湿脚气，行步

艰辛，足心如火，上气喘急，食不思食。

薏苡仁炒　石楠叶　石斛去苗，酒浸　萆薢微炙　川牛膝去苗，酒浸　天南星炮　羌活去芦　防风去芦、叉　黄芪去芦头，蜜炙　当归去苗，酒浸　天麻去苗　续断各一两半　槟榔二两半　木瓜四两

上为末，酒煮面糊圆，如梧桐子大。每服五十圆，温酒、盐汤任服。

〔续添诸局经验秘方〕

大圣保命丹　治丈夫、女人一切风疾，气血俱虚，阴阳偏发，卒暴中风，僵卧昏塞，涎潮搐搦，脚手颤掉，不省人事，舌强失音，手足亸曳，口眼㖞斜，或瘫痪偏枯，半身不遂，语言謇涩，举止错乱，四肢麻木。又治癫痫倒卧，目瞑不开，涎盛作声，或角弓反张，目睛直视，口禁闷绝，牙关紧急。又治风搏于阳经，目眩头痛，耳作蝉声，皮肤瞤搐，频欠好睡，项强拘急，不能回顾，及肾脏风虚，脚膝疼痛，步履艰辛，偏风流注一边，屈伸不得，无问久新，并皆治之。

方与前大圣一粒金丹同。

上为细末拌匀，用上件墨汁和药，每一两分作六圆，薰干，用金箔为衣。每服一圆，用生姜半两和皮擦取自然汁，将药圆于姜汁内化尽为度，用无灰酒半盏暖热，同浸化，温服，量病人酒性多少，更吃温酒一二升，投之以助药力。次用衣被盖覆便卧，汗出为度。势轻者，每服半圆，不拘时。如有风疾，常服尤佳，补五脏，固真元，通流关节，祛逐风邪，壮筋骨，活血驻颜。

四生圆　专治左瘫右痪，口眼㖞斜，中风涎急，半身

不遂，不能举者，悉皆疗之。

五灵脂去石　骨碎补　川乌头去皮、尖　当归各等分

上为细末，用无灰酒打面糊为圆，如梧桐子大。每服七圆，渐加至十圆至十五圆，温酒下。服此药莫服灵宝丹，恐药无效。

轻脚圆　治左瘫右痪，脚弱不能行履。

木鳖子别研　白胶香别研　白芍药各二两　草乌去皮、尖，四两　赤小豆一两，别研为末打糊

上末，赤小豆糊为圆，如梧子大。每七圆，旋加至十圆，温酒或木瓜汤下。病在上，食后、临卧服；病在下，空心服。忌热物少时。

大防风汤　祛风顺气，活血脉，壮筋骨，除寒湿，逐冷气。又治患痢后脚痛痪弱，不能行履，名曰“痢风”，或两膝肿大痛，髀胫枯腊，但存皮骨，拘挛踡卧，不能屈伸，名曰“鹤膝风”，服之气血流畅，肌肉渐生，自然行履如故。

川芎抚芎不用　附子炮，去皮、脐，各一两半　熟干地黄洗　白术　防风去芦　当归洗，去芦，酒浸，焙炒　白芍药　黄芪　杜仲去粗皮，炒令丝断，各二两　羌活去芦　人参去芦　甘草炙　牛膝去芦，酒浸，切，微炒，各一两

上为粗末。每服五钱，水一盏半，入姜七片，大枣一枚，同煎八分，去滓，温服，空心、食前。

经进地仙丹　治男子五劳七伤，肾气虚惫，精神耗减，行步艰辛，饮食无味，眼昏耳焦，面色黧黑，皮肤枯燥；女人血海虚冷，月经不调，脏寒少子，下部秽恶。又治诸痔瘘疮，肠风泻血，诸风诸气，并皆疗之。

人参　黄芪各一两半　附子炮　川椒去目并闭口者，少

炒出汗　苁蓉酒浸，焙，各四两　川乌炮　茯苓白　甘草　白术各一两　菟丝子酒浸　覆盆子　天南星汤洗，姜汁制，焙　防风去芦　白附子　何首乌各二两　牛膝去芦，酒浸二宿，四两　狗脊去毛　赤小豆　骨碎补去毛　乌药　羌活　萆薢各二两　木鳖子去壳　地龙去土，各三两

上为细末，煮酒面糊为圆，如梧桐子大。每服三十圆，加至四十圆，空心，温酒吞下。此方陶隐居编入《道藏经》，云：是时有人母幼年得风气疾，后作发挛结疼痹，久不能起，百治不瘥，卧床五十余年，脂肉消尽，只有筋骨。乃于居士处得此方，依方修合，日进二服，才至五百余服，是母病顿除，发白再黑，齿落更生，至八十岁，颜色如二十岁人，筋力倍壮，耳聪目明。时有老奴，常偷服其药，严冬御稀葛，履霜雪，无寒色，负荷倍重于常时，行步如飞，疑为鬼物所凭，遂打杀埋于水傍沙中。久复为怪，而里俗且云：凡奴婢死为鬼，但折其胫，令不得动作。遂掘出，折其胫，见其骨尽实，如金黄色，折其臂亦然，其效颇异。隐居云：此奴若不打杀，成地仙矣。

伏虎丹　专治左瘫右痪。张徽猷方。

生干地黄　蔓荆子去白　白僵蚕炒，去丝，各一分　五灵脂去皮，半两　踯躅花炒　天南星　白胶香　草乌头炮，各一两

上为细末，酒煮半夏末为糊，圆如龙眼大。每一圆分作四服，酒吞下，日进二服。此方乃建康府乌衣巷有一老人姓钟，平生好道，朝夕瞻仰茅山。缘多酒，偶患风疾，百治无效。一日忽有一道人至，言其困酒太过，教服此药，道人遂不见，服之果验，乃知仙方。

乌药顺气散　治男子、妇人一切风气攻注四肢，骨节疼痛，遍身顽麻，头目眩晕。及疗瘫痪，语言謇涩，筋脉拘

挛。又治脚气，步履艰难，脚膝软弱。妇人血风，老人冷气上攻胸臆，两胁刺痛，心腹膨胀，吐泻肠鸣。

麻黄去根、节　陈皮去瓤　乌药去木，各二两　白僵蚕去丝、嘴，炒　川芎　枳壳去瓤，麸炒　甘草炒　白芷　桔梗各一两　干姜炮，半两

上为细末。每服三钱，水一盏，姜三片，枣一枚，煎至七分，温服。如四时伤寒，憎寒壮热，头痛，肢体倦怠，加葱白三寸同煎并服，出汗见效。如闪挫身体疼痛，温酒调服。遍身瘙痒，抓之成疮，用薄荷三叶煎服。孕妇不可服。常服疏风顺气。

秘方换腿圆　治肾经虚弱，下注腰膝，或当风取凉，冷气所乘，沉重少力，移步迟缓，筋脉挛痛，不能屈伸，脚心隐痛，有妨履地。大治干、湿脚气，赤肿痛楚，发作无时，呻吟难忍，气满喘促，举动艰难，面色黧黑，传送秘涩，并皆疗之。

薏苡仁　石楠叶　天南星洗，姜制，炒　川牛膝酒浸，焙　肉桂去粗皮　当归去芦　天麻去苗　附子炮，去皮、脐　羌活　防风去叉　石斛去根　萆薢微炙　黄芪蜜炙　续断各一两　苍术米泔浸，一两半　槟榔半两　干木瓜四两

上为细末，面糊为圆，如梧桐子大。每服三十圆至五十圆，空心，温酒或木瓜汤吞下，日进二、三服。常服舒筋轻足，永无脚气之患。昔人有此疾，服之一月，脚力顿健，委有换腿之功。

左经圆　治左瘫右痪，手足颤掉，言语謇涩，浑身疼痛，筋脉拘挛，不得屈伸，项背强直，下注脚膝，行履艰难，骨节烦痛，不能转侧。跌扑闪肭，外伤内损，并皆治之。

常服通经络，活血脉，疏风顺气，壮骨轻身。

生黑豆一斤，以斑蝥二十一个，去头、足同煮，候豆胀为度，去斑蝥不用，取豆焙干　川乌炮，去皮、脐，二两　乳香研，二两　没药一两半　草乌炮，四两

上为末，醋糊为圆，如梧桐子大。每服三十圆，温酒下，不拘时。

木瓜圆　治肾经虚弱，下攻腰膝，沉重少力，腿部肿痒，疰破生疮，脚心隐痛，筋脉拘挛，或腰膝缓弱，步履艰难，举动喘促，面色黧黑，大小便秘涩，饮食减少，无问久新，并宜服之。

熟干地黄洗，焙　陈皮去瓤　乌药各四两　黑牵牛三两，炒　石楠藤　杏仁去皮、尖　当归　苁蓉酒浸，焙　干木瓜　续断　牛膝酒浸，各二两　赤芍药一两

上为细末，酒糊为圆，如梧桐子大。每服三、五十圆，空心，木瓜汤吞下，温酒亦可。

追风应痛圆　一切风疾，左瘫右痪，半身不遂，口眼㖞斜，牙关紧急，语言謇涩，筋脉挛急，百骨节痛，上攻下注，游走不定，腰腿沉重，耳鸣重听，脚膝缓弱，不得屈伸，步履艰难，遍身麻痹，皮肤顽厚。又，妇人血风攻注，身体疼痛，面浮肌瘦，口苦舌干，头旋目眩，昏困多睡，或皮肤瘙痒，瘾疹生疮，暗风夹脑，偏正头疼，并治之。

威灵仙　狗脊去毛，各四两　何首乌　川乌炮，去皮、脐，各六两　乳香研，一两　五灵脂酒浸，淘去沙石，五两半

上为末，酒糊为圆。每服十五圆，加至二十圆，麝香温酒吞下，只温酒亦得，食稍空服。常服轻身体，壮筋骨，通经活络，除湿去风。孕妇不可服。

磁石圆 治肾脏风毒上攻，头面浮肿，耳鸣眼暗，头皮肿痒，太阳穴痛，鼻塞脑闷，牙齿摇动，项背拘急，浑身瘙痒，瘾疹生疮，百节疼痛，皮肤麻痹；下注脚膝，筋脉拘挛，不能屈伸，脚下隐痛，步履艰难，并宜服之。常服能补益，去风明目，活血驻颜。

磁石烧、醋淬二十遍，捣，罗如粉，一十两　牛膝酒浸，焙，六两　黄踯躅炒，八两　川芎　肉桂去粗皮　赤芍药　黑牵牛炒，各四两　草乌炮，去皮、脐，十四两

上为细末，酒糊为圆。每服三十圆，煨葱盐酒吞下，煨葱茶下亦得。偏正头疼，生葱茶下。妇人血风，浑身疼痛，头目眩晕，面浮体瘦，淡醋汤下。日进三服，大有神效。

胡麻散 治脾、肺风毒攻冲，遍身皮肤瘙痒，或生疮疥，或生瘾疹，用手搔时，浸淫成疮，久而不瘥，愈而复作，面上游风，或如虫行，紫癜、白癜、顽麻等风，或肾脏风攻注，脚膝生疮，并宜服之。

胡麻十二两　荆芥　苦参各八两　何首乌洗，焙，十两　甘草炙　威灵仙各六两

上为细末。每服二钱，薄荷茶点，食后服，或酒调蜜汤点亦得。服此药后，频频洗浴，贵得汗出而立效。

黑神圆 治一切风疾及瘫痪风，手足颤掉，浑身麻痹，肩背拘急，骨节疼痛。兼治妇人血风，头旋眼晕，精神困倦。

牡丹皮　白芍药　川芎　麻黄去根、节，各四两　赤芍药　甘草各十两　荆芥　草乌炮，各六两　乌豆八两　何首乌米泔浸，切，焙，十二两

上为细末，水糊为圆，如鸡头大。每服一圆，细嚼，茶、酒任下，不计时候。妇人血风流注，用黑豆淋酒下。小儿惊风，煎金银汤下。伤风咳嗽，酒煎麻黄下。头痛，葱茶下。

追风散 治证与前追风散同。

白僵蚕去丝、嘴，炒 全蝎微炒 甘草炙 荆芥各二两 川乌炮，去皮、脐 防风去芦、叉 石膏研，各四两 川芎三两 麝香研，一两

上为细末。每服半钱，好茶调下，食后、临卧服。清头目，利咽膈，消风壅，化痰涎。

苦参圆 治心肺积热，肾脏风毒攻于皮肤，时生疥癞，瘙痒难忍，时出黄水，及大风手足烂坏，眉毛脱落，一切风疾，并皆治之。

苦参三十二两 荆芥去梗，十六两

上为细末，水糊为圆，如梧桐子大。每服三十圆，好茶吞下，或荆芥汤下，食后服。

卷之二

治伤寒

附中暑

人参败毒散 治伤寒时气头痛项强，壮热恶寒，身体烦疼，及寒壅咳嗽，鼻塞声重，风痰头痛，呕哕寒热，并皆治之。

柴胡去苗 甘草爁 桔梗 人参去芦 芎䓖 茯苓去皮 枳壳去瓤，麸炒 前胡去苗，洗 羌活去苗 独活去苗

上十味，各三十两，为粗末。每服二钱，水一盏，入生姜、薄荷各少许，同煎七分，去滓，不拘时候，寒多则热服，热多则温服。

小柴胡汤 治伤寒、温热病身热恶风，颈项强急，胸满胁痛，呕哕烦渴，寒热往来，身面皆黄，小便不利，大便秘硬，或过经未解，或潮热不除，及瘥后劳复，发热疼痛，妇人伤风，头痛烦热，经血适断，寒热如疟，发作有时，及产后伤风，头痛烦热，并宜服之。

半夏汤洗七次，焙干，二两半 柴胡去芦，半斤 人参

甘草炙　黄芩各三两

上为粗末。每服三大钱，水一盏半，生姜五片、枣一个擘破，同煎至七分，去滓，稍热服，不拘时。小儿分作二服，量大小加减。

林檎散　治伤寒及时行疫疠头痛项强，壮热恶寒，腰背四肢拘急烦疼，面赤咽干，呕逆烦渴。

麻黄去节　肉桂去粗皮　苍术去皮　川大黄　干葛　石膏　山栀子去皮，各一两半　木通　瞿麦　甘草炙　前胡　川芎各一两　藿香用叶　川乌头炮，去皮、脐，各半两

上为粗末。每服二钱，水一盏，入林檎糁十数片，新者亦得，煎至七分，去滓，稍热服，不计时，相次再服。衣被盖覆，汗出为度。

柴胡石膏散　治时行瘟疫壮热恶风，头痛体疼，鼻塞咽干，心胸如满，寒热往来，痰实咳嗽，涕唾稠粘。

赤芍药　柴胡去苗　前胡去苗　石膏煅　干葛各五十两　升麻二十五两　黄芩　桑白皮各三十七两半　荆芥穗去土，三十七两

上为粗末。每服二钱，水一盏，入生姜三片，豉十余粒，同煎七分，去滓，稍热服。小儿分作三服，更量大小加减，不计时候。

麻黄汤　治伤寒头痛，发热恶风，骨节疼痛，喘满无汗。

麻黄去节，三两　甘草炙，一两　肉桂去粗皮，二两　杏仁七十枚，去皮、尖，炒，别研膏

上为粗末，入杏仁膏令匀。每服三钱，水一盏半，煎至八分，去滓，温服，以汗出为度。若病自汗者，不可服。

不计时候。

小青龙汤　治伤寒表不解，心下有水气，干呕发热，咳嗽微喘。又治溢饮，身体疼重，及咳逆倚息不得安卧，或因形寒饮冷，内伤肺经，咳嗽喘急，呕吐涎沫，并宜服之。

干姜炮　细辛去叶　麻黄去节、根　肉桂去粗皮　芍药　甘草锉，炒，各三两　五味子二两　半夏汤洗七次，切作片，二两半

上将七味为粗末，入半夏令匀。每服三钱，水一盏半，煎至一盏，去滓，温服，食后。

圣散子　治伤寒、时行疫疠、风温、湿温一切不问阴阳两感，表里未辨，或外热内寒，或内热外寒，头项腰脊拘急疼痛，发热恶寒，肢节疼重，呕逆喘咳，鼻塞声重，及食饮生冷，伤在胃脘，胸膈满闷，腹胁胀痛，心下结痞，手足逆冷，肠鸣泄泻，水谷不消，时自汗出，小便不利，并宜服之。

厚朴去粗皮，姜汁炙　白术　防风去芦头　吴茱萸汤洗七次　泽泻　附子炮裂，去皮、脐　藁本去土　高良姜　猪苓去皮　藿香去枝、土　苍术　麻黄去根、节　细辛去苗　芍药　独活去芦　半夏汤洗七次，姜汁制　茯苓去皮　柴胡去芦　枳壳去瓤，麸炒，各半两　甘草炙，一两　草豆蔻仁十个，去皮　石菖蒲半两

上为粗散。每服四钱，水一盏半，煎取一盏，去滓，热服，不计时候，取遍身微汗即愈。时气不和，空腹饮之，以辟邪疫。

五积散　调中顺气，除风冷，化痰饮。治脾胃宿冷，

腹胁胀痛，胸膈停痰，呕逆恶心，或外感风寒，内伤生冷，心腹痞闷，头目昏痛，肩背拘急，肢体怠惰，寒热往来，饮食不进，及妇人血气不调，心腹撮痛，经候不调，或闭不通，并宜服之。

白芷　川芎　甘草炙　茯苓去皮　当归去芦　肉桂去粗皮　芍药　半夏汤洗七次，各三两　陈皮去白　枳壳去瓤，炒　麻黄去根、节，各六两　苍术米泔浸，去皮，二十四两　干姜爁，四两　桔梗去芦头，十二两　厚朴去粗皮，四两

上除肉桂、枳壳二味别为粗末外，一十三味同为粗末，慢火炒令色转，摊冷，次入桂、枳壳末令匀。每服三钱，水一盏半，入生姜三片，煎至一中盏，去滓，稍热服。如冷气奔冲，心、胁、脐、腹胀满刺痛，反胃呕吐，泄利清谷，及痃癖癥瘕，膀胱小肠气痛，即入煨生姜三片、盐少许同煎。如伤寒时疫头痛体疼，恶风发热，项背强痛，入葱白三寸、豉七粒同煎。若但觉恶寒，或身不甚热，肢体拘急，或手足厥冷，即入炒茱萸七粒、盐少许同煎。如寒热不调，咳嗽喘满，入枣煎服。妇人难产，入醋一合同煎服之。并不拘时候。

升麻葛根汤　治大人、小儿时气温疫头痛发热，肢体烦疼，及疮疹已发及未发，疑贰之间，并宜服之。

升麻　白芍药　甘草炙，各十两　葛根十五两

上为粗末。每服三钱，用水一盏半，煎取一中盏，去滓，稍热服，不计时候，日二、三服，以病气去，身清凉为度。小儿量力服之。

葛根解肌汤　治伤寒、温病、时行寒疫头痛项强，发热恶寒，肢体拘急，骨节烦疼，腰脊强痛，胸膈烦闷。

葛根四两　麻黄去节，三两　肉桂去粗皮，一两　甘草炙　黄芩　芍药各二两

上为粗末。每服三钱，水一盏半，入枣一枚剥破，煎至八分，去滓，稍热服，不拘时候，取汗出为度。

金沸草散　治风化痰，除头目昏痛，颈项强急，往来寒热，肢体烦疼，胸膈满闷，痰涎不利，咳嗽喘满，涕唾稠粘，及治时行寒疫，壮热恶风。

旋覆花去梗　麻黄去节　前胡去芦，各三两　荆芥穗四两　甘草炒　半夏汤洗七次，姜汁浸　赤芍药各一两

上为粗末。每服三钱，水一盏半，入生姜三片，枣一个，同煎至八分，去滓，温服，不计时候。有寒邪则汗出，如风盛则解利。

大柴胡汤　伤寒十余日，邪气结在里，寒热往来，大便秘涩，腹满胀痛，语言谵妄，心中痞硬，饮食不下，或不大便五、六日，绕脐刺痛，时发烦躁，及汗后如疟，日晚发热，兼脏腑实，脉有力者，可服。

枳实去瓤，炒，半两　柴胡去芦，半斤　大黄二两　半夏汤洗七次，切，焙，二两半　赤芍药　黄芩各三两

上五味，为粗末，入半夏拌匀。每服三大钱，以水一盏半，入生姜五片，枣一枚，煎至一中盏，滤去滓，温服，食后、临卧。此药治伤寒内热里实，若身体疼痛，是表证未解，不可服之。

术附汤　治风湿相搏，身体疼烦，不能转侧，不呕不渴，大便坚硬，小便自利，及风虚头目眩重，甚者不知食味。此药暖肌补中，助阳气，止自汗。

甘草炒，二两　白术四两　附子炮，去皮、脐，薄切片，一

两半

上捣白术、甘草为粗末，入附子令匀。每服三钱，水一盏半，入生姜五片，枣一个擘破，同煎至一盏，去滓，温服，食前。

防己黄芪汤 治风湿相搏，客在皮肤，一身尽重，四肢少力，关节烦疼，时自汗出，洒淅恶风，不欲去衣，及治风水客搏，腰脚浮肿，上轻下重，不能屈伸。

防己四两 黄芪五两 甘草炙，二两 白术三两

上为粗末。每服三钱，水一盏半，入生姜三片，枣一个，同煎至一盏，去滓，稍热服，不计时候。服讫盖覆温卧，令微汗，瘥。

姜附汤 治伤寒已经转下，又曾发汗，内外俱虚，邪气未解，表证不见，身无大热，昼日烦躁，不得眠睡，夜即安静，不呕不渴，脉候沉微者，宜服之。又治暴中风冷，久积痰水，心腹冷痛，霍乱转筋，一切虚寒，并皆治之。

干姜一两 附子生，去皮、脐，细切，一枚

上合匀。每服三钱，水一盏半，煎至一盏，去滓，温服，食前。

竹叶石膏汤 治伤寒，时气表里俱虚，遍身发热，心胸烦闷，或得汗已解，内无津液，虚羸少气，胸中烦满，气逆欲吐，及诸虚烦热，并宜服之。诸虚烦热与伤寒相似，但不恶寒，身不疼痛，头亦不痛，脉不紧数，即不可汗、下，宜服此药。

人参去芦头 甘草炙，各二两 石膏一斤 半夏汤洗七次，二两半 麦门冬去心，五两半

上为粗末，入半夏令匀。每服三钱，水两盏，入青竹

叶、生姜各五、六片，煎至一盏半，滤去滓，入粳米百余粒，再煎，米熟去米，温服，不计时候。

五苓散　治伤寒、温热病表里未解，头痛发热，口燥咽干，烦渴饮水，或水入即吐，或小便不利，及汗出表解，烦渴不止者，宜服之。又治霍乱吐利，躁渴引饮。

泽泻二十五两　白术　猪苓去皮　赤茯苓去皮，各十五两　肉桂去粗皮，十两

上为细末。每服二钱，热汤调下，不计时候。服讫多饮热汤，有汗出即愈。又治瘀热在里，身发黄疸，浓煎茵陈蒿汤调下，食前服之。疸病发渴及中暑引饮，亦可用水调服之。小儿加白术末少许服之。如发虚热，加绵黄芪、人参末少许服之。

四逆汤　治伤寒自利不渴，呕哕不止，或吐利俱发，小便或涩或利，或汗出过多，脉微欲绝，腹痛胀满，手足逆冷，及一切虚寒厥冷，并宜服之。凡病伤寒有此证候，皆由阳气虚，里有寒，虽更觉头痛体疼，发热恶寒，四肢拘急，表证悉具者，未可攻表，先宜服此药助阳救里。

甘草炙，二两　干姜一两半　附子生，去皮、脐，细切，半两

上以甘草、干姜为粗末，入附子令匀。每服三钱，水一盏半，煎至一中盏，去滓，温服，不计时候。常服消暑气，分水谷。

大顺散　治冒暑伏热引饮过多，脾胃受湿，水谷不分，清浊相干，阴阳气逆，霍乱呕吐，脏腑不调。

甘草锉长寸，三十斤　干姜　杏仁去皮、尖，炒　肉桂去粗皮，炙，四斤

上先将甘草用白砂炒及八分黄熟，次入干姜同炒，令姜裂，次入杏仁又同炒，候杏仁不作声为度，用筛隔净，后入桂，一处捣，罗为散。每服二钱，水一中盏，煎至七分，去滓，温服。如烦躁，井花水调下，不计时候。以沸汤点服亦得。

白虎汤 治伤寒大汗出后，表证已解，心胸大烦，渴欲饮水，及吐或下后七、八日，邪毒不解，热结在里，表里俱热，时时恶风，大渴，舌上干燥而烦，欲饮水数升者，宜服之。又治夏月中暑毒，汗出恶寒，身热而渴。

知母七十五两　甘草爁，三十七两半　石膏洗，十二斤半

上为细末。每服三钱，水一盏半，入粳米三十余粒，煎至一盏，滤去滓，温服。小儿量力少与之。或加人参少许同煎亦得，食后服。此药立夏后、立秋前可服，春时及立秋后，并亡血虚家，并不可服。

香薷圆 治大人、小儿伤暑伏热躁渴瞀闷，头目昏眩，胸膈烦满，呕哕恶心，口苦舌干，肢体困倦，不思饮食，或发霍乱，吐利转筋，并宜服之。

香薷去土　紫苏茎叶，去粗梗　干木瓜各一两　丁香　茯神去木　檀香锉　藿香叶　甘草炙，各五钱

上为细末，炼蜜和圆，每两作三十圆。每服一圆至二圆，细嚼，温汤下，或新汲水化下亦得。小儿服半圆，不计时候。

香薷散 治脏腑冷热不调，饮食不节，或食腥鲙、生冷过度，或起居不节，或路卧湿地，或当风取凉，而风冷之气归于三焦，传于脾胃，脾胃得冷，不能消化水谷，致令真邪相干，肠胃虚弱，因饮食变乱于肠胃之间，便致吐利，心

腹疼痛，霍乱气逆。有心痛而先吐者，有腹痛而先利者，有吐利俱发者，有发热头痛，体疼而复吐利虚烦者，或但吐利心腹刺痛者，或转筋拘急疼痛，或但呕而无物出，或四肢逆冷而脉欲绝，或烦闷昏塞而欲死者，此药悉能主之。

白扁豆微炒　厚朴去粗皮，姜汁炙熟，各半斤　香薷去土，一斤

上粗末。每三钱，水一盏，入酒一分，煎七分，去滓，水中沉冷，连吃二服，立有神效，随病不拘时。《活人书》方不用白扁豆，加黄连四两锉碎，以生姜汁同研匀，炒令黄色，名曰**黄连香薷散**。

枇杷叶散　治冒暑伏热引饮过多，脾胃伤冷，饮食不化，胸膈痞闷，呕哕恶心，头目昏眩，口干烦渴，肢体困倦，全不思食，或阴阳不和，致成霍乱，吐利转筋，烦躁引饮。

枇杷叶去毛，炙　陈皮去瓤，焙　丁香各半两　厚朴去皮，涂姜汁炙，四两　白茅根　麦门冬去心，焙　干木瓜　甘草炙，各一两　香薷三分

上件药捣，罗为末。每服二钱，水一盏，入生姜二片，煎至七分，去滓，温服，温水调下亦得。如烦躁，用新汲水调下，不计时候。小儿三岁以下可服半钱，更量大小加减。

〔绍兴续添方〕

僧伽应梦人参散　治伤寒体热头痛，及风壅痰嗽，咯血等疾。

甘草炙，六两　人参　桔梗微炒　青皮去瓤　白芷　干葛　白术各三两　干姜炮，五钱半

上为细末。每服二钱，水一盏，生姜二片、枣二个，煎七分，通口进。如伤寒，入豆豉同煎，热进，大有神效，不计时候。（一方无甘草）

香苏散 治四时瘟疫、伤寒。

香附子炒香，去毛 紫苏叶各四两 甘草炙，一两 陈皮二两，不去白

上为粗末。每服三钱，水一盏，煎七分，去滓，热服，不拘时候，日三服。若作细末，只服二钱，入盐点服。尝有白发老人授此方与一富人家，其家合施，当大疫，城中病者皆愈。其后疫鬼问富人，富人以实告。鬼曰：此老教三人矣，稽颡而退。

加减三五七散 治证并方见诸风类。

大已寒圆 治久寒积冷，脏腑虚弱，心腹疠痛，胁肋胀满，泄泻肠鸣，自利自汗，米谷不化，阳气暴衰，阴气独胜，手足厥冷，伤寒阴盛，神昏脉短，四肢怠惰，并宜服之。

荜茇 肉桂各四斤 干姜炮 高良姜各六斤

上为细末，水煮面糊为圆，如梧桐子大。每服二十粒，米饮汤下，食前服之。

太阳丹 治头疼，伤寒、感风、气积，偏正、夹脑一切头疼。每服一粒，薄荷茶嚼下。风壅痰盛，咽膈不利，亦宜服之。

脑子二两，别研 川芎 甘草 白芷各一斤 石膏别研，二斤 大川乌炮，去皮、脐，一斤

上为细末，蜜同面糊为圆，每两作一十八粒，朱红为衣。

和解散 治男子、妇人四时伤寒头痛，憎寒壮热，烦

躁自汗，咳嗽吐痢。

厚朴去粗皮，姜汁炙　陈皮洗，各四两　藁本　桔梗　甘草各半斤　苍术去皮，一斤

上同为粗末。每服三钱，水一盏半，入生姜三片，枣二枚，煎至七分，不计时候，热服。

正气散　治伤寒阴证，憎寒恶风，正气逐冷，胸膈噎塞，胁肋膨胀，心下坚痞，吐痢，呕逆酸水，咳逆，怠惰嗜卧，不思饮食。

甘草炒，七钱　陈皮　藿香去梗　白术各一两　厚朴　半夏同厚朴各三两，为末，生姜四两，研烂，同为饼子，微炒

上为细末。每服二钱，生姜三片，枣一枚，水一盏，煎至七分，食前稍热服。又治久患疟疾，膈气心痛，日进三服。常服顺气宽中，辟除瘟疫(一方无白术)。

十华散　治丈夫五劳七伤，浑身疼痛，四肢拘急，腰膝无力，脾元气虚，不思饮食，霍乱吐泻，四肢冷麻。兼解二毒伤寒，疗脚气流注肿痛，行步不得，及虚劳等患，并皆治之。

五加皮　陈皮去白　干姜炮　甘草各六两　桔梗　羌活　黄芪　肉桂去粗皮　苍术去皮，炒，各八两八钱　附子六两　大川乌三两

上为细末。每服二钱，水一盏，姜二片，枣一枚，煎至六分，不拘时候，热盐酒调服亦得。

锉散　治男子、妇人五劳七伤，感冷冒寒气弱体虚，多倦少力。常服壮筋骨，肢体轻健，进食。

天仙藤　青蒿子炒　桑白皮炒　香附子炒　荆芥穗　前胡生姜汁制，炒　柴胡　桔梗　麻黄去根、节　苍术炒

干葛　陈皮各十斤　茴香炒　秦艽　川芎　白芍药　藁本　黄芪　半夏为粗末，姜汁炙　羌活各二斤半　甘草炒　肉桂去粗皮　白芷　厚朴去粗皮，姜汁炒，各五斤

上二十四味，为粗末。每服三大钱，水一盏半，入生姜、乌梅、枣子，煎至七分，去滓，温服。并两滓作一服煎。

桂苓圆　大解暑毒。

肉桂去粗皮，不见火　茯苓去粗皮，各等分

上为细末，炼蜜为圆，每两作八圆。每服一圆，用新汲水或热水嚼下，化下亦得。

消暑圆　治伤暑发热头疼。

半夏醋五升煮干　甘草生　茯苓去皮，各半斤

上细末，生姜汁作薄糊为圆，如梧桐子大。每服五十粒，水下。《易简方》云：此药合时，须用好醋煎煮半夏，姜汁作糊，毋见生水，臻志修合，用之神效。中暑为患，药下即苏，伤暑发热头疼，用之尤验。夏月常服，止渴利便，虽多饮水，亦不为害，应是暑药皆不及此。若痰饮停积，并用姜汤咽下。入夏之后，不可缺此。

〔宝庆新增方〕

辰砂五苓散　治伤寒表里未解，头痛发热，心胸郁闷，唇口干焦，神思昏沉，狂言谵语，如见神鬼，及治瘴疟烦闷未省者。

辰砂研　白术去芦　木猪苓去黑皮　泽泻洗，锉　赤茯苓去皮，各十二两　肉桂去粗皮，八两

上为细末。每服二钱，沸汤点服，不拘时。如中暑发渴，小便赤涩，用新汲水调下。小儿五心烦热，焦躁多哭，咬牙上撺，欲为惊状，每服半钱，温熟水调下。

柴胡升麻汤　治时行瘟疫壮热恶风，头痛体疼，鼻塞咽干，心胸烦满，寒热往来，痰盛咳嗽，涕唾稠粘。

柴胡去芦　前胡去芦　干葛　石膏煅　赤芍药各十两　升麻五两　荆芥去梗，七两半　黄芩去粗皮　桑白皮各六两半

上㕮咀。每服三大钱，水一盏半，生姜三片，豉十余粒，同煎一盏，去滓，稍热服，不拘时。小儿更量大小加减。

缩脾饮　解伏热，除烦渴，消暑毒，止吐利。霍乱之后服热药大多致烦躁者，并宜服之。

缩砂仁　乌梅肉净　草果煨，去皮　甘草炙，各四两　干葛锉　白扁豆去皮，炒，各二两

上㕮咀。每服四钱，水一大碗，煎八分，去滓，以水沉冷服，以解烦，或欲热欲温，并任意服，代熟水饮之极妙。

解暑三白散　治冒暑伏热引饮过多，阴阳气逆，霍乱呕吐，小便不利，脏腑不调，恶心头晕，并皆治之。

泽泻　白术　白茯苓各等分

上㕮咀。每服一贴，水一盏，姜五片，灯心十茎，煎八分，去滓服，不拘时。每贴重半两。

保真汤　治四时伤寒，不问阴阳二证，才觉疾作，急服此药立效。

藁本去芦　川芎各四两　甘草炒，二两　苍术洗，锉，麸炒，十六两

上㕮咀，为粗末。每服三钱，水一盏半，生姜三片，同煎七分，去滓，热服，不拘时，神效不可具述。

人参顺气散　治丈夫、妇人风虚气弱，荣卫不和，肢

节疼痛，身体沉重，头目眩晕，肩背拘急，手足冷麻，半身不遂，口眼㖞斜，痰涎不利，言语謇涩，或脾胃不和，心腹刺痛，胸膈痞满，倦怠少力，霍乱转筋，吐泻不止，胎前产后，并宜服之。

干姜 人参各一两 川芎 甘草炙 苦梗去芦 厚朴去粗皮，姜汁制 白术 陈皮洗，去白 白芷 麻黄去节，各四两 干葛去粗皮，三两半

上为细末。每服二钱，水一盏，姜三片，枣一枚，薄荷五、七叶，同煎八分，不拘时。如伤风感冷，头疼腰重，咳嗽鼻塞，加葱白煎。

消风百解散 治四时伤寒头疼项强，壮热恶寒，身体烦疼，四肢倦怠，行步喘乏，及寒壅咳嗽，鼻塞声重，涕唾稠粘，痰涎壅盛，气急满闷，并宜服之。

荆芥 白芷 陈皮洗，去白 苍术 麻黄去节，各四两 甘草炙，二两

上细末。每二大钱，水一大盏，姜三片，乌梅一个，同煎七分，不拘时，温服，或茶酒调下。欲发散邪风，入连须葱白三寸同煎。

〔淳祐新添方〕

人参养胃汤 治外感风寒，内伤生冷，憎寒壮热，头目昏疼，肢体拘急，不问风寒二证及内外之殊，均可治疗。先用厚被盖睡，连进此药数服，以薄粥汤之类佐之，令四肢微汗濈濈然。俟汗干，则徐徐去被，谨避外风，自然解散。若原自有汗，亦须温润以和解之。或有余热，则以参苏饮款款调之，或尚头疼，则以浓煎生姜葱白汤下如圣饼子。三证既除，则不必服药，但节其饮食，适其寒温，自然

平治。大抵感冒，古人不敢轻发汗者，只由麻黄能开腠理，用或不能得其宜，则导泄真气，因而致虚，变生他证。此药乃平和之剂，只能温中解表而已，不致妄扰也。兼能辟山岚瘴气、四时瘟疫，常服尤佳。

半夏汤洗七次　厚朴去粗皮，姜汁制　苍术米泔浸一宿，洗，切，炒，各一两　藿香叶洗去土　草果去皮、膜　茯苓去黑皮　人参各半两　甘草炙，二钱半　橘红七钱半

上为㕮咀。每服四钱，水一盏半，姜七片，乌梅一个，煎至六分，去滓，热服之。兼治饮食伤脾，发为痎疟，或脾胃中脘虚寒，呕逆恶心，皆可化之。或发寒疟、寒疫及恶寒者，并加附子，是为十味不换金散。

参苏饮　治感冒发热头疼，或因痰饮凝结，兼以为热，并宜服之。若因感冒发热，亦如服养胃汤法，以被盖卧，连进数服，微汗即愈。面有余热，更宜徐徐服之，自然平治。因痰饮发热，但连日频进此药，以热退为期，不可预止。虽有前胡、干葛，但能解肌耳。既有枳壳、橘红辈，自能宽中快膈，不致伤脾，兼大治中脘痞满，呕逆恶心，开胃进食，无以逾此。毋以性凉为疑，一切发热皆能取效，不必拘其所因也。小儿、室女亦宜服之。

木香半两　紫苏叶　干葛洗　半夏汤洗七次，姜汁制，炒　前胡去苗　人参　茯苓去皮，各三分　枳壳去瓤，麸炒　桔梗去芦　甘草炙　陈皮去白，各半两

上㕮咀。每服四钱，水一盏半，姜七片，枣一个，煎六分，去滓，微热服，不拘时候。《易简方》不用木香，只十味。

神术散　治四时瘟疫头痛项强，发热憎寒，身体疼

痛，及伤风鼻塞声重，咳嗽头昏，并皆治之。

苍术米泔浸一宿，切，焙，五两　藁本去土　香白芷　细辛去叶土　羌活去芦　川芎　甘草炙，各一两

上为细末。每服三钱，水一盏，生姜三片，葱白三寸，煎七分，温服，不拘时。如觉伤风鼻塞，只用葱茶调下。

〔吴直阁增诸家名方〕

对金饮子　治诸疾无不愈者。常服固元阳，益气，健脾进食，和胃祛痰，自然荣卫调畅，寒暑不侵。此药疗四时伤寒极有功效。

厚朴去皮，姜汁炙　苍术米泔浸一宿　甘草炙，各二两　陈皮去白，炒令黄色，半斤

上为粗末。每服三钱，空心，以水一盏，姜钱二片，如茶法煎取八分，余滓重煎两度服食。瘟疫时气，二毒伤寒，头痛壮热，加连须葱白五枚、豉三十粒同煎，服数剂汗出得安。如未得汗，以稀粥投之，厚盖衣服取汗立愈。五劳七伤，脚手心热，烦躁不安，肢节痠疼，加柴胡去芦头同煎。痰嗽发疟，加姜制半夏煎。本脏气痛，加茴香煎。水气肿满，加桑白皮煎。妇人赤白带下，加黄芪煎。酒伤，加丁香。食伤，加高良姜。四时泄泻，加肉豆蔻。风疾，加荆芥穗。腿膝冷疼，加牛膝。浑身拘急及虚壅，加地骨皮。腿痹，加菟丝子。白痢，加吴茱萸。赤痢，加黄连。头风，加藁本。转筋霍乱，加楠木皮。以上助使，只加一铢。此药不问老少，胎前产后，五劳七伤，六极八邪，耳鸣眼昏，梦泄盗汗，四肢沉重，腿膝痠疼，妇人宫脏久冷，月水不调，若能每日空心一服，即出颜容，丰肌体，调三焦，壮筋骨，祛冷气，快心胸，神效莫述。

劫劳散 治五劳七伤，四时伤寒，山岚瘴疟，时行疫疠，心神烦躁，口苦舌干，憎寒壮热，头疼鼻塞，腰脚瘦倦，背脊强急，浑身疼痛。

地骨皮二两半 前胡去芦 荆芥各二两七钱 香附子炒，去毛 苍术浸，去皮，焙 甘草爁，各三两六钱 麻黄去根、节 白芷各四钱半 川芎二两二钱半 桔梗去芦，七两二钱 当归七两三钱半 肉桂去粗皮，一两三钱半 石膏九钱 陈皮去白，一两三钱 天仙藤二两半

上为细末。每服二钱，水一盏，乌梅半个，入盐同煎服。如要出汗，加葱白、姜钱煎，连进三服。常服，温盐酒调，热盐汤点亦得。

人参轻骨散 解利四时伤寒头痛壮热，项背拘急，骨节烦疼，憎寒恶风，肢体困倦，大便不调，小便赤涩，呕逆烦渴，或伤风感寒，头痛体热，鼻塞声重，咳嗽痰涎，及山岚瘴气，时行疫疠，潮热往来，及疗五劳七伤，中脘气滞，心腹痞闷，停痰呕逆，冷气奔冲，攻注刺痛。又治妇人血气撮痛，经候不调，并宜服之。

贝母去心 白茯苓焙 半夏煮，各一两 枳壳去瓤，炒，二两半 苍术浸一宿，六两 人参 白术焙 白芷不见火 陈皮去白 秦艽 赤芍药各二两 川芎 当归去芦，焙 肉桂去粗皮 干姜炮，各一两半 柴胡去芦 麻黄去根、节，各三两 桔梗去芦 甘草爁 厚朴各四两，姜汁浸

上件为细末。每服三钱，水一盏，生姜三片，同煎至七分，通口稍热服。身体倦怠加乌梅一个，咳嗽加枣二枚，同煎，不拘时。

葱白散 解四时伤寒头痛壮热，项背拘急，骨节烦

疼，憎寒恶风，肢体困倦，大便不调，小便赤涩，呕逆烦渴，不思饮食。又伤风感寒，头痛体热，鼻塞声重，咳嗽痰涎，山岚瘴气，时行疫疠，并皆治之。

川芎　苍术米泔浸　白术各二两　甘草爁　石膏煅　干葛焙，各一两　麻黄去根、节，三两

上件为细末。每服二钱，水一盏，生姜三片，葱白二寸，煎至七分，热服，不拘时候。如要出汗，并煎三服，被盖，汗出为度。

桂枝汤　治太阳中风，阳浮而阴弱，阳浮者热自发，阴弱者汗自出，啬啬恶寒，淅淅恶风，翕翕发热，鼻鸣干呕。

桂枝去皮　芍药各一两半　甘草一两

上为粗末。每服二钱，以水一盏，入生姜三片，枣三枚擘破，同煎取七分，去滓，温服，不计时候。惟春初可行，自春末及夏至以前可加黄芩半两。夏至后加知母半两、石膏二两或升麻半两。若病人素虚寒者，不用加减。无汗休服。

黄龙圆　丈夫、妇人伏暑，发热作渴，呕吐恶心，年深暑毒不瘥者。

黄连去须，三十二两　好酒五升

上黄连以酒煮干为度，研为细末，用面水煮糊搜和为圆，如梧桐子大。每服三十圆，热水吞下。又疗伤酒过多，壮毒下血，大便泄泻，用温米饮吞下，食前进，一日两服。

不换金正气散　治四时伤寒、瘴疫时气头疼壮热，腰背拘急，五劳七伤，山岚瘴气，寒热往来，五膈气噎，咳嗽

痰涎，行步喘乏，或霍乱吐泻，脏腑虚寒，下痢赤白，并宜服之。

厚朴去皮，姜汁制　藿香去枝、土　甘草爁　半夏煮　苍术米泔浸　陈皮去白

上等分，为锉散。每服三钱，水一盏半，生姜三片，枣子二枚，煎至八分，去滓，食前，稍热服。忌生冷、油腻、毒物。若四方人不服水土，宜服之。常服能辟岚气，调和脾胃，美饮食。

川芎茶调散　治丈夫、妇人诸风上攻头目昏重，偏正头疼，鼻塞声重，伤风壮热，肢体烦疼，肌肉蠕动，膈热痰盛，妇人血风攻注，太阳穴疼。但是感风气，悉皆治之。

薄荷叶不见火，八两　川芎　荆芥去梗，各四两　香附子炒，八两（别本作细辛去芦一两）　防风去芦，一两半　白芷　羌活　甘草爁，各二两

上件为细末。每服二钱，食后，茶清调下。常服清头目。

渗湿汤　治寒湿所伤，身重腰冷，如坐水中，小便或涩或出，大便溏泄。皆因坐卧湿处，或因雨露所袭，或因汗出衣衾冷湿，久久得之，腰下重疼，两脚疼痛，腿膝或肿或不肿，小便利，反不渴，悉能主之。

苍术　白术　甘草炙，各一两　茯苓去皮　干姜爁，各二两　橘红　丁香各一分

上㕮咀。每服四钱，水一盏半，枣一枚，姜三片，煎七分，食前，温服。

冰黄散　治冒暑伏热头目昏晕，呕吐泻痢，口干烦渴，背寒面垢。

赤茯苓去皮　甘草生，各四两　寒食面　生姜切碎，搜面匀，日干，各一斤

上为细末。每服二钱，新汲水或冷熟水调下，不拘时候。

〔续添诸局经验秘方〕

神仙百解散　一名神仙截伤寒四季加减百解散　治伤寒遍身疼痛，百节拘急，头目昏痛，肢体劳倦，壮热憎寒，神志不爽，感冒瘟疫瘴气。常服辟瘟疫，治劳倦。

山茵陈　柴胡去芦　前胡生姜制，炒　人参　羌活　独活　甘草　苍术米泔浸，锉，炒　干葛　白芍药　升麻　防风去苗　藁本去芦　藿香去梗　白术　半夏姜汁炙，各一两

立春以后不加减，立夏以后一料加：

柴胡一分　赤茯苓　当归各半两

立秋以后减柴胡一分，不用当归、茯苓，只加：

干姜炮　肉桂去粗皮，各一分　麻黄去节，半两

立冬以后并无加减。（一方无当归，有黄芩去芦，半两）。

上为细末。每服三钱，水一盏半，姜三片，枣二个，煎至一盏，热服，不计时候，并进二服。如要表散，加葱白三寸，淡豆豉三十粒，同煎服，以衣被盖覆，汗出而愈。

八解散　治四时伤寒头疼壮热，感风多汗，及疗劳伤过度，骨节痠疼，饮食无味，四肢疼倦，行步喘乏，面色萎黄，怠惰少力，咳嗽寒热，羸弱自汗，胸膈不快，呕逆恶心。

人参　茯苓　甘草炙　陈皮去白　白术　藿香去土，各一两　厚朴去粗皮，锉，生姜自然汁浸一宿，炒紫色，二两

半夏汤洗七次，一两

上为细末。每服二钱，水一盏，生姜三片，枣子一枚，葱白三寸，同煎至七分，温服，不拘时候。

白术散 治伤寒气脉不和，憎寒壮热，鼻塞脑闷，涕唾稠粘，痰嗽壅滞，或冒涉风湿，憎寒发热，骨节疼痛，或中暑呕吐眩晕，及大病后将理失宜，食复、劳复，病证如初。又治五劳七伤，气虚头眩，精神恍惚，睡卧不宁，肢体倦怠，潮热盗汗，脾胃虚损，面色萎黄，饮食不美，口吐酸水，脏腑滑泄，腹内虚鸣，反胃吐逆，心腹绞痛，久疟久痢，及膈气咽塞，上气喘促，坐卧不安，或饮食所伤，胸膈痞闷，腹胁膨胀，妇人胎前产后，血气不和，霍乱吐泻，气厥不省人事。常服辟四时不正之气及山岚瘴疫，神效不可具述。

山药　桔梗　茯苓去皮　甘草　白芷　陈皮去白　青皮去白　香附子各三两　白术四两　干姜炮，二两

上为末。每服二钱，水一盏，姜三片，枣一枚，木瓜干一片，紫苏三叶，煎七分，食前服。若吐泻，入白梅煎。喘，入桑白皮、杏仁煎。伤寒劳复，入薄荷。膈气，入木通三寸、麝香少许。中暑呕逆，入香薷。产前、产后血气不和，入荆芥煎。霍乱，入藿香煎。气厥，入盐汤调下。

人参顺气散 治证、服法并与前人参顺气散同。

人参　桔梗　甘草炙　干葛　白术　白芷各一两　麻黄去根、节，一两半　干姜半两　服法见前。

藿香正气散 治伤寒头疼，憎寒壮热，上喘咳嗽，五劳七伤，八般风痰，五般膈气，心腹冷痛，反胃呕恶，气泻霍乱，脏腑虚鸣，山岚瘴疟，遍身虚肿；妇人产前、产后，血

气刺痛；小儿疳伤，并宜治之。

大腹皮　白芷　紫苏　茯苓去皮，各一两　半夏曲　白术　陈皮去白　厚朴去粗皮，姜汁炙　苦梗各二两　藿香去土，三两　甘草炙，二两半

上为细末。每服二钱，水一盏，姜钱三片，枣一枚，同煎至七分，热服。如欲出汗，衣被盖，再煎并服。

三拗汤　治感冒风邪鼻塞声重，语音不出，或伤风伤冷头痛目眩，四肢拘倦，咳嗽多痰，胸满气短。

甘草不炙　麻黄不去根、节　杏仁不去皮、尖

上等分，㕮咀为粗散。每服五钱，水一盏半，姜钱五片，同煎至一盏，去滓，通口服，以衣被盖覆睡，取微汗为度。

来苏散　解利四时温疫、伤寒身体壮热，头痛憎寒，项脊拘急，浑身疼痛，烦渴闷乱，大小便涩，嗜卧少力，全不思饮食，及诸气疾，五劳七伤，山岚瘴疟，寒热往来等疾，并皆治之。

柴胡去芦　甘草炙　干姜各二两　肉桂去粗皮，不见火　桔梗　防风　荆芥穗　五加皮各一两　芍药半两　麻黄去节　陈皮去白，各一两半　黄芪蜜水浸一宿，炙一分

上为细末。每服二钱，水一盏，生姜三片，同煎至八分，热服，不拘时候。常服和顺三焦，辟瘴气，进饮食。

香薷汤　宽中和气，调荣卫。治饮食不节，饥饱失时，或冷物过多，或硬物壅驻，或食毕便睡，或惊忧恚怒，或劳役动气，便欲饮食，致令脾胃不和，三脘痞滞。内感风冷，外受寒邪，憎寒壮热，遍体疼痛，胸膈满闷，霍乱呕吐，脾疼翻胃，中酒不醒。四时伤寒头痛，并进三服，得汗

即痊。常服益脾温胃，散宿痰停饮，能进食，辟风、寒、暑、湿、雾露之气。

白扁豆炒　茯神　厚朴去粗皮，锉，姜汁炒，各一两　香薷去土，二两　甘草炙，半两

上为细末。每服二钱，沸汤点服，入盐点亦得，不拘时。

十神汤　治时令不正，瘟疫妄行，人多疾病。此药不问阴阳两感，或风寒湿痹，皆可服之。

川芎　甘草炙　麻黄去根、节　升麻各四两　干葛十四两　赤芍药　白芷　陈皮去瓤　紫苏去粗梗　香附子杵去毛，各四两

上为细末。每服三大钱，水一盏半，生姜五片，煎至七分，去滓，热服，不以时候。如发热头痛，加连须葱白三茎。如中满气实，加枳壳数片同煎服。虽产妇、婴儿、老人皆可服饵。如伤寒，不分表、里证，以此导引经络，不致变动，其功效非浅。

水浸丹　治伏暑伤冷，冷热不调，霍乱吐利，口干烦渴，并宜服之。

巴豆大者二十五枚，去皮、膜，研，取油尽如粉　黄丹炒，研，罗过，取一两一分

上同研匀，用黄蜡熔作汁别为圆，如梧桐子大。每服五圆，以水浸少顷，别以新汲水吞下，不拘时候。

荆芥散　治伤寒头疼，鼻塞流涕，声重咽干，胸膈满闷，头痛如破。

天南星浸洗，生姜自然汁煮软，切，焙干　草乌头炮，去皮、脐　荆芥穗各半两　石膏研，一两

上为细末。每服二钱，陈茶末一钱，生姜自然汁半呷，薄荷三叶，水二盏，同煎八分，通口服。

六和汤 治心脾不调，气不升降，霍乱转筋，呕吐泄泻，寒热交作，痰喘咳嗽，胸膈痞满，头目昏痛，肢体浮肿，嗜卧倦怠，小便赤涩，并伤寒阴阳不分，冒暑伏热烦闷，或成痢疾，中酒烦渴畏食。妇人胎前、产后，并宜服之。

缩砂仁 半夏汤炮七次 杏仁去皮、尖 人参 甘草炙，各一两 赤茯苓去皮 藿香叶拂去尘 白扁豆姜汁略炒 木瓜各二两 香薷 厚朴姜汁制，各四两

上锉。每服四钱，水一盏半，生姜三片，枣子一枚，煎至八分，去滓，不拘时候服。

卷之三

治一切气

附脾胃　积聚

苏合香圆　疗传尸骨蒸，殗殜肺痿，疰忤鬼气，卒心痛，霍乱吐利，时气鬼魅，瘴疟，赤白暴利，瘀血月闭，痃癖，丁肿，惊痫，鬼忤中人，小儿吐乳，大人狐狸等病。麝香苏合香圆方见后。

白术　青木香　乌犀屑　香附子炒去毛　朱砂研，水飞　诃黎勒煨，去皮　白檀香　安息香别为末，用无灰酒一升熬膏　沉香　麝香研　丁香　荜茇各二两　龙脑研　苏合香油入安息香膏内，各一两　熏陆香别研，一两

上为细末，入研药匀，用安息香膏并炼白蜜和剂。每服旋圆如梧桐子大，早朝取井华水，温冷任意，化服四圆。老人、小儿可服一圆。温酒化服亦得，并空心服之。用蜡纸裹一圆如弹子大，绯绢袋盛，当心带之，一切邪神不敢近。

安息香圆　治一切冷气，心腹疼痛，胸膈噎塞，胁肋膨胀，心下坚痞，腹中虚鸣，哕逆恶心，噫气吞酸，胃中冷

逆，呕吐不止，宿饮不消，胸膈刺痛，时吐清水，不思饮食，并皆治之。

肉桂去粗皮，二两半　诃子炮，取皮，二两　阿魏细研，白面少许搜和作饼子，炙令香熟，一分　茯苓白底　当归汤洗，切片，焙干　干姜炮，去皮　肉豆蔻去壳　川芎　丁香皮　缩砂仁　五味子微炒　巴戟去心，面炒　益智子，去皮　白豆蔻去皮，各一两半　硇砂酒半盏化，去石，入蜜中　槟榔炮　荜澄茄　芍药　莪术　三棱炮　安息香酒半盏化，去砂，入蜜　香附去毛　茴香微炒，各一两半　胡椒　高良姜　木香　沉香　乳香别研　丁香各一两

上件药，除安息香、硇砂外，并一处杵，罗为细末，用蜜三十两，入安息香、硇砂于蜜中炼熟，剂上件药，杵一、二千下，圆如鸡头肉大。每服一圆，细嚼，温酒下，浓煎生姜汤下亦得，食前服。

丁沉圆　治一切冷气攻心腹，胁肋胀满刺痛，胸膈噎塞，痰逆恶心，噫气吞酸，不思饮食，胃中冷逆，呕吐不止，及翻胃隔气，宿食留饮，心痛霍乱，妇人血气心腹痛，并皆治之。

甘草炙　青皮去瓤，锉，炒　丁香　白豆蔻仁　沉香　木香　槟榔　肉豆蔻仁各五两　白术锉，微炒，四十两　人参去芦　茯苓去皮　诃黎勒煨，取皮，各十两　肉桂去粗皮　干姜炮裂，各二两半　麝香别研，一两

上为细末，入麝香令匀，炼蜜和圆，如酸枣大。每服一圆，细嚼，炒生姜盐汤下，温酒亦得，空心、食前服。

大沉香圆　治一切冷气攻心腹刺痛，胸膈噎塞，呕吐痰水，噫气吞酸，口苦舌涩，不思饮食，膀胱、肾间冷气攻

冲，腰背拘急，脐腹绞痛，手足逆冷，小便滑数。又治卒暴心痛，霍乱吐利，疝瘕气痛，妇人血气刺痛，并宜服之。

天台乌药　白芷　甘松洗，晒　甘草爁，各二斤半　姜黄去皮　檀香　干姜炮　肉桂去粗皮，各二十两　白豆蔻去皮，十两　沉香二十两　香附子去毛，爁，五斤

上为末，炼蜜搜和，每一两作二十圆。每服一圆，嚼破，炒生姜盐汤下。元气发动，炒茴香热酒下，空心、食前服。

理中圆　理中焦不和，脾胃宿冷，心下虚痞，腹中疼痛，胸胁逆满，噎塞不通，呕吐冷痰，饮食不下，噫醋吞酸，口苦失味，怠惰嗜卧，全不思食。又治伤寒、时气，里寒外热，霍乱吐利，心腹绞痛，手足不和，身热不渴，及肠鸣自利，米谷不化。

白术　干姜炮　人参　甘草爁，各二十两

上为末，炼蜜为圆，每一两作一十圆。每服一圆，食前，沸汤化下，嚼服亦得，或圆如梧桐子大服并得。大病新瘥，多睡不止，及新产内虚，皆可服之。常服温脾暖胃，消痰逐饮，顺三焦，进饮食，辟风、寒、湿、冷邪气。

和胃圆　治脾胃不和，中脘气痞，心腹胀闷，不思饮食，呕吐痰逆，噫气吞酸，面色萎黄，肌肉消瘦，腹胁刺痛，便利不调，少力嗜卧，体重节痛，及治虚劳，脾胃虚弱，饮食不化，心腹痞满，并宜服之。此药老幼气弱皆可常服，能温和脾胃，调进饮食。

厚朴去粗皮，锉碎，以生姜二两研烂，同炒　半夏一半汤洗，日干，微炒；一半生姜汁制作饼，炙黄　鳖甲九肋，大者一枚，黄泥外固，以米醋二碗，化硇砂一两，放鳖甲内，慢火熬干，取二

两，细研如粉用　神曲碎，炒　麦蘖微炒　白术锉，炒　肉桂去粗皮，各二两　枳壳去瓤，麸炒　三棱炮　青皮去白，炒　人参各三两　陈皮去白　诃子炮，去核，各四两　槟榔　当归各一两半　芍药　甘草炒，各一两　干姜炮　赤茯苓去皮，各三分

上为细末，蜜圆如小豆大。每服二十圆，加至三十圆，微嚼破，温水下，不计时候。

紫苏子圆　治一切气逆，胸膈噎闷，心腹刺痛，胁肋胀满，饮食不消，呕逆欲吐，及治肺胃伤冷，咳嗽痞满，或上气奔急，不得安卧。

紫苏子拣净　陈皮去白，各二两　肉桂去粗皮　人参去芦　高良姜炒，各一两

上五味为细末，炼蜜和圆，如弹子大。每服一圆，细嚼，温酒下，米饮亦得，不计时候。或作小圆服之亦得。若食瓜脍生冷，觉有所伤，噫气生熟，欲成霍乱者，含化一圆，细细咽汁，服尽应时立愈。常服此药，永不患霍乱，甚妙。

养脾圆　治脾胃虚冷，心腹绞痛，胸膈满闷，胁肋虚胀，呕逆恶心，噫气吞酸，泄泻肠鸣，米谷不化，肢体倦怠，不思饮食。

大麦蘖炒　白茯苓去皮　人参去芦，各一斤　干姜炮　缩砂去皮，各二斤　白术半斤　甘草锉，爁，一斤半

上为细末，炼蜜和圆，每两作八圆。每服一圆，细嚼，生姜汤送下，食前服。此药养胃进食。

五膈圆　治因愁忧思虑，饮食不节，动气伤神，致阴阳不和，脏腑生病，结于胸膈，遂成忧膈、气膈、食膈、饮

膈、劳膈之病。若食生冷即发，心胸痞满，气不得通，疼痛如刺，及引背膂，食即不下，心下坚痛，痛即欲吐，得吐即已，甚者手足逆冷，上气咳逆，喘息短气。

蜀椒去目并闭口者，微炒去汗　细辛去苗、土　肉桂去粗皮　远志去心，各三两　麦门冬去心，焙　甘草炙，各五两　干姜炮，二两　人参去芦，四两　附子炮，去皮、脐一两半

上为细末，炼蜜和圆，如弹子大。每服一圆，含化咽之，胸膈喉中当热，药力稍尽，更服一圆，日三服，夜二服，服药七日即愈，或圆如梧桐子大，温酒服之亦得，食后服。

嘉禾散　亦名谷神散治中满下虚，五噎五膈，脾胃不和，胸膈痞闷，胁肋胀满，心腹刺痛，不思饮食，或多痰逆，口苦舌酸，胸满短气，肢体怠惰，面色萎黄。如中焦虚痞，不任攻击，脏气虚寒，不受峻补，或因病气衰，食不复常，禀受怯弱，不能多食，尤宜服之。常服育神养气，和补脾胃，进美饮食。

枇杷叶去毛，尽涂姜汁，炙令香熟为度　薏苡仁微炒　白茯苓去皮　人参去芦　缩砂仁去皮，各一两　大腹子微炒　随风子如无，楝实、诃子亦得　杜仲去皮，用姜汁与酒合和涂，炙令香熟微焦　石斛细锉，酒拌，微炒　藿香叶　木香　沉香　陈皮去白，各三分　谷蘖微炒　槟榔炒　丁香　五味子微炒　白豆蔻微炒，去皮　青皮去瓤　桑白皮微炒，各半两　白术炒，二两　神曲微炒　半夏汤洗七遍，生姜一分，切作片子，与半夏同捣烂，作饼炙黄，各一分　甘草炙，一两半

上捣，罗为末。每服二钱，水一盏，入生姜二片，肥枣三枚，同煎至七分，温服，不计时候。及疗四时伤寒，能调治阴阳，使无变动，克日得安。如疗五噎，入干柿一枚同

煎，十服见效。如疗膈气，吐逆羸困，入薤白三寸，枣五枚同煎。妇人亦可服。

理中汤 脾胃不和，中寒上冲，胸胁逆满，心腹疞痛，痰逆恶心，或时呕吐，心下虚痞，隔塞不通，饮食减少，短气羸困。温中逐水，止汗去湿。又肠胃冷湿，泄泻注下，水谷不分，腹中雷鸣，伤寒、时气，里寒外热，霍乱吐利，手足厥冷，胸痹心痛，逆气结气，并皆治之。

人参　甘草炒　白术　干姜炮，各三两

上粗末。每三钱，以水一盏半，煎取中盏，去滓，稍热服，空心、食前。

调中沉香汤 调中顺气，除邪养正。治心腹暴痛，胸膈痞满，短气烦闷，痰逆恶心，食饮少味，肢体多倦。常服饮食增进，腑脏和平，肌肤光悦，颜色光润。

麝香研，半钱　沉香二两　生龙脑研，一钱　甘草炙，一分　木香　白豆蔻仁各一两

上为细末，入研药匀。每服半钱，用沸汤点服，或入生姜一片、盐少许亦得。酒食后服之大妙。

匀气散 治气滞不匀，胸膈虚痞，宿冷不消，心腹刺痛。除胀满噎塞，止呕吐恶心。常服调顺脾胃，进美饮食。

丁香　檀香　木香　白豆蔻仁各二两　藿香叶　甘草爁，各八两　缩砂仁四两

上为末。每服一钱，入盐末一字，用沸汤点服，不计时候。

乌沉汤 和一切气，除一切冷，调中补五脏，益精壮阳道，暖腰膝，去邪气。治吐泻转筋，癥癖疼痛，风水毒

肿，冷风麻痹。又主中恶心腹痛，蛊毒疰忤鬼气，宿食不消，天行瘴疫，膀胱、肾间冷气攻冲，背膂俯仰不利，及妇人血气攻击，心腹撮痛，并宜服之。

天台乌一百两　沉香五十两　人参三两　甘草爁，四两半

上为末。每服半钱，入生姜三片，盐少许，沸汤点服，空心、食前。

五膈宽中散　治因忧恚、寒热动气伤神，致阴阳不和，腑脏生病，结于胸膈之间，遂成五膈之病：一曰忧膈，胸中气结，津液不通，饮食不下，羸瘦短气；二曰恚膈，心下实满，噫辄醋心，饮食不消，大小便不利；三曰气膈，胸胁逆满，噎塞不通，噫闻食臭；四曰寒膈，心腹胀满，咳嗽气逆，腹上苦冷雷鸣，绕脐痛，不能食肥；五曰热膈，五心中热，口中烂，生疮，四肢烦重，唇口干燥，身体或热，腰背疼痛，胸痹引背，不能多食，及一切气疾，并皆治之。

白豆蔻去皮，二两　甘草炙，五两　木香三两　厚朴去皮，生姜汁炙熟，一斤　缩砂仁　丁香　青皮去白　陈皮去白，各四两　香附子炒去毛，十六两

上为细末。每服二钱，入生姜二片，盐少许，沸汤点服，不计时。

膈气散　治五种膈气，三焦痞塞，胸膈满闷，背膂引疼，心腹膨胀，胁肋刺痛，食饮不下，噎塞不通，呕吐痰逆，口苦吞酸，羸瘦少力，短气烦闷。常服顺气宽中，消痃癖积聚，散惊忧恚气。

肉豆蔻仁　木香　干姜　厚朴去粗皮，生姜汁制，炒　青皮去白　甘草爁，各五两　三棱炮　益智仁　莪术炮

肉桂去粗皮　陈皮去瓤　槟榔　枳壳去瓤，麸炒，各十两

上为细末。每服二钱，水一盏，入生姜二片，枣半个，同煎七分，和滓热服。如不及煎，入盐少许，沸汤点服亦得，不拘时候。

建中散　治脾胃不和，中脘气滞，宿寒留饮，停积不消，心腹刺痛，胁肋膨胀，呕吐痰逆，噫气吞酸，肠鸣泄利，水谷不化，肢体倦怠，不思饮食。

青州枣　厚朴姜汁制，各一斤　干姜炮　半夏汤洗去滑　甘草各五两　陈皮去白，八两

以上六味，用水三斗，煮令水尽，焙干。

草豆蔻去皮　人参　藿香　诃子炮，取皮　白茯苓去皮　白术各一两

上粗末。每服二钱，水一盏，生姜三片，煎六分，去滓，温服，食前。

平胃散　治脾胃不和，不思饮食，心腹胁肋胀满刺痛，口苦无味，胸满短气，呕哕恶心，噫气吞酸，面色萎黄，肌体瘦弱，怠惰嗜卧，体重节痛，常多自利，或发霍乱，及五噎八痞，膈气反胃，并宜服。

苍术去粗皮，米泔浸二日，五斤　厚朴去粗皮，姜汁制，炒香　陈皮去白，各三斤二两　甘草炒，三十两

上为细末。每服二钱，以水一盏，入生姜二片，干枣二枚，同煎至七分，去姜、枣，带热服，空心、食前。入盐一捻，沸汤点服亦得。常服调气暖胃，化宿食，消痰饮，辟风、寒、冷、湿四时非节之气。

三和散　治五脏不调，三焦不和，心腹痞闷，胁肋䐜胀，风气壅滞，肢节烦痛，头面虚浮，手足微肿，肠胃燥涩，

大便秘难，虽年高气弱，并可服之。又治背痛、胁痛，有妨饮食，及脚气上攻，胸腹满闷，大便不通。

羌活去芦　紫苏茎、叶，去粗梗　沉香　宣州木瓜薄切，焙干　大腹皮炙焦黄，各一两　芎䓖　甘草炒　陈皮去白　木香　槟榔面裹，煨熟，去面　白术各三分

上为粗末。每服二大钱，水一盏，煎至六分，去滓，温服，不计时。

七气汤　治虚冷上气，及寒气、热气、怒气、恚气、喜气、忧气、愁气，内结积聚，坚牢如杯，心腹绞痛，不能饮食，时发时止，发即欲死，此药主之。

人参　甘草炙　肉桂去粗皮，各一两　半夏汤洗七遍，切片，焙干，五两

上为粗末。入半夏令匀，每服三钱，水一大盏，入生姜三片，煎七分，去滓，稍热服，食前。

益智散　治伤寒阴盛，心腹痞满，呕吐泄利，手足厥冷，及一切冷气奔冲，心胁脐腹胀满绞痛。

川乌炮，去皮、脐，四两　益智去皮，二两　干姜炮，半两　青皮去白，三两

上件为散。每服三钱，水二盏，入盐一捻，生姜五片，枣二个擘破，同煎至八分，去滓，温服，食前。

藿香半夏散　治胃虚中寒，停痰留饮，哕逆呕吐，胸满噎痞，短气倦怠，不入饮食。

丁香皮半两　藿香叶一两　半夏汤浸洗七遍，微炒黄色，二两

上为散。每服二钱，水一盏，生姜七片，煎七分，去滓，温服，食前。

草豆蔻散 治脾胃不调，胸膈满闷，饮食不化，呕逆恶心，或霍乱呕吐，心腹刺痛，肠鸣泄利，水谷不分。

草豆蔻去皮，一斤 生姜切作片，二斤 甘草锉，八两

上件拌匀，入于银器内，用水过三指许，以慢火熬令水尽，焙令干，杵为细末。每服一钱，用沸汤点服，不计时候。夏月煎作熟水常服，调中止逆，除冷气，消饮食。

积气圆 治阴阳不和，脏腑虚弱，寒冷之气留滞于内，使气积不散，胸胁支满，食即气噎，心腹膨胀，气急刺痛，宿食不化，心腹引痛，噎气吞酸，停饮浸渍，恶心呕逆，癖块疼痛，脏腑不调，饮食不进，往来寒热，渐觉羸瘦，以致着床，面黄肌热，精神困顿。

巴豆一百个，去皮、心、膜，出油取霜，三钱 桃仁去皮、尖，麸炒，别研，一两半 附子炮，去皮、脐，四两 米醋五升，以硇砂、大黄同用慢水熬成膏 大黄面裹，煨，去面，为末 干漆炒焦 木香 鳖甲醋炙黄，各一两 三棱煨，乘热捣碎 肉桂去粗皮 硇砂研，各二两 朱砂研飞 麝香别研，各二钱半

上为细末，入研药匀，以醋膏为圆，如梧桐子大。每服二圆，炒生姜汤温下，或木香汤亦得，食后、临卧服。更看虚实，加减服之，忌生冷、硬物。

丁香圆 治积滞不消，心腹坚胀，痰逆呕哕，噫醋吞酸，胁肋刺痛，胸膈痞闷，或反胃恶心，食饮不下，气上冲胸，痞噎不通，及食癥酒癖，血瘕气块，时发刺痛，全不思食，并治之。常服消饮食，行滞气。

猪牙皂角去皮，炙焦黑，为细末 好墨烧，醋淬 肉桂去粗皮 干姜炮 丁香 木香各一两 干漆碎，炒令烟尽，为细末 黑牵牛炒，为细末 川大黄别为细末 蓬莪术炮，捣

碎　京三棱炮，捣碎　硇砂别研　附子炮，去皮、脐，各二两　青皮去白，三两　巴豆霜先用醋煎硇砂令热，下巴豆霜，煎三、两沸，下大黄末熬膏，一钱半

上以大黄、硇砂、巴豆膏和圆，如绿豆大。每服一、两圆，茶、酒任下。如要取化癥瘕癖块，用生姜汤下七圆，并食后、临卧服之。

小丁香圆　消积滞生冷，留饮宿食，止痰逆恶心，霍乱呕吐。治心腹胀闷，胁肋刺痛，胸膈痞满，噎塞不通。常服顺脾胃，进饮食。

五灵脂十二两　丁香三两　木香一两半　肉豆蔻去壳，三十个　巴豆去皮、膜，出油，二百一十个

上为细末，入巴豆令匀，面糊和令得所，圆如黍米大。每服五圆至七圆，温生姜汤下，橘皮汤亦得，食后服。如霍乱吐逆，煎桃叶汤放冷下。小儿吐逆不定，三岁儿服三圆，五岁以下服四圆，用生姜桃叶汤下。

三棱煎圆　顺气宽中，消积滞，化痰饮。治中脘气痞，心腹坚胀，胁下紧硬，胸中痞塞，喘满短气，噫气不通，呕吐痰逆，饮食不下，大便不调，或泄或秘。

杏仁汤浸，去皮、尖，麸炒黄色　硇砂飞研，各一两　神曲碎，炒　麦糵炒，各三两　青皮去白　干漆炒　萝卜子微炒，各二两　三棱生，细锉，捣，罗为末，八两，以酒三升，石器内熬成膏

上件为末，以三棱膏匀搜和圆，如梧桐子大。每服十五圆至二十圆，温米饮下，食后服。

青木香圆　宽中利膈，行滞气，消饮食。治胸膈噎塞，腹胁胀痛，心下坚痞，肠中水声，呕哕痰逆，不思饮食。

补骨脂炒香　荜澄茄　槟榔酸粟米饭裹，湿纸包，火中煨令纸焦，去饭，各四十两　黑牵牛二百四十两，炒香，别捣末，一百二十两　木香二十两

上为细末，入牵牛末令匀，渐入清水和令得所，圆如绿豆大。每服二十圆，茶、汤、熟水任下，食后服。每酒食后可服五圆至七圆。小儿一岁服一圆。怀妊妇人不得服之。

消食圆　治脾胃俱虚，不能消化水谷，胸膈痞闷，腹胁时胀，连年累月，食减嗜卧，口苦无味，虚羸少气。又治胸中有寒，饮食不下，反胃翻心，霍乱呕吐，及病后新虚，不胜谷气，或因病气衰，食不复常，并宜服之。

乌梅去核，焙干　干姜炮，各四两　小麦蘖炒黄，三两　神曲捣末，炒，六两二钱

上件为末，炼蜜和搜为圆，如梧桐子大。每服十五圆，加至二十圆，米饮下，日二服，不计时候。

小独圣圆　治脾胃不和，饮食多伤，心腹刺痛，呕哕恶心，噫痞吞酸，干噫食臭，腹胁胀闷，不思饮食。

巴豆连皮称半两，去皮、心、膜，炒熟，得三钱，研　肉桂去粗皮，一斤　硇砂研飞，一两　半夏汤洗七次　丁皮舶上者　乌梅去核　干姜炮　当归去芦　三棱煨，捣碎，各四两

上为细末，入巴豆、硇砂匀，水煮面糊为圆，如麻子大。每服三圆至五圆，用温水下，食后服。常服化滞气，利胸膈，止逆消食。

温白圆　治心腹积聚，久癥癖块，大如杯碗，黄疸宿食，朝起呕吐，支满上气，时时腹胀，心下坚结，上来抢心，傍攻两胁。十种水病，八种痞塞，翻胃吐逆，饮食噎塞，五

种淋疾，九种心痛，积年食不消化，或疟疾连年不瘥，及疗一切诸风，身体顽痹，不知痛痒，或半身不遂，或眉发堕落，及疗七十二种风，三十六种遁尸疰忤，及癫痫，或妇人诸疾，断续不生，带下淋沥，五邪失心，愁忧思虑，意思不乐，饮食无味，月水不调，及腹中一切诸疾，有似怀孕，连年累月，羸瘦困弊，或歌或哭，如鬼所使，但服此药，无不除愈。

川乌炮，去皮、脐，二两半　柴胡去芦　桔梗　吴茱萸汤洗七次，焙干，炒　菖蒲　紫菀去苗、叶及土　黄连去须　干姜炮　肉桂去粗皮　茯苓去皮　蜀椒去目及闭口，炒出汗　人参　厚朴去粗皮，姜汁制　皂荚去皮、子，炙　巴豆去皮、心、膜，出油，炒，研，各半两

上为细末，入巴豆匀，炼蜜为圆，如梧桐子大。每服三圆，生姜汤下，食后或临卧服，渐加至五、七圆。

九痛圆　治九种心痛：一、虫心痛；二、疰心痛；三、风心痛；四、悸心痛；五、食心痛；六、饮心痛；七、冷心痛；八、热心痛；九、去来心痛。又治连年流注心胸痛，并疗冷冲上气，落马堕车，瘀血等疾。

狼毒炙香，一两　附子炮，去皮、脐，三两　干姜炮　巴豆去皮、心、膜，炒干，取霜　人参　吴茱萸汤洗七次，各一两

上六味为细末，炼蜜和圆，如梧桐子大。每服空腹，温酒下一圆。卒中恶，心腹胀痛，口不能言者，服二圆立瘥。

生气汤　治男子、妇人一切冷气攻心腹，胁肋胀满刺痛，噫醋吞酸，痰逆呕吐，胸膈痞闷，饮食不美。又治五膈、五噎，一切气疾。常服除邪冷，生胃气。

盐炒，二两半　丁香皮一两　胡椒二钱半　丁香　檀

香各一两半　干姜炮　甘草炙，各二两

上七味同捣碎，用慢火爁令香熟，乘热入瓷器内密盖覆，候冷，碾，罗作细散，密盛贮，勿令泄气味。每服半钱至一钱，用沸汤点服，不计时候。

〔绍兴续添方〕

如圣饼子　治男子、妇人气厥，上盛下虚，痰饮风寒，伏留阳经，偏正头疼，痛连脑巅，吐逆恶心，目瞑耳聋。常服清头目，消风化痰，暖胃。

防风　天麻　半夏生，各半两　天南星洗　干姜　川乌去皮、尖，各一两　川芎　甘草炙，各二两

上为细末，汤浸蒸饼和圆，如鸡头大，捻作饼子曝干。每服五饼，同荆芥三五穗细嚼，茶、酒任下，熟水亦得，不拘时候。

四柱散　治丈夫元脏气虚，真阳耗败，两耳常鸣，脐腹冷痛，头旋目晕，四肢怠倦，小便滑数，泄泻不止，凡脏气虚弱者，悉宜服之。

木香湿纸裹煨　茯苓　人参　附子炮，去皮、脐，各一两

上为细末。每服二钱，水一大盏，生姜二片，枣子一个，盐少许，煎七分，空心、食前服。

俞山人降气汤　治虚阳上攻，气不升降，上盛下虚，膈壅痰实喘满，咽干不利，烦渴引饮，头目昏眩，腰脚无力，四肢倦怠，咳嗽。兼治风湿脚气。

前胡　五加皮姜汁涂，炙　厚朴姜浸一宿，炒　黄芪去芦　当归　紫苏子微炒　甘草炙　肉桂不见火　陈皮去白　半夏曲各一两，炙　干姜炮　人参　附子炮，去尖　羌活　桔梗炒，各半两

上十五味同作粗末。每服三钱，水一盏半，入紫苏三叶，生姜三片，枣一枚，煎至七分，去滓，食后服。

神保圆 治心膈痛，柿蒂、灯心汤下。腹痛，柿蒂、煨姜煎汤下。血痛，炒姜醋汤下。肺气甚者，白矾、蛤粉各三分，黄丹一分，同研为散，煎桑根白皮、糯米饮调下三钱。气小喘，只用桑白皮、糯米饮下。肾气胁下痛，炒茴香酒下。大便不通，蜜汤调槟榔末一钱下。气噎，木香汤下。宿食不消，茶、酒、浆、饮任下。诸气，惟膀胱气、胁下痛最难治，独此药辄能去之。有人病项筋痛，诸医皆以为风，治之数月不瘥，乃流入背膂，久之又注右胁，挛痛甚苦，乃合服之，一投而瘥，后尝再发，又一投，瘥。

木香 胡椒各一分 干蝎七个，全者 巴豆去心、皮，别研，十个

上为细末，入巴豆霜令匀，汤释蒸饼，圆如麻子大，朱砂为衣。每服三粒，汤使如前。

撞气阿魏圆 治五种噎疾，九般心痛，痃癖气块，冷气攻刺，及脾胃停寒，胸满膨胀，腹痛肠鸣，呕吐酸水，丈夫小肠气，妇人血气、血刺等疾。

茴香炒 青皮去白 甘草炒 蓬莪术炮 川芎 陈皮去白，各一两 白芷半两 丁香皮炮，一两 缩砂仁 肉桂去皮，各半两 生姜四两，切作片子，用盐半两淹一宿，炒黑色 胡椒 阿魏醋浸一宿，以面同为糊，各二钱半

上捣为末，用阿魏糊和圆，如鸡头大，每药圆一斤，用朱砂七钱为衣。丈夫气痛，炒姜盐汤下一粒至二粒。妇人血气，醋汤下。常服一粒，烂嚼，茶、酒任下。

沉香降气汤 治阴阳壅滞，气不升降，胸膈痞塞，心

腹胀满，喘促短气，干哕烦满，咳嗽痰涎，口中无味，嗜卧减食。又治胃痹留饮，噫醋闻酸，胁下支结，常觉妨闷，及中寒咳逆，脾湿洞泄，两胁虚鸣，脐下撮痛，皆能治之。患脚气人，毒气上升，心腹坚满，肢体浮肿者，尤宜服之。常服开胃消痰，散壅思食。

香附炒，去毛，四百两　沉香十八两半　缩砂仁四十八两　甘草爁，一百二十两

上为细末。每服一钱，入盐少许，沸汤点服。凌旦雾露，空心服食，去邪恶气，使无瘴疫。

小乌沉汤　调中快气，治心腹刺痛。

乌药去心，十两　甘草炒一两　香附子沙盆内断去皮、毛，焙干，二十两

上为细末。每服一钱，入盐少许，或不着盐，沸汤点服，不拘时。

丁沉煎圆　辟雾露寒邪，散膈脘凝滞，调顺三焦，和养荣卫。治心胸痞闷，噎醋吞酸，呕逆痰水，津夜不收，两胁刺痛，腹中坚满，口苦无味，不思饮食。

丁香十二两　沉香二两　木香一钱半　丁香皮一两　白豆蔻仁九两半

上为细末，别用甘草熬膏子为圆，每一两分作二百五十圆。每服一粒，含化，空心食。

感应圆　治虚中积冷，气弱有伤，停积胃脘，不能转化，或因气伤冷，因饥饱食，醉酒过多，心下坚满，两胁胀痛，心腹大疼，霍乱吐泻，大便频并，后重迟涩，久痢赤白，脓血相杂，米谷不消，愈而复发。又治中酒呕吐，痰逆恶心，喜睡头旋，胸膈痞闷，四肢倦怠，不欲饮食。又治妊娠

伤冷，新产有伤，若久有积寒吃热药不效者。又治久病形羸，荏苒岁月，渐致虚弱，面黄肌瘦，饮食或进或退，大便或秘或泄，不拘久新积冷，并悉治之。大病不过三服，便见痊愈。此药温无毒，并不燥热，不损胃气，亦不吐泻，只是磨化积聚，消逐温冷，疗饮食所伤，快三焦滞气。旋圆如绿豆大，每服三、五粒，量虚实加减，温水吞下，不拘时候。常服进饮食，消酒毒，令人不中酒。又治小儿脾胃虚弱，累有伤滞，粪白鲊臭，下痢水谷，每服五粒，黍米大，干姜汤下，不拘时候。前项疾证，连绵月日，用热药及取转并不成效者。

百草霜用村庄家锅底上刮得者，细研，称二两　杏仁拣净者，去双仁者，百四十个，去尖，汤浸一宿，去皮，别研极烂如膏　南木香去芦头，二两半　丁香新拣者，一两半　川干姜炮制，一两　肉豆蔻去粗皮，用滑皮仁子，二十个　巴豆七十个，去皮、心、膜，研细，出尽油如粉

上除巴豆粉、百草霜、杏仁三味外，余四味捣为细末，与前三味同拌，研令细，用好蜡匮和，先将蜡六两熔化作汁，以重绵滤去滓，以好酒一升，于银、石器内煮蜡熔，数沸倾出，候酒冷，其蜡自浮，取蜡称用。凡春夏修合，用清油一两，于铫内熬，令末散香熟，次下酒煮蜡四两，同化作汁，就锅内乘热拌和前项药末；秋冬修和，用清油一两半，同煎煮热作汁，和匮药末成剂，分作小铤子，以油单纸裹，旋圆服饵。此高殿前家方也。

小理中圆　治三脘气弱，中焦积寒，脾虚不磨，饮食迟化，吃物频伤，胸膈满闷，胁肋疠刺，呕吐哕逆，噫醋恶心，腹胀肠鸣，心腹疼痛，噎塞膈气，翻胃吐食，饮食减少。

红豆　莪术煨，乘热碎捣　缩砂仁各一两　草豆蔻煨　青皮去白瓤　陈皮去白　干姜炮　京三棱煨，乘热碎捣　肉桂去粗皮，各二两　良姜　牵牛炒香熟，各三两　阿魏醋化，去沙石，研，三两

上为末，水煮面糊圆，如梧子大。每服三十粒，生姜橘皮汤下，温汤亦得，不拘时。此药无利性，不损气，脾胃偏虚寒者最宜服。

大七香圆　治男子、妇人脾元气冷，胃气虚乏，不思饮食，心膈噎塞，渐成膈气，脾泄泻利，气刺气注，中酒吐酒，冷痃翻胃，霍乱吐泻，并皆治疗。

香附子炒，一百九十二两　麦蘖炒，一百两　丁香皮三百三十两　缩砂仁　藿香叶，各二百五十两　甘松　乌药各六十四两　肉桂去粗皮　甘草炒　陈皮去白，洗，各二百五十两

上为末，炼蜜为丸，如弹子大。每服一粒，盐酒、盐汤嚼下。妇人脾血气，如经月水不调，并用炒姜酒嚼下，醋汤亦得，大有神效。忌生冷、肥腻等物。

小七香圆　能温中快膈，化积和气。治中酒吐酒，呕逆咽酸，气膈食噎，饮食不下，冷涎翻胃，腹胀脾疼，远年茶酒食积，眼脸俱黄，赤白痢疾，脾毒泄泻。妇人脾血气，小儿疳气，并宜服之。

甘松炒，八十两　益智仁炒，六十两　香附子炒，去毛　丁香皮　甘草炒，各一百二十两　蓬莪术煨，乘热碎　缩砂仁各二十两

上为末，水浸蒸饼为圆，如绿豆大。每服二十圆，温酒、姜汤、熟水任下。或气胀满，磨乌药水煎汤下。或酒

食过度，头眩恶心，胸膈满闷，先嚼二十圆，后吞二十圆，生姜、紫苏汤下。此药性温平，不动脏腑。

连翘圆 治男子、妇人脾胃不和，气滞积聚，心腹胀满，干呕醋心，饮食不下，胸膈噎塞，胁肋疼痛，酒积面黄，四肢虚肿，行步不能，但是脾胃诸疾，并宜服之。

连翘洗 陈皮各二百四十两 青皮洗 蓬莪术炮 肉桂去粗皮，不见火 好墨煅，各一百六十两 槟榔八十两 牵牛子碾，取末，二百二十两 三棱炮，二百四十九两 肉豆蔻二十五两

上为末，面糊为圆，如梧桐子大。每服三十圆，生姜汤下。久患赤白痢及大肠风秘，脾毒泻血，黄连煎汤下。妇人诸疾，姜醋汤下。不拘时。孕妇莫服。

酒癥圆 治饮酒过度，头旋恶心，呕吐不止，及酒积停于胃间，遇饮即吐，久而成癖。

雄黄拣，六个，如皂荚子大 巴豆不去皮，不出油 蝎梢各十五个

上三味同研细，入白面称重五两半，滴水和如豌豆大，候稍干，入麸内同炒香，将一粒放水中，如药粒浮于水上，即去麸不用。每服二粒，温酒下，食后服。寻常伤酒，每服一粒，茶、酒任下。

分气紫苏饮 治男子、妇人脾胃不和，胸膈噎塞，腹胁疼痛，气促喘急，心下胀闷，饮食不思，呕逆不止。

五味子去梗，洗 桑白皮炙，锉 陈皮去白，净洗 桔梗锉 草果仁 大腹皮 甘草炙 茯苓各三斤

上八味，㕮咀为粗末，称二十斤净，入拣嫩枝叶干紫苏十五斤，捣碎，同一处拌匀。每服四钱，水一大盏，姜钱

三片，入盐少许，同煎至七分，去滓，空心、食前。常服和胃进食。

四倍散 治大人、小儿脾气不顺，补虚进食。

白茯苓去皮，二两 人参去芦，一两 诃子煨，去核，半两 白术四两

上为末。每一大钱，水一盏，姜三片，枣一个，煎六分，空心，温服。

木香饼子 治脾经虚冷，胃脘寒痰，胸膈噎痞，口淡舌涩，心腹撮痛，呕逆宿水，胁下疼闷，喘满气急，倦怠少力，全不思食。常服宽胸膈，散滞气，消停寒，美饮食。

缩砂仁一十二两 檀香四两 甘松洗，五两 丁香四两半 蓬莪术一十两 木香二两半

上为细末，别用甘草熬膏为圆，每两作二百五十圆，捏作饼子。每服三、五饼子，细嚼，生姜汤下，温酒亦得，不拘时候。

草果饮 治脾寒疟疾。

紫苏叶 草果仁 川芎 白芷 高良姜炒 青橘皮去白，炒 甘草炒

上等分为末。每服二大钱，水一盏，煎至七分，去滓，热服。二滓并煎，当发日连进三服，无不效验。

温中良姜圆 温脾胃，顺三焦。治寒痰聚结，气壅不通，食即辄吐，咽膈噎闷，两胁肋疞刺，呕吐哕逆，噫醋恶心，中满短气，噎闻食臭，及疗留饮肠鸣，湿泄、冷泻注下不止。常服健脾胃，美饮食，辟寒邪，养正气。

高良姜炒，四斤 干姜炮 白术各二斤四两 肉桂去粗皮，二十八两 甘草爁，一斤

上为细末，炼蜜为圆，每一两作一十二圆。每服一圆，细嚼，生姜橘皮汤，米饮亦得，空心、食前。

煨姜圆 治本脏虚，饮食不化，或成痃癖，或发心痛，冷积水脾，结聚疼痛，一切冷气等疾。

附子 硇砂 木香 生姜

上用大附子五十个，各重半两者，去皮、脐，以尖刀子剜去心子，约容硇砂半钱实之。却以附子末和面作饼子，裹附子，用文武火煨令黄，用木香如附子之半，同为细末，以水为圆，如鸡头大。复以生姜一块，擘作两片，以药在内，湿纸裹令煨，候姜熟，白汤嚼下，空心服。

参苓白术散 治脾胃虚弱，饮食不进，多困少力，中满痞噎，心忪气喘，呕吐泄泻，及伤寒咳噫。此药中和不热，久服养气育神，醒脾悦色，顺正辟邪。

莲子肉去皮 薏苡仁 缩砂仁 桔梗炒令深黄色，各一斤 白扁豆姜汁浸，去皮，微炒，一斤半 白茯苓 人参去芦 甘草炒 白术 山药各二斤

上为细末。每服二钱，枣汤调下。小儿量岁数加减服。

红圆子 治丈夫脾积气滞，胸膈满闷，面黄腹胀，四肢无力，酒积不食，干呕不止，背胛连心胸及两乳痛，妇人脾血积气，诸般血癥气块，及小儿食积，骨瘦面黄，肚胀气急，不嗜饮食，渐成脾劳，不拘老少，并宜服之。

京三棱浸软，切片 蓬莪术 青橘皮 陈皮去白，各五斤 干姜炮 胡椒各三斤

上为细末，用醋面糊为圆，如梧桐子大，矾红为衣。每服三十粒，食后，姜汤下。小儿临时加减与服。

〔宝庆新增方〕

苏子降气汤 治男、女虚阳上攻，气不升降，上盛下虚，膈壅痰多，咽喉不利，咳嗽，虚烦引饮，头目昏眩，腰疼脚弱，肢体倦怠，腹肚疞刺，冷热气泻，大便风秘，涩滞不通，肢体浮肿，有妨饮食。

紫苏子 半夏汤洗七次，各二两半 川当归去芦，两半 甘草爁，二两 前胡去芦 厚朴去粗皮，姜汁拌炒，各一两 肉桂去皮，一两半（一本有陈皮去白，一两半）

上为细末。每服二大钱，水一盏半，入生姜二片，枣子一个，紫苏五叶，同煎至八分，去滓，热服，不拘时候。常服清神顺气，和五脏，行滞气，进饮食，去湿气。

安中散 治远年、日近脾疼翻胃，口吐酸水，寒邪之气留滞于内，停积不消，胸膈胀满，攻刺腹胁，恶心呕逆，面黄肌瘦，四肢倦怠。又治妇人血气刺痛，小腹连腰攻注重痛，并能治之。

延胡索去皮 良姜炒 干姜炮 茴香炒 肉桂各五两 牡蛎煅，四两 甘草炒，十两

上为细末。每服二钱，热酒调下。妇人淡醋汤调服。如不饮酒者，用盐汤点下。并不拘时。

分心气饮 治男子、妇人一切气不和，多因忧愁思虑，怒气伤神，或临食忧戚，或事不随意，使郁抑之气留滞不散，停于胸膈之间，不能流畅，致心胸痞闷，胁肋虚胀，噎塞不通，噫气吞酸，呕哕恶心，头目昏眩，四肢倦怠，面色萎黄，口苦舌干，饮食减少，日渐羸瘦，或大肠虚秘，或因病之后胸膈虚痞，不思饮食，并皆治之。

木香不见火 桑白皮炒，各半两 丁香皮一两 大腹

子炮　桔梗去芦，炒　麦门冬去心　草果仁　大腹皮炙　厚朴去粗皮，姜汁制　白术　人参锉，各半两　香附子炒，去毛　紫苏去梗　陈皮去白　藿香各一两半　甘草炙，一两

上㕮咀。每服二钱，水一盏，入生姜三片，枣子一个，擘破去核，及灯心十茎，煎至七分，去滓，温服，不拘时候。又方见后。

夺命抽刀散　治男子、妇人脾胃积冷，中焦不和，心下虚痞，腹中疼痛，胸胁逆满，噎塞不通，呕吐冷痰，饮食不下，噫气吞酸，口苦无味，不思饮食，妇人久患血气刺痛，不可忍者。

干姜锉，入巴豆半两，同炒至黑色，即去巴豆　良姜入斑蝥一百个同炒，即去斑蝥，各二十两　糯米炒，二十五两　石菖蒲不见火，二十二两

上制净为细末。每服二钱，用盐少许，沸汤点，不拘时。常服醒脾胃，进饮食。此药大解酒毒，空心、食前服，或温酒调尤佳。

金露圆　依林巢先生方，天宝七年内王元览进。治腹内积聚癥块，久患大如杯，及黄瘦宿水，朝暮咳嗽，积年冷气，时复腹下盘痛绞结，冲心及两胁，彻背连心，痛气不息，气绕脐下，状如虫咬，不可忍。又治十种水气，反胃吐食呕逆，饮食多噎，五般痔瘘，瘘气走注风，有似虫行，手足烦热，夜卧不安，睡语无度。又治小儿惊痫，妇人五邪，梦与鬼交，沉重不思饮食，昏昏如梦，不晓人事，欲死俱多，或歌或哭不定，月候不调，心中如狂，身体羸瘦，莫辨其状，但服此药，万无失一，是病皆疗，更不细述。

生干地黄锉，焙　贝母去心　紫菀洗，去苗，锉，焙　柴

胡去芦，锉，焙　干姜炮　桂心不见火　人参洗，去芦，切，焙　防风去芦，锉，焙　枳壳汤浸，去瓤，麸炒　蜀椒去目，炒出汗　桔梗洗，去芦，锉，焙　吴茱萸汤浸七遍　甘草炙　芎䓖洗，去芦，锉，焙　菖蒲米泔浸一宿　白茯苓去黑皮，锉，焙　厚朴去粗皮，姜汁制　鳖甲米醋炙黄　甘松净洗，各一两　草乌头炮　黄连洗，锉，焙，各二两　巴豆去心、膜，用醋煮三十沸，焙干，取一两，不去油，煮时须亲自数三十沸，便倾出焙干，若沸过则药无力。一方用甘遂。

上为细末，以面糊圆，如梧桐子大。每服五圆，小儿两圆。心中痰患，姜汤下。心痛酸，石榴皮汤下。口疮，蜜汤下。头痛，石膏汤葱茶下。一切脾气，橘皮汤下。水泻、气泻，煮陈皮饮下。赤痢，甘草汤下。白痢，干姜汤下。赤白痢，甘草干姜汤下。胸膈噎闷，通草汤下。妇人血气，当归酒下，如不饮酒，当归煎汤下亦得。疝气、岚气、小肠气及下坠，附子汤下。常服及应急诸般疾患，只米饮、茶、酒、熟水任下。伤冷腹痛，酒食所伤，酒疸、黄疸，结气痞塞，鹤膝，并用盐汤、盐酒下。

秘传降气汤　治男子、妇人上热下虚之疾。凡饮食过度，致伤脾胃，酒色无节，耗损肾元，水土交攻，阴阳关膈，遂使气不升降，上热则头目昏眩，痰实呕逆，胸膈不快，咽喉干燥，饮食无味；下弱则腰脚无力，大便秘涩，里急后重，脐腹冷痛。治以凉，则脾气怯弱，肠鸣下利；治以温，则上焦壅热，口舌生疮，及脚气上攻与久痢不瘥，宜先服此药，却以所主药治之，无不效者。

桑白皮炒二两　骨碎补去毛，炒　草果仁去皮，煨　五加皮酒浸半日，炒黄　半夏生为末，生姜自然汁为饼，再碎，炒

桔梗　诃子炮，去核，各半两　甘草炒　枳壳去瓤，麸炒　陈皮去白，炒黄　柴胡去芦　地骨皮炒黄，各一两

上为粗散和匀，再就蒸一伏时，晒干。每服二钱，紫苏三叶，姜钱三片，水一盏，同煎至七分，食后，通口服。常服调顺荣卫，通利三焦，开膈化痰，和五脏。痰嗽，加半夏曲煎。心肺虚，加人参、茯苓煎。上膈热，加北黄芩煎。下部大段虚，加少许炮附子煎，如使附子，多加生姜。妇人血虚，加当归煎。

木香分气圆　治一切气逆，心胸满闷，腹胁虚胀，饮食不消，干呕吐逆，胸膈痞满，上气咳嗽冷痰，气不升降，并宜服之。

木香　甘松洗去泥，各一两　甘草炙，六两　香附子十六两　蓬莪术煨，八两

上为细末，水糊为圆。每服二十粒，煎生姜橘皮汤下，不计时。脾胃虚弱人最宜服。常服宽中顺气进食。

铁刷汤　治男子脾积心气痛，妇人血气刺痛，及治中酒恶心，一切疟、痢、气疾，肠风下血、脏毒，滑肠泄泻。

良姜油炒，六两　茴香炒，二两　甘草炙，八两半　苍术米泔浸一宿，八两

上为细末。每服二钱，姜三片，盐一捻，水一盏，煎至七分，温服，或热酒调下亦得。如脾寒，用酒一盏煎，临发时连进三服。兼治四方之人不服水土，小儿脏寒脱肛，并用姜三片，枣一枚煎服。冒暑伏热，擦生姜，冷水调下。若行路早起，枣一枚去核，包药少许，同生姜三片嚼下。能辟四时非节疫疠、瘀瘴等疾。

烧脾散　治脾胃虚弱，久寒积冷，心气脾痛，冷痰翻

胃，脐腹刺痛，呕吐恶心，不思饮食，及疗妇人血气攻刺，腹胁撮痛，服之立效。

赤芍药　干姜炮，各六两半　良姜油炒，十两　甘草炙，四两

上为末。每服二大钱，白汤点下，不拘时候。

新法半夏汤　治脾胃不和，中脘气滞，宿寒留饮，停积不消，心腹刺痛，胁肋膨胀，呕吐痰水，噫气吞酸，中酒吐酒，哕逆恶心，头痛烦渴，倦怠嗜卧，不思饮食。

陈皮去白　神曲炒，各四两　草果煨，去皮　半夏曲炒，各二两三钱　干姜炮，四两　丁皮　木香　白茯苓各七钱半　甘草四钱半

上为细末。每服一钱，盐汤点服，不拘时候。常服温中破痰，开胃健脾，消酒进食。

白术六一汤　治脾胃不和，心腹痞闷，胁肋膜胀，口苦无味，呕哕恶心，不思饮食，面色萎黄，肠虚自利，肌体瘦弱，膈气翻胃。

白术去芦，六两　甘草炙，一两

上为细末。每服二钱，水一盏，煎至八分，空心、食前服，或沸汤点服亦得。常服育神温胃，逐湿消痰，不以四时，并宜服之。

盐煎散　治男子、妇人一切冷气攻冲，胸胁及前后心连背膂疼痛，转项拘急，或脾胃虚冷，不思饮食，时发呕吐，霍乱转筋，脐腹冷疼，泄泻不止，及膀胱成阵刺痛，小肠气吊，内外肾疼。又治妇人血气刺痛，血积血瘕，绕脐撮痛，并皆治之。又方见后。

草果仁去皮，煨　缩砂去壳取仁　槟榔炮，锉　厚朴去

粗皮　肉豆蔻煨　羌活去芦　苍术米泔浸二宿　陈皮去白　荜澄茄　枳壳去瓤，麸炒　良姜油炒　茯苓去皮　大麦芽炒　茴香炒　川芎洗，锉　甘草爁，各二两

上件碾为细末。每服二钱，水一盏半，入盐一字，同煎至八分，空心、食前服之。

神仙沉麝圆　治一切气痛不可忍者。

没药研　血竭研　沉香锉　麝香研细　辰砂各一两　木香半两　甘草二两

上为末，熬甘草为膏搜和。每服一圆，用姜盐汤嚼下。血气，醋汤下。松滋令万君拟宝此药，妇人产后血痛、气痛不可忍者，只一圆立愈，万君神秘之，每有人病，只肯与半圆，往往亦瘥，神效不可尽述。

治中汤　治脾胃不和，饮食减少，短气虚羸而复呕逆，霍乱吐泻，胸痹心痛，逆气短气，中满虚痞，膈塞不通，或大病瘥后，胸中有寒，时加咳唾，并宜服之。

人参　甘草炒　干姜炮　白术锉　青皮炒　陈皮洗，去白，各一两

上为粗末。每服三钱，水一盏半，煎至一中盏，去滓，稍热服，空心、食前。或霍乱后气虚，未禁热药者，尤宜服之。

〔淳祐新添方〕

枳实理中圆　理中焦，除痞满，逐痰饮，止腹痛。大治伤寒结胸欲绝，心膈高起，实满作痛，手不得近。

枳实麸炒，一两　白术　人参去芦　甘草炙　白茯苓去皮　干姜炮，各二两

上捣，罗为细末，炼蜜为圆，如鸡子黄大。每服一圆，

热汤化下。连进二、三服，胸中豁然，不拘时候。

进食散 治脾胃虚冷，不思饮食，及久病人脾虚全不食者，只一、二服顿觉能食。

青橘皮去瓤 陈皮去白 高良姜薄切，炒 肉桂去粗皮 甘草炙，各一分 草果肉 川乌头炮，各三个 诃子煨，去核，五个

上为细末。每服二钱，水一大盏，生姜五片，煎至七分，食前服。

白沉香散 治一切冷气攻冲心腹，胁肋胀满，噫醋吞酸，胸膈噎塞，饮食减少。常服坠气和脾胃。

川白姜炒 半夏曲 白茯苓 附子炮熟，去皮 诃子肉 干山药 沉香 白术煨 木香 人参去芦，各一两半 丁香半两 甘草炙，六钱

上为细末。每服二大钱，水一中盏，生姜三片，枣三枚，木瓜一片，煎七分，食前服。

〔吴直阁增诸家名方〕

丁香煮散 治脾脏伏冷，胃脘受寒，胸膈痞闷，心腹刺痛，痰逆恶心，寒嗽中满，脏腑虚滑，饮食减少，翻胃吐逆，四肢逆冷。但是沉寒痼冷，无问久新，功效不可俱述。

丁香不见火 红豆去皮 青皮去白 甘草炙 川乌炮，去皮、脐 陈皮去白 干姜炮 良姜炮，去芦头，各四两 益智去皮，五两半 胡椒二两

上件锉为粗散。每服二钱，水一盏，生姜三片，盐一捻，煎至七分，空心、食前，稍热服，滓再煎，病退即止，极妙。

鸡舌香散 治男子、女人阴阳不和，脏腑虚弱，中脘气滞，宿寒留饮，停积不消，胸膈胀满，心脾引痛，攻刺腹

胁,有妨饮食,又治中酒吐酒,停饮浸渍,呕逆恶心,噫气吞酸,并皆治之。

香附子炒,去毛　赤芍药　天台乌去木　良姜去芦,麻油炒　肉桂去粗皮,各一两　甘草炙,半两

上为细末。每服二钱,入盐少许,用沸汤点服,不拘时候。

二姜圆　养脾温胃,去冷消痰。大治心脾疼痛,宽胸下气,进美饮食。疗一切冷物所伤,并皆治之。

干姜炮　良姜去芦头

上件等分为细末,面糊为圆,如梧桐子大。每服十五圆至二十圆,食后,橘皮汤下。妊娠妇人不宜服。

姜合圆　治男子、妇人气血虚弱,久积阴冷,留滞不化,结聚成形,心腹膨胀,刺痛成阵,上连胸胁;或脾胃久虚,内伤冷物,泄泻注下,腹痛肠鸣;或久痢纯白,时下青黑,肠滑不禁。又治胃脘停痰,呕吐吞酸,痞塞不通,不思饮食,身体沉重,面色萎黄;或久患心脾疼痛,服之永除根本。

丁香不见火　木香不见火　人参各一两　白术焙　青皮去白　陈皮去白,各二两　附子炮,去皮、脐,二两半　厚朴去粗皮,姜汁炙　肉豆蔻炮,各二两　干姜炮,三两

上件为细末,入硇砂八钱,姜汁、面打糊为圆,每一两作二十圆。每服一圆,用老姜一块,如拇指头大,切开作合子,安药于内,用湿纸裹,慢火煨一顿饭久,取出去纸,和姜细嚼,白汤送下。孕妇不得服。小儿一粒分四服。老人、小儿内有伤积,服之无不神验。此药不损脏腑。

顺气术香散　治气不升降,呕逆恶心,胸膈痞闷,胁

肋胀满，及酒食所伤，噫气吞酸，心脾刺痛，大便不调，面黄肌瘦，不思饮食。兼疗妇人血气刺痛，及一切冷气，并皆治之。

丁香皮不见火　缩砂仁　良姜去芦，炒　肉桂去粗皮　干姜炮　甘草爁　陈皮去白　厚朴去粗皮，姜汁炙　苍术米泔浸　桔梗去芦　茴香炒，各三两

上为细末。每服二钱，水一盏，姜三片，枣二枚，煎至八分，稍热服，不拘时。或入盐少许，沸汤点服。常服宽中顺气，和胃进食。

和气散　治脾胃不和，中脘气滞，宿寒留饮，停积不消，心腹胀满，呕吐酸水，脾疼泄泻，脏腑不调，饮食减少。应男子、女人一切气疾，并宜服之。

香附子炒，去毛　陈皮去白　肉桂去粗皮　良姜去芦　青皮去白　甘草爁　茴香炒　苍术米泔浸，各一两　桔梗去芦，三两

上件捣为细末。每服二钱，入盐少许，沸汤点服，或盐酒调下，不拘时候。常服温脾胃，进饮食。

快气汤　治一切气疾，心腹胀满，胸膈噎塞，噫气吞酸，胃中痰逆呕吐，及宿酒不解，不思饮食。

缩砂仁八两　香附子炒去毛，三十二两　甘草爁，四两

上为细末。每服一钱，用盐汤点下。常服快气美食，温养脾胃。或锉为粗末，入生姜同煎，名小降气汤。

蓬煎圆　治脾胃虚弱，久有伤滞，中脘气痞，心腹膨胀，胁下坚硬，胸中痞塞，噎气不通，呕吐痰水，不思饮食，或心腹引痛，气刺气急，及疗食癥酒癖，血瘕气块，时发疼痛，呕哕酸水，面黄肌瘦，精神困倦，四肢少力。又治女人

血气不调，小腹疠痛，并皆治之。

猪胰一具　京三棱　蓬莪术二味醋煮令透，切，焙，为末，各四两

以上二味，同猪胰入硇砂熬膏。

川楝子去核　山药　槟榔　枳壳去瓤，麸炒　茴香炒　附子炮，去皮、脐，各二两　硇砂半两

上件碾细末，入猪胰、硇砂膏，同醋糊为圆，如梧桐子大。每服十圆至十五圆，生姜汤下，妇人淡醋汤下，不计时候，更量虚实加减。常服顺气宽中，消积滞，化痰饮。

守中金圆　理中焦不和，脾胃积冷，心下虚痞，腹中疼痛；或饮酒过多，胸胁逆满，噎塞不通，咳嗽无时，呕吐冷痰，饮食不下，噫醋吞酸，口苦失味，怠惰嗜卧，不思饮食。又治伤寒、时气里寒外热，霍乱吐利，心腹绞疼，手足不和，身热不渴，肠鸣自利，米谷不化。

干姜炮　甘草爁　苍术米泔浸　桔梗去芦

上件各等分，锉为细末，炼蜜为圆，如弹子大。每服一圆，食前，沸汤嚼下。又治脾胃留湿，体重节痛，面色萎黄，肌肉消瘦。常服温脾暖胃，消痰逐饮，顺三焦，进美饮食，辟风、寒、湿、冷。

集香圆　治一切气疾，胸膈痛闷，胁肋胀满，心腹疼痛，噫气吞酸，呕逆恶心，不思饮食；或因酒过伤，脾胃不和，并皆治之。

白豆蔻仁　缩砂仁　木香不见火　姜黄各四两　丁香不见火，六两　香附子炒，去毛，四两八钱　麝香研，八钱　甘草十六两，内二两入药，十四两捣汁煎膏

上件除研药，碾为细末，入麝香拌匀，用甘草膏搜和

为圆，如梧桐子大。每服一二圆，细嚼咽津，不拘时候。常服宽中顺气，消宿酒，进饮食，磨积滞，去癥块。

异香散 治肾气不和，腹胁膨胀，痞闷噎塞，喘满不快，饮食难化，噫气吞酸，一切气痞，腹中刺痛。此药能破癥瘕结聚，大消宿冷沉积，常服调五脏三焦，和胃进食。

石莲肉去皮，一两 蓬莪术煨 京三棱炮 益智仁炮 甘草爁，各六两 青皮去白 陈皮去白，各三两 厚朴去粗皮，姜汁炙，二两

上件为细末。每服二钱，水一盏，生姜三片，枣一个，盐一捻，煎至七分，通口服，不计时候。盐汤点或盐、酒调皆可服。

肉豆蔻圆 治气泻，疗脾胃气虚弱，饮食减少。

诃黎勒皮 龙骨 木香各三分 丁香三两 肉豆蔻仁 缩砂仁各一两 赤石脂 白矾灰各半两，枯

上件药捣，罗为末，粟米饮和搜圆，如梧桐子大。每服二十圆，米饮下，不计时候。

三棱散 治酒食所伤，胸膈不快，腹胁胀满，呕吐酸水，翻胃脾疼，及食积气块，攻刺腹胁，不思饮食，日渐羸瘦。又治年高气弱，三焦痞塞，常觉妨闷，并宜服之。

蓬莪术煨 益智仁 京三棱煨，切 青皮去白，各二两 白茯苓焙，四两 甘草爁，三两

上为细末。每服二钱，用水一大盏，枣一枚擘破，盐少许，同煎至半盏，温服，不拘时候。常服宽胸利膈，消酒食，和胃。

如神圆 治一切冷热气，消癖气，和脾胃，补下元。

天南星炮 羌活 白芷 甘草炙 京三棱醋浸，炮，

捶　干姜炮　附子炮，去皮、脐　半夏汤洗二七遍，姜汁炒，令干

上等分为末，醋煮面糊圆，如梧桐子大。每服空心，生姜盐汤下二十圆至三十圆。患泻，二宜汤下三十圆。小儿赤痢，甘草橘皮汤下三圆至五圆。量儿大小，加减与服。白痢，干姜汤下。

丁香脾积圆　治丈夫、妇人、小儿诸般食伤积聚，胸膈胀满，心腹膨胀，噫气吞酸，宿食不化，脾疼翻胃。妇人血气刺痛，并宜服之。

丁香　木香各半两　皂荚三大枚，烧存性　青橘皮洗，一两　莪术三两　三棱二两　高良姜二两以上，同用米醋一升，于瓷瓶内煮干，莪术、三棱、良姜，并乘热切碎，同焙干　巴豆去壳，半两

上入百草霜三匙，同碾为细末，面糊为圆，如麻仁大。每服五圆、七圆至十五、二十圆止。食伤，随物下。脾积气，陈橘皮汤下。口吐酸水，淡姜汤下。翻吐，藿香、甘草汤下。丈夫小肠气，炒茴香酒下。妇人血气刺痛，淡醋汤下。呕逆，菖蒲汤下。小儿疳气，使君子汤下。更量虚实加减。如欲宣转，可加圆数，五更初，冷茶清下，利三五行后，以白粥补之。孕妇不得服。

〔新添诸局经验秘方〕

分心气饮　治证与前分心气饮同。

木通去节　赤芍药　赤茯苓　肉桂去粗皮　半夏汤洗七次　桑白皮微炒　大腹皮　陈皮去瓤　青皮去白　甘草炙　羌活各一两　紫苏去粗梗，四两

上为粗末。每服三钱，水一盏，生姜三片，枣二个，灯

心五茎，同煎至七分，去滓，温服，不拘时候。常服消化滞气，升降阴阳，调顺三焦，和脾进食。

木香分气圆 治证与前木香分气圆同。

木香 丁香皮 香附子炒，去毛 蓬莪术煨 缩砂仁 甘草各四两 藿香叶 川姜黄 檀香 甘松洗，各一两

上十味晒干，不见火，捣，罗为细末，稀糊为圆，如梧桐子大。每服二十圆至三十圆，生姜橘皮汤吞下，不计时候。脾胃虚弱人最宜服之。常服宽中顺气，进饮食。

化气汤 治一切气逆，胸膈噎闷，偏胀膨满。又治心脾疼痛，呕吐酸水，丈夫小肠气，妇人脾血气。

沉香 胡椒各一两 木香 缩砂去壳 桂心去粗皮，各二两 丁香皮 干姜炮 蓬莪术煨 茴香炒 青皮去白，麸炒 陈皮去瓤，麸炒 甘草炙，各四两

上为细末。每服二钱，姜苏盐汤调下。妇人淡醋汤下。

降气汤 治中脘不快，心腹胀满，阴阳壅滞，气不升降，胸膈噎塞，喘促短气，干哕烦满，咳嗽痰涎，口中无味，嗜卧减食，宿寒留饮，停积不消，胁下支结，常觉妨闷。专治脚气上冲，心腹坚满，肢体浮肿，有妨饮食。

紫苏叶去梗，四两 厚朴去粗皮，姜汁制 肉桂去粗皮，不见火 半夏汤洗七次，去滑 川当归去芦 前胡去芦，洗 甘草爁，各三两 陈皮去白，三两半

上为㕮咀。每服二钱至三钱，水一大盏，生姜三片，煎至七分，去滓，温服，不拘时候。常服消痰饮，散滞气，进饮食。

千金大养脾圆 治脾胃虚弱，停寒留饮，膈气噎塞，

反胃吐食，心胸痞满，胁肋虚胀，胸腹刺痛牵引背膂，食少多伤，言微气短，口苦舌涩，恶心呕哕，喜唾咽酸，久病泄泻，肠胃虚滑；或大病气不复常，饮食无味，形容憔悴，酒后多痰，并宜服之。

枳壳　神曲　陈皮去白　麦糵炒　茴香　白姜炮　缩砂去皮　肉豆蔻　三棱炮　茯苓去皮　良姜　薏苡仁　益智去壳　胡椒　木香　白扁豆炒　丁香　白术　红豆　藿香去梗　山药　苦梗炒　人参　甘草炙　蓬莪术炮

上各等分为末，炼蜜为圆，如弹子大。每服一粒，细嚼，白汤送下，温酒亦得，空心、食前。常服养益脾胃，大进饮食。

蟠葱散　治男子、妇人脾胃虚冷，攻筑心腹连胁肋刺痛，胸膈痞闷，背膊连项拘急疼痛，不思饮食，时或呕逆，霍乱转筋，腹冷泄泻，膀胱气刺，小肠及外肾肿痛，及治妇人血气攻刺，癥瘕块硬，带下赤白，或发寒热，胎前产后恶血不止，脐腹疼痛。应一切虚冷，不思饮食，并宜服之。

延胡索三两　苍术米泔浸一宿，去皮　甘草爁，各半斤　茯苓白者，去皮　蓬莪术　三棱煨　青皮去白，各六两　丁皮　缩砂去皮　槟榔各四两　肉桂去粗皮　干姜炮，各二两

上捣，罗为末。每服二钱，水一盏，连根葱白一茎，煎七分，空心、食前，稍热服。

五皮散　治男子、妇人脾气停滞，风湿客搏，脾经受湿，气不流行，致头面虚浮，四肢肿满，心腹膨胀，上气促急，腹胁如鼓，绕脐胀闷，有妨饮食，上攻下注，来去不定，举动喘乏，并皆治之。

五加皮　地骨皮　生姜皮　大腹皮　茯苓皮各等分

上为粗末。每服三钱，水一盏半，煎至八分，去滓，稍热服之，不拘时候。切忌生冷、油腻、坚硬等物。

四君子汤 治荣卫气虚，脏腑怯弱，心腹胀满，全不思食，肠鸣泄泻，呕哕吐逆，大宜服之。

人参去芦 甘草炙 茯苓去皮 白术各等分

上为细末。每服二钱，水一盏，煎至七分，通口服，不拘时，入盐少许，白汤点亦得。常服温和脾胃，进益饮食，辟寒邪、瘴雾气。

盐煎散 治证与前盐煎散同。

良姜炒 苍术去皮，各十二两 缩砂去皮 茴香炒，各五两 肉桂去粗皮，不见火 丁皮各二两 橘红十两 甘草炒，六两 青皮去白，四两 山药半斤

上细末。每服二钱，水一盏半，入盐一字，煎至八分，空心、食前。

参苓壮脾圆 治脾胃虚弱，胸膈痞闷，胁肋胀满，心腹刺痛，反胃吐食，口苦吞酸，胸满短气，肢体怠惰，面色萎黄，及中焦痞，不任攻击，脏腑虚寒，不受峻补，或因病气衰，食不复常，禀受怯弱，不能饮食，及久病泄痢，肠胃虚滑，并宜服之。

人参 白术 茯苓去皮 肉桂去粗皮，不见火 缩砂去皮 干姜 胡椒 麦糵微炒 神曲 山药 白扁豆炒

上件等分为末，炼蜜为圆，如弹子大。每服一圆，细嚼，白汤送下，温酒亦得，空心、食前。常服育神养气，和补脾胃，进美饮食。

人参丁香散 治大人、小儿呕吐不已，粥饮汤药不下。凡呕吐之病，皆因三焦不调，脾胃虚弱，冷热失和，邪

正相干，清浊不分，阴阳错乱，停痰留饮，不能运化，胸膈痞满，呕逆恶心，腹胁胀痛，短气噎闷，咳呕痰水，噫醋吞酸，不思饮食，渐至羸瘦，及疗女人妊娠阻病，心中烦愦，头目眩重，憎闻食气，呕吐烦闷，颠倒不安，四肢困弱，不自胜持，多卧少起。又治久病羸弱，脾胃虚极，中满呕逆，全不入食，并宜服之。

白芍药半斤　当归去芦　丁香　丁皮　肉桂去粗皮　蓬莪术　人参各二两　干姜炮　茯苓去皮　香附炒　白术　甘草炒　山药各四两

上为细末。每服五钱，水一盏，生姜三片，同煎至七分，空心、食前温服。小儿二岁可服半钱，水五分盏，生姜一片，同煎四分以下温服，更宜量岁数加减与之。常服和脾胃，进饮食。

人参煮散　治脾胃不和，中脘气滞，心腹胀痛，不思饮食，宿寒留饮，停积不消，或因饮冷过度，内伤脾气，呕吐痰逆，寒热往来，或时汗出。又治肠胃冷湿，泄泻注下，水谷不分，腹中雷鸣，胁肋虚满。兼疗伤寒阴盛，四肢逆冷。

人参四两　青皮去白，十二两　甘草炙，十两　干姜炮，六两　三棱煨，捣碎，十二两　芍药一斤　丁皮六两　茯苓去皮　苍术去皮，各半斤

上为末。每服二钱，水一盏，生姜五片，枣三个，同煎至七分，食前、空心温服。

枣肉平胃散　治脾胃不和，不思饮食，心腹胁肋胀满刺痛，口苦无味，胸满短气，呕哕恶心，噫气吞酸，面色萎黄，肌体瘦弱，怠惰嗜卧，体重节痛，常多自利，或发霍乱，

及五噎八痞，膈气反胃，并宜服之。

陈橘皮去皮　厚朴去粗皮，姜制，炒香，各三斤二两　甘草锉，炒　生姜　红枣各二斤　苍术去粗皮，米泔浸二日，炒，五斤

上件锉碎，拌匀，以水浸过面上半寸许，煮令水干，取出焙燥，碾为细末。每服二钱，用盐汤点，空心、食前。常服调气暖胃，化宿食，消痰饮，辟风、寒、冷、湿四时非节之气。

卢氏异方感应圆　与和剂方大不同，但用，修制须如法，分两最要匀停，只是暖化，不可偏胜。此药积滞不动脏腑，其功用妙处在用蜡之多，切不可减。常服健脾进食，永无寒热泻痢之疾。盖消磨积滞以渐，自然无疾，遇酒食醉饱，尤宜多服，神效不可述。

黄蜡真者十两　巴豆百粒，去皮，研为粉，用纸数重裹捶，油透再易纸，至油尽成白霜为妙　乳香锉，研，三钱　杏仁七十枚，去皮、尖，研细，依巴豆法去油　丁香怀干　木香湿纸裹，煨　干姜炮　肉豆蔻面裹，煨　荜澄茄　槟榔　青皮汤洗，去瓤，炒　百草霜筛细　片子姜黄各一两

上除巴豆粉、百草霜、杏仁、乳香外，余并为细末，却同前四味拌和研匀。先将上项黄蜡十两，于银、石器内熔化作汁，用重绵滤去滓，以无灰好酒一升，于银、石器内煮蜡熔，数滚取起，候冷，其蜡自浮于酒上，去酒不用。春夏修合用清麻油一两，秋冬用油一两半，于大银器内熬，令香熟，次下酒煮蜡，同化作汁，乘热拌和前项药末十分均匀了，候稍凝，分作剂子，用罐子盛之，半月后方可服。如服，旋圆如萝卜子大，任意服之，二三十圆加至五十圆无

碍。此药以蜡多，虽难圆，然圆子愈细，其功愈博，临睡须常服之。若欲治病，不拘时候。

木香流气饮　调顺荣卫，通流血脉，快利三焦，安和五脏。治诸气痞滞不通，胸膈膨胀，口苦咽干，呕吐少食，肩背腹胁走注刺痛，及喘急痰嗽，面目虚浮，四肢肿满，大便秘结，水道赤涩。又治忧思太过，怔忡郁积，脚气风热，聚结肿痛，喘满胀急。

半夏汤洗七次，二两　陈皮去白，二斤　厚朴去粗皮，姜制，炒　青皮去白　甘草爁　香附炒，去毛　紫苏叶去枝、梗，各一斤　人参　赤茯苓去黑皮　干木瓜　石菖蒲　白术　白芷　麦门冬各四两　草果仁　肉桂去粗皮，不见火　蓬莪术煨，切　大腹皮　丁香皮　槟榔　木香不见火　藿香叶各六两　木通去节，八两

上粗末。每四钱，水盏半，姜三片，枣二枚，煎七分，去滓，热服。如伤寒头痛，才觉得疾，入连根葱白三寸煎，升降阴阳，汗出立愈。脏腑自利，入粳米煎。妇人血气癥瘕，入艾，醋煎，并不拘时。

五香散　升降诸气，宣利三焦，疏导壅滞，发散邪热。治阴阳之气郁结不消，诸热蕴毒，肿痛结核，或似痈疖而非，使人头痛恶心，寒热气急。

木香　丁香　沉香　乳香　藿香各等分

上为粗末。每服三钱，水一盏半，煎至八分，去滓，食后温服。

人参木香散　顺气宽中。治胸膈痞塞，心腹刺痛，胁肋胀满，饮食减少，噫气吞酸，呕逆噎闷，一切气疾，并皆治之。

木香不见火　青皮不去白，各三斤　姜黄　麦蘖去土，炒，各五斤　甘草锉，炒，十一斤　蓬莪术刷洗，四斤　盐炒，十一斤

上为末。每服一钱，沸汤点服，不计时候。

十八味丁沉透膈汤　治脾胃不和，中寒上气，胁肋胀满，心腹疞痛，痰逆恶心，或时呕吐，饮食减少，十膈五噎，痞塞不通，噫气吞酸，口苦失味，并皆主之。

白术二两　香附炒　人参　缩砂仁各一两　丁香炙　麦蘖　肉豆蔻煨　白豆蔻　木香　青皮各半两　甘草炙，一两半　半夏汤泡七次，二钱半　藿香　厚朴姜炒，各七钱半　神曲炒　草果各二钱半　沉香　陈皮各七钱半（一本无丁香、白豆蔻，有白芷、槟榔各半两）

上㕮咀。每四钱，水二大盏，姜三片，枣一个，煎八分，去滓，热服。

麝香苏合香圆　方与前苏合香圆方同，只去脑子。

廿四味流气饮　方与木香流气饮方同。但无石菖蒲、藿香，有沉香、枳壳、大黄。

沉香六两　枳壳去瓤，麸炒，四两　大黄面裹，煨，去面，切，二两　出《集验方》。

木香槟榔圆　疏导三焦，宽利胸膈，破痰逐饮，快气消食，通润大肠。

郁李仁去皮　皂角去皮，酥炙　半夏曲各二两　槟榔　枳壳麸炒　木香不见火　杏仁去皮、尖，麸炒　青皮去白，各一两

上为细末，别用皂角四两，用浆水一碗搓揉熬膏，更入熟蜜少许和圆，如梧桐子大。每服五十圆，食后，温生姜汤下。

卷之四

治 痰 饮

附咳嗽

倍术圆 治五饮酒癖：一曰留饮，停水在心下；二曰澼饮，水澼在两胁下；三曰痰饮，水在胃中；四曰溢饮，水溢在膈上五脏间；五曰流饮，水在肠间，动摇有声。皆因饮酒冒寒，或饮水过多所致，此药并治之。

干姜炮　肉桂去粗皮，各半斤　白术一斤

上三味捣，筛，蜜和圆，如梧桐子大。每服二十圆，温米饮下，加至三十圆，食前服，日二服。

消饮圆 疗酒癖停饮，痰水不消，满逆呕吐，目暗耳聋，胁下急痛，腹中水声。

枳实麸炒，半两　茯苓去皮　干姜炮，各三两　白术八两

上同为细末，炼蜜和圆，如梧桐子大。每服五十圆，温米饮下，不计时候。

化痰玉壶圆 治风痰吐逆，头痛目眩，胸膈烦满，饮食不下，及咳嗽痰盛，呕吐涎沫。

天南星生　半夏生，各一两　天麻半两　头白面三两

上为细末，滴水为圆，如梧桐子大。每服三十圆，用水一大盏，先煎令沸，下药煮五、七沸，候药浮即熟，漉出放温，别用生姜汤下，不计时候服。

辰砂化痰圆　治风化痰，安神定志，利咽膈，清头目，止咳嗽，除烦闷。

白矾枯过，别研　辰砂飞研，各半两　南星炮，一两　半夏洗七次，姜汁捣，作曲，三两

上以白矾、半夏曲、天南星为末，合和匀，用生姜汁煮面糊圆，如梧桐子大，别用朱砂末为衣。每服十圆，生姜汤下，食后服。亦治小儿风壅痰嗽，一岁儿服一圆，捶碎，用生姜薄荷汤下。

金珠化痰圆　治痰热，安神志，除头痛眩晕，心忪恍惚，胸膈烦闷，涕唾稠粘，痰实咳嗽，咽嗌不利。

皂荚仁炒　天竺黄　白矾光明者，放石、铁器内熬汁尽，放冷，研　铅白霜细研，各一两　半夏汤洗七次，用生姜二两洗，刮去皮，同捣细，作饼子，炙微黄色，四两　生白龙脑细研，半两　辰砂研飞，二两　金箔为衣，二十片

上以半夏、皂荚子仁为末，与诸药同拌研匀，生姜汁煮面为糊为圆，如梧桐子大。每十圆至十五圆，生姜汤下，食后、临卧服。

玉液圆　治风壅，化痰涎，利咽膈，清头目，除咳嗽，止烦热。

寒水石烧令赤，出大毒，水飞过，三十两　白矾枯过，研细　半夏汤洗七次，为细末，各十两

上合研，以白面糊为圆，如梧桐子大。每服十圆，温

生姜汤下，食后、临卧服，每服三十圆亦得。

玉芝圆 治风壅痰实，头目昏眩，咳嗽烦满，咽膈不利，呕吐恶心，神志昏愦，心忪面热，痰唾稠粘。

人参去芦 干薄荷叶 白茯苓去皮 白矾枯过 南星米泔浸一伏时，焙干，各三十两 半夏汤洗七次，为末，生姜汁捣和作曲，六十两

上为末，用生姜汁煮面糊和圆，如梧桐子大。每服二十圆，生姜汤下，食后。如痰盛燥热，薄荷汤下。

桔梗汤 除痰下气。治胸胁胀满，寒热呕哕，心下坚痞，短气烦闷，痰逆恶心，饮食不下。

桔梗细锉，微炒 半夏汤洗七次，姜汁制 陈皮去瓤，各十两 枳实麸炒赤黄，五两

上为粗末。每服二钱，水一中盏，入生姜五片，同煎至七分，去滓，温服，不计时候。

胡椒理中圆 治肺胃虚寒，气不宣通，咳嗽喘急，逆气虚痞，胸膈噎闷，腹胁满痛，迫塞短气，不能饮食，呕吐痰水不止。

款冬花去梗 胡椒 甘草炙 荜茇 良姜 细辛去苗 陈皮去白 干姜各四两 白术五两

上为细末，炼蜜圆，如梧桐子大。每服三十圆至五十圆，温汤下，温酒、米饮亦得，不拘时候，日二服。

备急五嗽圆 治五种咳嗽：一曰上气嗽；二曰饮嗽；三曰鳔嗽；四曰冷嗽；五曰邪嗽。皆由肺受风寒，气不宣通所致。无问久新轻重，以至食饮不下，语声不出，坐卧不安，昼夜不止，面目浮肿，胸胁引痛，并宜服之。

肉桂去粗皮 干姜炮 皂荚去皮、子，炙黄，各等分

上为细末，炼蜜为圆，如梧桐子大。每服十五圆，温酒下，米饮亦得，食后服。

大阿胶圆 治肺虚客热，咳嗽气急，胸中烦悸，肢体倦疼，咽干口燥，渴欲饮冷，多吐涎沫，或有鲜血，肌瘦发热，减食嗜卧。又治或因叫怒，或即房劳，肺胃致伤，吐血呕血，并宜服之。

麦门冬去心 丹参 贝母炒 防风去芦、叉、头 柏子仁 茯神去木 杜仲去粗皮，炒 百部根各半两 干山药 阿胶炒 茯苓去皮 熟干地黄 五味子各一两 远志去心 人参各一分

上为细末，炼蜜和圆，每两作二十四圆。每服一圆，水一中盏，煎至六分，和滓温服，少少频呷，不拘时候。

百部圆 治肺气不调，咳嗽喘急，胸膈烦闷，唇干口燥，面目浮肿，咽嗌不利，积久不瘥，咯唾脓血者，亦宜服之。

天门冬去心，一斤 杏仁去皮、尖，炒 黄芪 百部根各六两 瓜蒌根十六两 紫苏 紫菀去苗，洗 马兜铃各二十二两 黑参八两 肉桂去粗皮，四两

上同为细末，炼蜜和圆，如梧桐子大。每服十五圆，煎乌梅甘草汤温下，食后服。

款冬花散 治寒壅相交，肺气不利，咳嗽喘满，胸膈烦闷，痰实涎盛，喉中呀呷，鼻塞清涕，头痛眩冒，肢体倦疼，咽嗌肿痛。

款冬花去梗 知母 桑叶洗，焙，各十两 半夏汤洗七遍，姜汁制 甘草爁，各二十两 麻黄去根、节，四十两 阿胶碎炒如珠子 杏仁去皮、尖，麸炒 贝母去心，麸炒，各二十两

上为粗末。每服二钱，水一盏，入生姜三片，同煎至七分，去滓，食后温服。

钟乳补肺汤 治肺气不足，咳嗽上气，胸满上迫，喉咽闭塞，短气喘乏，连唾不已，寒从背起，口中如含霜雪，语无音声，甚者唾血腥臭，干呕心烦，耳闻风雨声，皮毛瘁，面色白。

钟乳碎如米粒 桑白皮 麦门冬去心，各三两 白石英碎如米粒 人参去芦 五味子拣 款冬花去梗 肉桂去粗皮 紫菀洗去土，各二两

上除白石英、钟乳外，同为粗末，与白石英等同拌令匀。每服四钱，水二盏，入生姜五片，大枣一枚擘破，粳米三十余粒，同煎至一盏，用绵滤去滓，温服，食后。

华盖散 治肺感寒邪，咳嗽上气，胸膈烦满，项背拘急，声重鼻塞，头昏目眩，痰气不利，呀呷有声。

紫苏子炒 赤茯苓去皮 桑白皮炙 陈皮去皮 杏仁去皮、尖，炒 麻黄去根、节，各一两 甘草炙，半两

上七味为末。每服二钱，水一盏，煎至七分，去滓，温服，食后。

丁香半夏圆 治脾胃宿冷，胸膈停痰，呕吐恶心，吞酸噫醋，心腹痞满，胁肋刺痛，短气噎闷，不思饮食。

肉豆蔻仁 木香 丁香 人参 陈皮去白，各一分 藿香叶，半两 半夏汤浸七次，姜汁炒，三两

上为细末，以生姜汁煮面糊为圆，如小豆大。每服二十圆，生姜汤下，不计时候。

藿香散 温脾胃，化痰饮，消宿冷，止呕吐。治胸膈痞满，腹胁胀痛，短气噎闷，咳呕痰水，噫醋吞酸，哕逆恶

心，及治山岚瘴气。

厚朴去粗皮，姜汁炙　甘草炙　半夏切作四片，姜汁浸一宿，以粟炒黄　藿香叶各一两　陈皮去白，半两

上为粗散。每服二钱，水一盏，入生姜三片，枣一枚，同煎七分，去滓，热服，不计时候，日二三服。

〔绍兴续添方〕

二陈汤　治痰饮为患，或呕吐恶心，或头眩心悸，或中脘不快，或发为寒热，或因食生冷，脾胃不和。

半夏汤洗七次　橘红各五两　白茯苓三两　甘草炙，一两半

上为㕮咀。每服四钱，用水一盏，生姜七片，乌梅一个，同煎六分，去滓，热服，不拘时候。

温肺汤　治肺虚久客寒饮，发则喘咳，不能坐卧，呕吐痰沫，不思饮食。

白芍药六两　五味子去梗，炒　干姜炮　肉桂去粗皮　半夏煮熟，焙　陈皮去白　杏仁　甘草炒，各三两　细辛去芦，洗，二两

上件锉粗散。每服三大钱，水一盏半，煎至八分，以绢挒汁，食后服，两服滓再煎一服。一方去白芍药、细辛二味，可加减用。

〔宝庆新增方〕

麻黄散　治丈夫、妇人久、近肺气咳嗽，喘急上冲，坐卧不安，痰涎壅塞，咳唾稠粘，脚手冷痹，心胁疼胀。兼治伤风咳喘，膈上不快。

诃子皮去核　款冬花去芦、枝、梗　甘草爁，各五两　麻黄去根、节，一十两　肉桂六两，去皮，不见火　杏仁去皮、

尖，麸炒，三两

上为细末。每服二钱，水一盏，入好茶一钱，同煎八分，食后、夜卧，通口服。如半夜不能煎，但以药末入茶和匀，沸汤点或干咽亦得。忌鱼、酒、炙煿、猪肉、腥臊物。

人参养肺圆 治肺胃俱伤，气奔于上，客热熏肺，咳嗽气急，胸中烦悸，涕唾稠粘，或有鲜血，上气喘急，不得安卧，肢体倦痛，咽干口燥，饮食减少，渐至瘦弱喘乏，或坠堕恐惧，渡水跌卧，或因叫怒，醉饱房劳，致伤肺胃，吐血呕血，并皆治之。

黄芪去芦，蜜涂，炙 人参各一两八钱 白茯苓去皮 瓜蒌根各六两 杏仁去皮、尖，麸炒，二两四钱 皂角子炒，三百个 半夏洗为末，姜汁作曲，四两，炒

上为细末，炼蜜圆如弹子大。每服一圆，食后，细嚼，用紫苏汤送下。如喘急，用桑白皮汤下。

人参诃子圆 治大人、小儿上膈热，或伤风感冷，搏于肺经，语声不出，痰涎不利，咳嗽喘急，日夜不止，咯唾稠粘。

缩砂仁 诃子去核 藿香去梗 龙脑 薄荷叶各一两 百药煎 葛粉各八两 甘草五两 乌梅肉三两 人参一两二钱

上为末，面糊为圆。每服一二圆，含化咽津，食后、临卧。

温中化痰圆 治停痰留饮，胸膈满闷，头眩目晕，好卧减食，咳嗽呕吐，气短恶心。或饮酒过多，或引饮无度，或过伤生冷，痰涎并多，呕哕恶心，并宜服之。

青皮去白 良姜去芦，炒 干姜炒 陈皮去白，各五两

上为细末，醋打面糊圆，如梧桐子大。每服三五十粒，汤、饮任下，不拘时。

〔淳祐新添方〕

新法半夏汤 治脾胃气虚，痰饮不散，呕逆酸水，腹胁胀痞，头旋恶心，不思饮食。又方见后。

缩砂仁 神曲炒 草果仁 橘红净洗，去白，各五两 白豆蔻仁 丁香各半两 甘草生炙，二两 大半夏四两，汤浸洗七次，每个切作二片，用白矾末一两，沸汤浸一昼夜，漉出，别用汤洗去矾，俟干，一片切作两片，再用生姜自然汁于银盂中浸一昼夜，却于汤中炖，令姜汁干尽，以慢火焙燥，为细末，再用生姜自然汁搜成饼子，日干或焙干，炙黄，勿令色焦

上为细末。每服一钱，先用生姜自然汁调成膏，入炒盐少许，沸汤点服。

丁香五套圆 治胃气虚弱，三焦痞涩，不能宣行水谷，故为痰饮。结聚胸膈之间，令人头目昏眩，胸膈胀满，咳嗽气急，呕吐腹疼；伏于中脘，亦令臂疼不举，腰腿沉重。久而不散；流入于脾，脾恶湿，得水则胀，胀则不能消化水谷，又令腹中虚满而不食也，此药主之。

南星每个切作十数块，同半夏先用水浸三日，每日易水，次用白矾二两，研碎，调入水内，再浸三日，洗净，焙干 半夏切，破，各二两 干姜炮 白术 良姜 茯苓各一两 丁香不见火 木香 青皮 陈皮去白，各半两

上为细末，用神曲一两，大麦蘖二两，同研取末，打糊和药为圆，如梧桐子大。每服五十圆至七十圆，温熟水下，不拘时候。常服温脾胃，去宿冷，消留滞，化饮食，辟雾露风冷，山岚瘴疠，不正非时之气。但是酒癖停饮，痰

水不消，屡服汤药不能作效者，服之如神。

缩砂圆 温中散滞，消饮进食。治胸膈噎闷，心腹冷疼，大能暖化生冷果食，夏月不可缺此。

缩砂仁一两 高良姜 天南星汤洗七次，焙干，各四两

上为细末，生姜自然汁煮面糊为圆，如梧桐子大。每服五十圆至七十圆，生姜汤下，不拘时候。

渫白圆 治膈脘痰涎不利，头目昏晕，吐逆涎沫。

附子一枚，六钱重者，生，去皮、脐 生硫黄别研 天南星生用 半夏生用，各一两 盆硝 玄精石各半两

上为细末，入细面三两令停，水和为圆，如梧桐子大。每服三十圆，沸汤内煮令浮，漉出，生姜汤送下，食后。

破饮圆 治一切停饮不散，时呕痰沫，头眩欲倒，膈脘不快。

旋覆花八两 白术一斤一两 肉桂去粗皮 干姜炮，各六两 赤茯苓去皮，七两 枳实麸炒，二两

上为末，面糊圆，如梧桐子大。每服五十圆，熟水下。

〔吴直阁增诸家名方〕

温中化痰圆 治证与前温中化痰圆同。

干姜炮 半夏煮，各一两 细辛去叶，洗 胡椒各半两 白术焙，二两

上为细末，生姜汁打面糊为圆，如梧桐子大。每服三十圆至五十圆，汤、饮任下，不拘时候。

养中汤 治肺胃受寒，咳嗽多痰，胸满短气，语声不出，昼夜不止，饮食减少，不以远年日近，并皆治之。

半夏曲炙，八钱 甘草爁 肉桂去粗皮，各半两 罂粟壳去蒂、盖，蜜炙，二两半

上为细末。每服一大钱，水一盏，生姜四片，同煎至七分，通口服，不拘时候。

人参款花膏 治肺胃虚寒，久嗽不已，咽膈满闷，咳嗽痰涎，呕逆恶心，腹胁胀满，腰背倦痛；或虚劳冷嗽及远年日近一切嗽病，服诸药不效者，并皆治之。

款冬花去梗 人参去芦 五味子去梗，炒 紫菀去芦，洗 桑白皮去赤皮，各一两

上为细末，炼蜜为圆，如鸡头大。每服一圆，食后，细嚼，淡姜汤送下。或每一大圆分作四小圆，含化亦得。

橘皮半夏汤 治肺胃虚弱，好食酸冷，寒痰停积，呕逆恶心，涎唾稠粘；或积吐，粥药不下，手足逆冷，目眩身重。又治伤寒时气，欲吐不吐，欲呕不呕，昏愦闷乱；或饮酒过多，中寒停饮，喉中涎声，干哕不止。

陈皮去白 半夏煮，各七两

上二件，锉为粗散。每服三钱，生姜十片，水二盏，煎至一中盏，去滓，温服，不拘时候。留二服滓并作一服，再煎服。

〔续添诸局经验秘方〕

人参润肺圆 治肺气不足，咳嗽喘急，痰涎不利，胸膈烦闷，涕唾稠粘，唇干口燥，及疗风壅痰实，头目昏眩，精神不爽；或肺胃俱虚，久嗽不已，渐成虚劳，肢体羸瘦，胸满短气，行动喘乏，饮食减少；或远年日近诸般咳嗽，并皆治之。

人参 款冬花去梗 细辛去叶，洗 杏仁去皮、尖，麸炒 甘草爁，各四两 知母六两 肉桂去粗皮 桔梗各五两

上为细末，炼蜜为圆，如鸡头大。每服一圆，食后，细

嚼，淡姜汤送下，含化亦得。

定喘瑞应丹 专治男子、妇人久患咳嗽，肺气喘促，倚息不得睡卧，累年不瘥，渐致面目虚浮。

蝉蜕洗，去土、足、翅，炒 杏仁去皮、尖，炒 马兜铃各二两 煅砒六钱

上为细末，蒸枣肉为圆，如葵子大。每服六七圆，临睡用葱茶清放冷下。服后忌热物半日。（一本用知母六两，不用马兜铃。）

人参清肺汤 治肺胃虚寒，咳嗽喘急，胸膈噎闷，腹肋胀满，迫塞短气，喜欲饮冷，咽嗌隐痛，及疗肺痿劳嗽，唾血腥臭，干呕烦热，声音不出，肌肉消瘦，倦怠减食。

地骨皮 人参去芦 阿胶麸炒 杏仁去皮、尖，麸炒 桑白皮去粗皮 知母 乌梅去核 甘草炙 罂粟壳去蒂、盖，蜜炙

上等分，㕮咀为粗散。每服三钱，水一盏半，乌梅、枣子各一枚，同煎至一盏，滤去滓，温温食后、临卧服。两滓留并煎，作一服。

新法半夏汤 治脾胃不和，中脘气滞，宿寒留饮停积不消，心腹刺痛，脏腑膨胀，呕吐痰水，噫气吞酸，或中酒吐酒，哕逆恶心，头疼烦渴，倦怠嗜卧，不思饮食，并宜服之。

青皮去白 干姜炮，各六两 桔梗炒 陈皮去白，各一两 丁香皮四两 甘草炒，十二两 半夏汤洗，姜汁制，二两半

上为细末。每服一钱，入盐一捻，沸汤点服，不拘时候。常服温和三焦，开胃健脾，消宿酒，进饮食。

人参定喘汤 治丈夫、妇人远年日近肺气咳嗽，上喘气急，喉中涎声，胸满气逆，坐卧不安，饮食不下，及治肺感寒邪，咳嗽声重，语音不出，鼻塞头昏，并皆治之。

人参切片 麻黄去节 甘草炙 阿胶炒 半夏曲各一两 桑白皮 五味子各一两半 罂粟壳蜜刷炙，二两

上为粗末，入人参片拌匀。每服三大钱，水一盏半，入生姜三片，同煎至七分，去滓，食后，温服。又治小儿久病，肺气喘急，喉中涎声，胸膈不利，呕吐痰沫，更量岁数加减服。

细辛五味子汤 治肺经不足，胃气怯弱，或冒风邪，或停寒有饮，咳嗽倚息，不得安卧，胸满迫塞，短气减食，干呕作热，嗽唾结痰，或吐涎沫，头目昏眩，身体疼重，语声不出，鼻塞清涕，头面脚膝时带虚浮，痰咳不止，痛引胸胁，不问新久，并宜服之。

北细辛去苗 半夏洗七次，各一两 甘草炙 乌梅去核，各一两半 五味子 罂粟壳去蒂、盖，各三两 桑白皮炒，二两

上为粗散。每服三钱，水二盏半，生姜十片，煎至一盏，用纱帛滤去滓，温服。留二服滓，并作一服，再煎。

茯苓半夏汤 治停痰留饮，胸膈满闷，咳嗽呕吐，气短恶心，以致饮食不下，并宜服之。

茯苓去皮，三两 半夏汤浸七次，五两

上为粗末。每服四大钱，水一大盏，生姜七片，煎至七分，去滓，空心服。

人参藿香汤 治男子、妇人脾胃气弱，呕吐哕逆，饮食不下，手足逆冷，涎痰稠粘。又治似喘不喘，欲呕不呕，

彻心愦愦，闷乱不安，或瘴疟诸疾，水浆粥药入口便吐，服之立效。久病翻胃，服之百日痊安。此药温脾胃，化痰饮，消宿冷，止吐呕。

藿香去梗　人参切片，各六两　半夏汤洗七次，姜汁制，二两半

上捣为粗末，入人参令匀。每服三钱，水一盏半，生姜十片，煎至一盏，去滓，通口服。孕妇忌。

半夏圆　治肺气不调，咳嗽喘满，痰涎壅塞，心下坚满，短气烦闷，及风壅痰实，头目昏眩，咽膈不利，呕吐恶心，神思昏愦，心忪而热，涕唾稠粘，并皆治之。

白矾枯过，十五两　半夏汤洗去滑，姜汁罨一宿，三斤

上捣为细末，生姜自然汁为圆，如梧桐子大。每服二十圆，加至三十圆，食后、临卧时，生姜汤下。

杏参散　除痰下气，治胸胁胀满，上气喘急，倚息不得睡卧，神思昏愦，宜服之。

桃仁去皮、尖，麸炒　人参去芦　杏仁去皮、尖，麸炒　桑白皮蜜炒微赤，再泔浸一宿，焙

上等分为细末。每服二钱，水一盏半，姜三片，枣一个，煎至七分，温服，不拘时候。

杏子汤　治一切咳嗽，不问外感风寒，内伤生冷，及虚劳咯血，痰饮停积，悉皆治疗。出《易简方》。

人参去芦　半夏汤洗七次　茯苓去皮　芍药去粉　官桂去皮，不见火　干姜炮，洗　细辛去苗　甘草炙　五味子去苗，各等分

上㕮咀。每服四钱，水一盏半，杏仁去皮、尖锉五枚，姜五片，煎至六分，去滓，食前服。或感冒得之，加麻黄等

分。如脾胃素实者，用罂粟壳去筋，碎锉，以醋淹，炒，等分加之，每服添乌梅一个煎服，其效尤验。若呕逆恶心者，不可用此。一法去杏仁、人参，倍加麻黄，添芍药如麻黄之数，干姜、五味子各增一半，名小青龙汤，大治久年咳嗽，痰涎壅盛，夜不得睡，仍专治脚气喘急。此方虽有麻黄，既有官桂，不致于发汗，服之不妨。一方加麻黄、甘草、杏仁、五味子、茯苓等分，橘红倍之，尤为切当。又一方用紫苏叶、桑白皮、麻黄、青皮、五味子、杏仁、甘草等分，生姜七片，乌梅一个，煎服。久年咳嗽，气虚喘急，皆得其宜。二方中有麻黄，有汗人不宜服之。

四七汤　治喜、怒、悲、思、忧、恐、惊之气结成痰涎，状如破絮，或如梅核，在咽喉之间，咯不出，咽不下，此七气所为也，或中脘痞满，气不舒快，或痰涎壅盛，上气喘急，或因痰饮中结，呕逆恶心，并宜服之。出《易简方》。

半夏五两　茯苓四两　紫苏叶二两　厚朴三两

上㕮咀。每服四钱，水一盏半，生姜七片，枣一个，煎至六分，去滓，热服，不拘时候。若因思虑过度，阴阳不分，清浊相干，小便白浊，用此药下青州白圆子最为切当。妇人恶阻，尤宜服之。一名厚朴半夏汤，一名大七气汤。《局方》有七气汤，用半夏五两，人参、官桂、甘草各一两，生姜煎服，大治七气，并心腹绞痛，然药味太甜，恐未必能止疼顺气。一方治七情所伤，中脘不快，气不升降，腹肋胀满，用香附子炒，半斤，橘红六两，甘草一两，煎服，尤妙。好事者谓其耗气，则不然，盖有是病，服是药也。

卷之五

治诸虚

附骨蒸

腽肭脐圆 补虚壮气，暖背祛邪，益精髓，调脾胃，进饮食，悦颜色。治五劳七伤，真气虚惫，脐腹冷痛，肢体痠疼，腰背拘急，脚膝缓弱，面色黧黑，肌肉消瘦，目暗耳鸣，口苦舌干，腹中虚鸣，胁下刺痛，饮食无味，心常惨戚，夜多异梦，昼少精神，小便滑数，时有余沥，房室不举，或梦交通，及一切风虚痼冷，并宜服之。

腽肭脐一对，慢火酒炙令熟　硇砂研飞，二两　精羊肉熟切碎烂，研　羊髓取汁，各一斤　沉香　神曲炒，各四两

以上六味，用无灰好酒一斗，同于银器内慢火熬成膏，候冷，入下项药：

阳起石用浆水煮一日，细研飞过，焙干用　人参去芦　补骨脂酒炒　钟乳粉炼成者　巴戟去心　川芎　肉豆蔻去壳　紫苏子炒　枳壳去瓤，麸炒　木香　荜澄茄　胡芦巴炒　天麻去苗　青皮去白　丁香　茴香舶上，炒，各二两　肉桂去粗皮　槟榔　蒺藜子炒　大腹子各二两半　山药一两半

苁蓉洗，切片，焙，四两　白豆蔻去壳，一两　大附子炮，去皮、脐，用青盐半斤、浆水一斗五升煮，候水尽，切，焙干，八两

上件药各依法修事，捣，罗为末，入前膏内搜成剂，于臼内捣千余杵，圆如梧桐子大。每服二十圆，空心，温酒下，盐汤亦得。

菟丝子圆　治肾气虚损，五劳七伤，少腹拘急，四肢痠疼，面色黧黑，唇口干燥，目暗耳鸣，心忡气短，夜梦惊恐，精神困倦，喜怒无常，悲忧不乐，饮食无味，举动乏力，心腹胀满，脚膝痿缓，小便滑数，房室不举，股内湿痒，水道涩痛，小便出血，时有余沥，并宜服之。久服填骨髓，续绝伤，补五脏，去万病，明视听，益颜色，轻身延年，聪耳明目。又方用龙齿三分，远志去苗、心，半两，黑豆煮，不用石龙芮、泽泻、肉苁蓉。

菟丝子净洗，酒浸　泽泻　鹿茸去毛，酥炙　石龙芮去土　肉桂去粗皮　附子炮，去皮，各一两　石斛去根　熟干地黄　白茯苓去皮　牛膝酒浸一宿，焙干　续断　山茱萸　肉苁蓉酒浸，切，焙　防风去苗　杜仲去粗皮，炒　补骨脂去毛，酒炒　荜澄茄　沉香　巴戟去心　茴香炒，各三分　五味子　桑螵蛸酒浸，炒　芎䓖　覆盆子去枝、叶、萼，各半两

上为细末，以酒煮面糊为圆，如梧桐子大。每服二十圆，温酒或盐汤下，空心服。如脚膝无力，木瓜汤下。晚食前再服。

金钗石斛圆　治真气不足，元脏虚弱，头昏面肿，目暗耳鸣，四肢疲倦，百节痠疼，脚下隐痛，步履艰难，肌体羸瘦，面色黄黑，鬓发脱落，头皮肿痒，精神昏困，手足多冷，心胸痞闷，绕脐刺痛，膝胫痠疼，不能久立，腰背拘急，

不得俯仰，两胁胀满，水谷不消，腹痛气刺，发歇无时，心悬噫醋，呕逆恶心，口苦咽干，吃食无味，恍惚多忘，气促喘乏，夜梦惊恐，心忪盗汗，小便滑数，或水道涩痛，一切元脏虚冷之疾，并能治之。常服补五脏，和血脉，驻颜色，润发，进食肥肌，大壮筋骨。

川椒去目，微炒出汗　胡芦巴炒　巴戟天去心　地龙去土，炒，各四两　苍术去浮皮　乌药各十六两　川乌头炮，去皮、脐　羌活去芦　茴香炒　赤小豆　马蔺子醋炒　金铃子麸炒　石斛去根，各八两　青盐二两

上为细末，酒煮面糊为圆，如梧桐子大。每服二十圆，温酒下，或盐汤亦得，空心、食前服之。

何首乌圆　补暖腑脏，祛逐风冷，利腰膝，强筋骨，黑髭发，驻颜容。

何首乌三斤，用铜刀或竹刀切如棋子大，木杵臼捣　牛膝去苗，锉，一斤

上件药，以黑豆一斗净淘洗，曝干，用甑一所，先以豆薄铺在甑底，然后薄铺何首乌，又铺豆，又薄铺牛膝。如此重重铺，令药、豆俱尽，安于釜上蒸之，令豆熟为度。去黑豆，取药曝干，又换豆蒸之，如此三遍，去豆取药，候干为末，蒸枣肉和圆，如梧桐子大。每服三十圆，温酒下，食前服。忌萝卜、葱、蒜。此药性温无毒，久服轻身，延年不老。

石楠圆　治风毒，脚弱少力，脚重疼痹，脚肿生疮，脚下隐痛不能踏地，脚膝筋挛不能屈伸，项背腰脊拘急不快，风毒上攻，头面浮肿，或生细疮，出黄赤汁，或手臂少力，或口舌生疮，牙龈宣烂，齿摇发落，耳中蝉声，头眩气

促，心腹胀闷，小便时涩，大便或难。

赤芍药　薏苡仁　赤小豆　当归去芦　石楠叶　牵牛子　麻黄去根、节　陈皮去白　杏仁去皮、尖、双仁，炒　大腹皮连子用　川芎各二两　牛膝去苗　五加皮各三两　萆薢　独活去芦　杜仲锉，炒　木瓜各四两

上为细末，以酒浸蒸饼为圆，如梧桐子大。每服十圆至十五、二十圆，木瓜汤下，早起、日中、临卧各一服。常服补益元气，令人筋骨壮健，耳目聪明，妇人血气亦可服之，不拘时候。

八味圆　治肾气虚乏，下元冷惫，脐腹疼痛，夜多旋溺，脚膝缓弱，肢体倦怠，面色黧黑，不思饮食。又治脚气上冲，少腹不仁，及虚劳不足，渴欲饮水，腰重疼痛，少腹拘急，小便不利；或男子消渴，小便反多；妇人转胞，小便不通，并宜服之。

牡丹皮　白茯苓　泽泻各三两　熟干地黄八两　山茱萸　山药各四两　附子炮，去皮、脐　肉桂去粗皮，各二两

上为末，炼蜜圆，如梧桐子大。每服十五圆至二十五圆，温酒下，空心、食前，日二服。久服壮元阳，益精髓，活血驻颜，强志轻身。

黄芪圆　治丈夫肾脏风毒，上攻头面虚浮，耳内蝉声，头目昏眩，项背拘急；下注腰脚，脚膝生疮，行步艰难，脚下隐疼，不能踏地。筋脉拘挛，不得屈伸，四肢少力，百节痠痛，腰腿冷痛，小便滑数，及瘫缓风痹，遍身顽麻。又疗妇人血风，肢体痒痛，脚膝缓弱，起坐艰难，并宜服之。

黄芪　杜蒺藜去圆　川楝子　茴香炒　川乌炮，去皮、脐　赤小豆　地龙去土，炒　防风去芦、叉，各一两　乌

药二两

上为细末，酒煮面糊为圆，如梧桐子大。每服十五圆，温酒、盐汤亦得，妇人醋汤下，空心服。

茴香圆 治丈夫元脏久虚，冷气攻冲，脐腹绞痛，腰背拘急，面色萎黄，饮食减少，及膀胱、小肠气痛，并肾脏风毒，头面虚浮，目暗耳鸣，脚膝少力，肿痛生疮。妇人血脏虚冷，食减少力，肢体疼痛，并宜服之。久服补虚损，除风冷，壮筋骨，明耳目。

威灵仙洗去土　川乌炮，去皮、脐　陈皮去白　防风去苗　川楝子麸炒　萆薢各三两　乌药去土，五两　川椒去目、闭口，炒出汗，二两　赤小豆　茴香炒，各八两　地龙去土，炒，七两

上为细末，以酒煮面糊为圆，如梧桐子大。每服空心及晚食前，温酒下二十圆，盐汤亦得。小肠气痛，炒生姜茴香酒下。脚转筋，木瓜汤下。妇人血脏虚冷，温醋汤下。脐腹绞痛，滑泄冷痢，浓煎艾汤下。

五补圆 补诸虚，安五脏，坚骨髓，养精神。

地骨皮　白茯苓去皮　牛膝去苗，酒浸一宿　熟干地黄　人参各一两

上为末，炼蜜为圆，如梧桐子大。每服三十圆，温酒下，空心、食前服。稍增至五十圆，日二服。服至十日及半月，觉气壅，即服七宣圆。服七宣圆二、三日，觉气散，即还服五补圆。久服去百病，髭发黑润。

无比山药圆 治丈夫诸虚百损，五劳七伤，头痛目眩，手足逆冷，或烦热有时，或冷痹骨疼，腰髋不随，饮食虽多，不生肌肉，或少食而胀满，体无光泽，阳气衰绝，阴

气不行。此药能补经脉，起阴阳，安魂魄，开三焦，破积聚，厚肠胃，强筋练骨，轻身明目，除风去冷，无所不治。

赤石脂　茯神去皮、木　巴戟去心　熟干地黄酒浸尽　山茱萸　牛膝去苗，酒浸　泽泻各一两　山药二两　五味子六两　苁蓉酒浸，四两　杜仲去皮，炒　菟丝子酒浸，各三两

上件为末，炼蜜和搜为圆，如梧桐子大。每服二十圆至三十圆，食前，温酒下，温米饮亦得。服之七日后，令人身轻健，四体润泽，唇口赤，手足暖，面有光悦，消食，身体安和，音声清响，是其验也。十日后长肌肉。此药通中入脑，鼻必痠疼，勿怪。

大山蓣圆　治诸虚百损，五劳七伤，肢体沉重，骨节痠疼，心中烦悸，唇口干燥，面体少色，情思不乐，咳嗽喘乏，伤血动气，夜多异梦，盗汗失精，腰背强痛，脐腹弦急，嗜卧少起，喜惊多忘，饮食减少，肌肉瘦瘁。又治风虚头目眩晕，心神不宁，及病后气不复常，渐成劳损。久服补诸不足，愈风气百疾。

白术　麦门冬去心　白芍药　杏仁去皮、尖，麸炒黄　防风去芦、叉　芎䓖各一两半　大豆黄卷炒　熟干地黄　肉桂去粗皮　曲炒　当归酒浸，各二两半　桔梗　白茯苓去皮　柴胡各一两二钱半　干姜炮，七钱半　甘草炙，七两　大枣一百个，蒸熟，去皮、核　阿胶炒　人参各一两七钱半　白蔹半两　山蓣七两半

上为末，炼蜜与蒸枣同和圆，如弹子大。每服一圆，温酒或米饮化下，嚼服亦得，食前。常服养真气，益精补髓，活血驻颜。

定志圆 治心气不定，五脏不足，恍惚振悸，忧愁悲伤，差错谬忘，梦寐惊魇，恐怖不宁，喜怒无时，朝差暮剧，暮差朝剧，或发狂眩，并宜服之。

远志去苗及心 菖蒲各二两 人参 白茯苓去皮，各三两

上为细末，炼蜜圆，如梧桐子大，朱砂为衣。每服七圆，加至二十圆，温米饮下，食后，临卧，日三服。常服益心强志，令人不忘。

黄芪建中汤 治男子、女人诸虚不足，小腹急痛，胁肋膜胀，脐下虚满，胸中烦悸，面色萎黄，唇口干燥，少力身重，胸满短气，腰背强痛，骨肉痠疼，行动喘乏，不能饮食，或因劳伤过度，或因病后不复，并宜服之。

黄芪 肉桂去粗皮，各三两 甘草炙二两 白芍药六两

上为粗散。每服三钱，水一盏半，入生姜三四片，大枣一枚，同煎一中盏，滤去滓，入饧少许，再煎令溶，稍热服，空心、食前。

人参黄芪散 治虚劳客热，肌肉消瘦，四肢倦怠，五心烦热，口燥咽干，颊赤心忡，日晚潮热，夜有盗汗，胸胁不利，减食多渴，咳唾稠黏，时有脓血。

天门冬去心，三十两 半夏汤洗七次，姜汁制 知母 桑白皮锉，炒 赤芍药 黄芪 紫菀 甘草爁，各十五两 白茯苓去皮 柴胡去苗 秦艽去土 生干地黄 地骨皮各二十两 人参 桔梗各十两 鳖甲去裙，醋炙，一两

上为粗末。每服二大钱，以水一盏，煎至七分，去滓，温服，食后。

成炼钟乳粉 主五劳七伤，咳逆上气，治寒嗽，通音

声，明目益精，安五脏，通百节，利九窍，下乳汁，益气补虚损，疗脚弱疼冷，下焦伤竭，强阴。久服延年益寿，好颜色，不老，令人有子。

钟乳不拘多少

上取韶州者，无问厚薄，但颜色明净光泽者即堪入炼，唯黄、赤两色不任用。欲炼，亦不限多少，置钟乳于金、银器中，即以大铛中著水，沉金、银器于铛水中煮之，常令如鱼眼沸，水减即添。若薄乳，三日三夜即得，若粗肥厚管者，即七日七夜，候乳色变黄白即熟。如疑生，更煮，满十日最佳。煮讫出金、银碗，其铛内煮乳黄浊水弃之，勿令人服，服必损人咽喉，伤人肝肺，令人头痛，兼复下利不止。其有犯者，食猪肉即愈。弃此黄水讫，更著清水，准前更煮，经半日许即出之，其水色清不变即止，乳无毒矣。即于瓷钵中用玉锤著水研之，其钵及锤须夹白练袋，笼口稍长作之，使锤得转，兼通上下，每日著水搅令匀调，勿使著锤、钵，即封系练袋，自作字记，勿使人开，一即免纤尘入中，二即免研人窃吃。研觉干涩，即是水尽，即更添水，常令如稀米泔状，乳细者皆浮在上，粗者沉在下，复绕锤，钵四边研之，不及者即粗细不匀。为此，每日须一开或二开，搅括令匀，勿使著锤，即得匀熟，免有粗细。研至四、五日，状若乳汁，研揩视之，状如书中白鱼腻即成，自然光白，便以水洗之，不随水落者即熟。若得水而落者即未成，更须研之，以不落为限。熟讫，澄取曝干。每服称半两，分为三服，用温酒调下，空腹服，更量病轻重增减。兼可合和为钟乳圆散。

玉霜圆　治真气虚惫，下焦伤竭，脐腹弦急，腰脚软痛，精神困倦，面色枯槁，或亡血盗汗，遗沥失精，大便自利，小便滑数，肌肉消瘦，阳事不举。久服续骨联筋，秘精坚髓，延年保命，却老还童，安魂定魄，换肌秘气，轻身壮阳，益寿住世。

天雄十两，长大者，以酒浸七日了，掘一地坑，以半称炭火烧坑通赤，速去炭火令净，以醋二升泼于地坑内候干，乘热便投天雄在内，以盆合土拥之，经宿取出，去皮、脐　磁石醋淬七次，更多为妙　朱砂飞研　泽泻洗，酒浸一宿，炙　牛膝去苗，酒浸，焙干　石斛去根，炙　苁蓉去皮，酒浸一宿，炙干　巴戟穿心者，各二两　茴香炒　肉桂去粗皮，各一两　家韭子微炒　菟丝子酒浸一伏时，蒸过，日干，杵，罗为末，去轻浮者，各五两　牡蛎大煅，捣为粉　紫梢花如无，以木贼代之，各三两　鹿茸用麻茸连顶骨者，先燎去毛令净，约三寸以来截断，酒浸一伏时，慢火炙令脆，半两　白龙骨一斤，黏舌者，细研如粉，以水飞过三度，日中晒干，用黑豆一斗，蒸一伏时，以夹绢袋盛，日晒干

上件一十六味，捣，罗为细末，炼酒、蜜各半和圆，如梧桐子大。每服三十圆，空心、晚食前，温酒下。常服补真气，壮阳道。

预知子圆　治心气不足，志意不定，神情恍惚，语言错妄，忪悸烦郁，愁忧惨戚，喜怒多恐，健忘少睡，夜多异梦，寤即惊魇，或发狂眩，暴不知人，并宜服之。

枸杞子净　白茯苓去皮　黄精蒸熟　朱砂研，水飞　预知子去皮　石菖蒲　茯神去木　人参去芦　柏子仁　地骨皮去土　远志去心　山药各等分

上件一十二味，捣，罗为细末，炼蜜圆，如龙眼核大，更以朱砂为衣。每服一圆，细嚼，人参汤下，不计时候。

〔绍兴续添方〕

安肾圆 治肾经久积阴寒，膀胱虚冷，下元衰惫，耳重唇焦，腰腿肿疼，脐腹撮痛，两胁刺胀，小腹坚疼，下部湿痒，夜梦遗精，恍惚多惊，皮肤干燥，面无光泽，口淡无味，不思饮食，大便溏泄，小便滑数，精神不爽，事多健忘。常服补元阳，益肾气。

肉桂去粗皮，不见火 川乌炮，去皮、脐，各十六两 桃仁麸炒 白蒺藜炒，去刺 巴戟去心 山药 茯苓去皮 肉苁蓉酒浸，炙 石斛去根，炙 萆薢 白术 破故纸各四十八两

上为末，炼蜜为圆，如梧桐子大。每服三十圆，温酒或盐汤下，空心、食前。小肠气，炒茴香盐酒下。

麝香鹿茸圆 益真气，补虚惫。治下焦伤竭，脐腹绞痛，两胁胀满，饮食减少，肢节烦疼，手足麻痹，腰腿沉重，行步艰难，目视茫茫，夜梦鬼交，遗泄失精，神情不爽，阳事不举，小便滑数，气虚肠鸣，大便自利，虚烦盗汗，津液内燥，并宜服。

鹿茸火燎去毛，酒浸，炙，七十两 熟干地黄净洗，酒浸，蒸，焙，十斤 附子炮，去皮、脐，一百四十个 牛膝去苗，酒浸一宿，焙，一斤四两 杜仲去粗皮，炒去丝，三斤半 五味子二斤 山药四斤 肉苁蓉酒浸一宿，三斤

上为末，炼蜜为圆，如梧桐子大，每一斤圆子用麝香末一钱为衣。每服二十粒，温酒下，盐汤亦得，食前服。嘉定十年十二月申明改正。

妙香散 治男子、妇人心气不足，志意不定，惊悸恐怖，悲忧惨戚，虚烦少睡，喜怒不常，夜多盗汗，饮食无味，

头目昏眩。常服补益气血，安神镇心。

麝香别研，一钱　木香煨，二两半　山药姜汁炙　茯神去皮、木　茯苓去皮，不焙　黄芪　远志去心，炒，各一两　人参　桔梗　甘草炙，各半两　辰砂别研，三钱

上为细末。每服二钱，温酒调服，不拘时候。

〔宝庆新增方〕

养气丹　治诸虚百损，脾元耗惫，真阳不固，三焦不和，上实下虚，中脘痰饮上攻，头目昏眩，八风五痹，或卒暴中风，痰潮上膈，言语謇涩，神昏气乱，状若瘫痪；及奔豚肾气上冲，胸腹连两胁膨胀刺痛不可忍者。阴阳上下，气不升降，饮食不进，面无精光，肢体浮肿，五种水气。脚气上冲，腰背倦痛。夜梦鬼交，觉来盗汗，胃冷心疼，小便滑数，牵引小腹，足膝缓弱，步履艰难。妇人血海久冷，赤白带下，岁久无子，及阴毒伤寒，面青舌卷，阴缩难言，四肢厥冷，不省人事者，急服百圆，用生姜、大枣煎汤灌之，即便回阳，命无不活。或触冒寒邪，霍乱吐泻，手足逆冷，六脉沉伏，唇口青黑，腹胁攻刺，及男子阳事痿怯，脚膝痠疼，腹脐虚鸣，大便自滑，兼疗膈胃烦壅，痰饮虚鸣，百药不愈者。常服助养真气，生阳逐阴，温平不僭，消磨冷滞，克化饮食，使五脏安宁，六腑调畅，百病不侵。出入道途，宜将此药随行，缓急服饵，大有功效。

禹余粮石火炼七次，醋淬七次，为末　紫石英火煅一次　赤石脂火煅一次，各半斤　代赭石火煅七次，醋淬七次，为末，一斤　磁石火煅十次，醋淬十次，半斤

以上五石各贮之，各研为细末，又以水研之。挹其清者，置之纸上，纸用筲箕盛，欲使细末在纸上，而水滴在

下，挹尽而止。既干，各用藏瓶盛贮，以盐水纸筋和泥固济，阴干。以好硬炭五十斤分为五处，每一处用炭十斤，烧红作一炉子，煅此五药，以纸灰盖之。两日后，火尽灰冷，则再煅，如此三次，埋地坑内两日，出火毒，再研，入后药：

附子炮，去皮、脐，二两　肉苁蓉净洗，酒浸一宿，焙干，一两半　当归酒浸一宿，焙干　茴香炒　破故纸酒炒香熟　木香不见火　肉桂去粗皮　巴戟盐汤浸，打，去心　肉豆蔻面裹，煨　丁香　山药　鹿茸酥炙　白茯苓去皮　沉香　远志去心，各一两

以上各如法修制，同研为末，却入：

乳香别研　五灵脂去砂，别研　没药去砂石，研，各一两

以上三味，入众药同研，却入：

朱砂或煅或蒸　阳起石略煅，或只用酒煮　钟乳粉各一两

以上三味别研，临时入。

上同入研，过罗为细末，用糯米粉煮糊为圆，每两作五十圆，阴干，入布袋内，擦令光莹。每服五圆至十圆，空心，用温酒吞下，或姜盐汤，或枣汤下亦可，妇人用艾醋汤吞下。

朴附圆　治脾元虚弱，饮食迟化，食必多伤，腹痛肠鸣，脏腑滑泄，昼夜无度，胃气虚损，不美饮食，呕哕恶涎。此药性温，兼治翻胃恶心，及久患脾泄冷泻之人，最宜服此。

厚朴去粗皮，姜汁制　附子炮，去皮，各一斤　神曲炒，八两　干姜炮，三斤

上为细末，酒煮面糊圆，如梧桐子大。每服三十圆，空心、食前，米饮或盐汤下亦得。

川楝散 治膀胱，小肠气痛，脐下撮疼，上冲心腹，面色萎黄，脚下隐痛，四肢倦怠，不思饮食，夜多旋溺，外肾瘙痒。

川楝子蒸，去皮、核 破故纸炒 茴香炒，各四两 干姜炮，一两 胡芦巴酒浸，炒，三两 附子炮，去皮、脐，一两半

上为细末。每服二钱，空心、食前，热酒调下。

双和汤 治男子、妇人五劳、六极、七伤心肾俱虚，精血气少，遂成虚劳，百骸枯瘁，四肢倦怠，寒热往来，咳嗽咽干，行动喘乏，面色萎黄，略有所触，易成他疾。或伤于冷，则宿食不消，脾疼腹痛，泻痢吐逆；或伤于热，则头旋眼晕，痰涎气促，五心烦热；或因饥饱动作，喜怒惊恐，病随而至，或虚胀而不思食，或多食而不生肌肉，心烦则虚汗盗汗，一切虚劳不敢服燥药者，并宜服之。常服调中养气，益血育神，和胃进食，补虚损。

白芍药七两半 当归洗，酒浸 黄芪蜜炙 川芎 熟地黄净洗，酒蒸，各三两 甘草炙 肉桂去皮，不见火，各二两二钱半

上为细末。每服二钱，水一盏半，生姜三片，枣子一枚，煎至六分，空心、食前服。忌生冷、果子等物。

平补镇心丹 治丈夫、妇人心气不足，志意不定，神情恍惚，夜多异梦，忪悸烦郁，及肾气伤败，血少气多，四肢倦怠，足胫痠疼，睡卧不稳，梦寐遗精，时有白浊，渐至羸瘦。又方见后。

酸枣仁去皮，隔纸炒，二钱半 车前子去土，碾破 白茯

苓去皮　五味子去枝、梗　肉桂去粗皮，不见火　麦门冬去心　茯神去皮，各一两二钱半　天门冬去心　龙齿　熟地黄洗，酒蒸　山药姜汁制，各一两半　人参去芦，半两　朱砂细研为衣，半两　远志去心　甘草炙，一两半

上为末，炼蜜圆，如梧桐子大。每服三十圆，空心，饭饮下，温酒亦得，加至五十圆。常服益精髓，养气血，悦色驻颜。

翰林刘活庵云：平补镇心丹方有二，此方有五味子、白茯苓、车前子、肉桂、人参、酸枣仁，非惟可以治心气不足，而白浊消渴尤为切要之药。《局方》无此六味，却有生地黄、苦梗、柏子仁、石菖蒲、当归，只宜治心气不足，肾气伤败，血少气多耳。

十四味建中汤　治荣卫不足，腑脏俱伤，积劳虚损，形体羸瘠，短气嗜卧，寒热头痛，咳嗽喘促，吐呕痰沫，手足多冷，面白脱色，小腹拘急，百节尽疼，夜卧汗多，梦寐惊悸，小便滑利，大便频数，失血虚极，心忪面黑，脾肾久虚，饮食失亏。

当归去芦，酒浸，焙干　白芍药锉　白术锉，洗　甘草炙　人参去芦　麦门冬去心　川芎洗净　肉桂去粗皮　附子炮，去皮、脐　肉苁蓉酒浸一宿　半夏汤洗七次　黄芪炙　茯苓去皮　熟地黄洗去土，酒蒸一宿，焙干，各等分

上㕮咀，为粗散。每服三钱，水一盏半，生姜三片，枣子一枚，煎至一盏，去滓，食前温服。

思仙续断圆　治脾肾风虚，毒气流注，腿膝痠疼，艰于步履，小便遗沥，大便后重。此药补五脏内伤，调中益精凉血，坚强筋骨，益智轻身耐老。

木瓜去瓤，三两　续断　萆薢各六两　牛膝洗，去芦，酒浸一宿，焙　薏苡仁炒，各四两　川乌炮，去皮、脐　防风去芦、叉　杜仲去皮，姜炒丝断，各二两

上为末，醋糊圆。每服三十至五十圆，空心、食前，温酒、盐汤任下。

黄芪六一汤　大治男子、妇人诸虚不足，肢体劳倦，胸中烦悸，时常焦渴，唇口干燥，面色萎黄，不能饮食。或先渴而欲发疮疖，或病痈疽而后渴者，尤宜服此。常服平补气血，安和脏腑。

黄芪去芦，蜜炙，六两　甘草炙，一两

上㕮咀。每二钱，水一盏，枣一枚，煎至七分，去滓，温服，不拘时。

木瓜圆　治肾经虚弱，腰膝沉重，腿脚肿痒，注破生疮，脚心隐痛，筋脉拘挛，或腰膝缓弱，步履艰难，举动喘促，面色黧黑，大小便秘涩，饮食减少，无问新久，并宜服之。

狗脊去毛，六两　大艾去梗，四两，糯米糊调成饼，焙干，为末　木瓜去瓤，四两　天麻去芦　当归酒浸，制　萆薢　苁蓉去芦，酒浸　牛膝洗去土，酒浸一宿，各二两

上为细末，炼蜜为圆，如梧桐子大。每服二十圆，渐加至三十圆，空心、食前，温酒吞下，盐汤亦可。

茱萸内消圆　治肾与膀胱经虚，为邪气所搏，结成寒疝，伏留不去，脐腹疞刺，小肠气痛，奔豚痃癖，疼不可忍，阴核偏大，肤囊痈肿，结硬牵急，重大滋长，瘙痒疼痛，时出黄水，疮疡腰腿沉重，足胫肿满，行步艰难，累经治疗，不见减瘥，服之渐渐内消。不动大肠，亦不搜绞，补虚消

疝，温养肾经。此药不热，无毒，若志心服饵，其效如神。

吴茱萸汤洗七次，焙　陈皮去白　川楝蒸，去皮、核　肉桂去粗皮，不见火　马蔺花醋炙　青皮去白　山药焙　茴香炒　山茱萸去核，各二两　木香不见火，一两

上为细末，酒糊圆，如梧桐子大。每服三十圆至五十圆，空心，温酒或盐汤吞下。

青娥圆　治肾气虚弱，风冷乘之，或血气相搏，腰痛如折，起坐艰难，俯仰不利，转侧不能，或因劳役过度，伤于肾经，或处卑湿，地气伤腰，或坠堕伤损，或风寒客搏，或气滞不散，皆令腰痛，或腰间似有物重坠，起坐艰辛者，悉能治之。又方见后。

胡桃去皮、膜，二十个　蒜熬膏，四两　破故纸酒浸，炒，八两　杜仲去皮，姜汁浸，炒，十六两

上为细末，蒜膏为圆。每服三十圆，空心，温酒下。妇人淡醋汤下。常服壮筋骨，活血脉，乌髭须，益颜色。

〔淳祐新添方〕

接气丹　治真元虚惫，阴邪独盛，阳气暴绝，或大吐大泻，久痢虚脱等病。余同黑锡丹治状，此药尤佳。

沉香一两　硫黄如黑锡丹砂子结，放冷，研为细末　黑锡去滓称，各二两　牛膝酒浸　白术焙　苁蓉酒浸，各半两　丁香三钱　川楝子去核用肉　木香　茴香炒　肉豆蔻煨　破故纸炒　桂心去粗皮　附子炮，去皮、脐　胡芦巴炒　阳起石煅，各一两

上件药，并砂子四两，并捣为细末，和停，用糯米粉酒煮糊为圆，如梧桐子大。温酒、盐汤空心吞下五十圆。

宁志膏　治心脏亏虚，神志不守，恐怖惊惕，常多恍

惚，易于健忘，睡卧不宁，梦涉危险，一切心疾，并皆治之。

酸枣仁微炒，去皮　人参各一两　辰砂研细水飞，半两　乳香以乳钵坐水盆中研，一分

上四味研和停，炼蜜圆，如弹子大。每服一粒，温酒化下，枣汤亦得，空心、临卧服。

三仙丹又名长寿圆　治肾经虚寒，元气损弱，神衰力怯，目暗耳聋。常服补实下经，温养脾胃，壮气搜风，驻颜活血，增筋力，乌髭须。

川乌头一两，生，去皮，锉作骰子块，用盐半两，同炒黄色，去盐　茴香净称三两，炒令香透　苍术二两，米泔浸一宿，刮去皮，切碎，取葱白一握，同炒黄色，去葱

上为细末，酒煮面糊圆，如梧桐子大。每服五、七十圆，空心，温酒、盐汤任下。

乐令建中汤　治血气劳伤，五脏六腑虚损，肠鸣神倦，荣卫不和。退虚热，除百病。

前胡　细辛　黄芪蜜涂炙　人参　桂心　橘皮去白　当归洗去土　白芍药　茯苓去皮　麦门冬去心　甘草炙，各一两　半夏汤洗七次，切，七钱半

上㕮咀。每服四钱，姜四片，枣一个，水一盏，煎至七分，去滓，微热服，不拘时候。

金铃子圆　治肾气发动，牵引疼痛，脐腹弦急，攻冲不定。

金铃子去核，炒，四两　益智仁　胡芦巴炒　石菖蒲　破故纸炒　茴香炒　巴戟去心，各二两　木香　白茯苓去皮　陈皮去白，各一两

上为末，酒煮面糊为圆，如梧子大。每五十圆，盐汤、

温酒任下。

〔吴直阁增诸家名方〕

张走马玉霜圆 疗男子元阳虚损，五脏气衰，夜梦遗泄，小便白浊，脐下冷疼，阳事不兴，久无子息，渐致瘦弱，变成肾劳，眼昏耳鸣，腰膝痠疼，夜多盗汗，并宜服之，自然精元秘固，内施不泄，留浊去清，精神安健。如妇人宫脏冷，月水不调，赤白带漏，久无子息，面生皯黵，发退不生，肌肉干黄，容无光泽，并宜服此药。

大川乌用蚌粉半斤同炒，候裂，去蚌粉不用 川楝子麸炒，各八两 破故纸炒 巴戟去心，各四两 茴香焙，六两

上件碾为细末，用酒打面糊为圆，如梧桐子大。每服三、五十圆，用酒或盐汤下，空心、食前。

降心丹 心肾不足，体热盗汗，健忘遗精，及服热药过多，上盛下虚，气血不降，小便赤白，稠浊不清。常服镇益心神，补虚养血，益丹田，秘精气。

熟干地黄净洗，酒浸，蒸，焙干 天门冬去心 麦门冬去心，各三两 茯苓去皮 人参 远志甘草煮，去芦、骨 茯神 山药各二两 肉桂去粗皮，不见火 朱砂研飞，各半两 当归去芦，洗，焙，三两

上为末，炼蜜为圆，如梧桐子大。每服三十圆，煎人参汤吞下。

黄芪鳖甲散 治虚劳客热，肌肉消瘦，四肢倦怠，五心烦热，口燥咽干，颊赤心忡，日晚潮热，夜有盗汗，胸胁不利，减食多渴，咳唾稠黏，时有脓血。

人参 肉桂去粗皮 苦梗各一两六钱半 生干地黄洗，焙干，三两三钱 半夏煮 紫菀去芦 知母 赤芍药

黄芪　甘草爁　桑白皮各二两半　天门冬去心，焙　鳖甲去裙，醋炙，各五两　秦艽去芦　白茯苓焙　地骨皮去土　柴胡去芦，各三两三钱

上锉为粗末。每服二大钱，水一盏，煎至七分，去滓，温服，食后。

四神丹　治百病，补五脏，远疫疠，却岚瘴，除尸疰蛊毒，辟鬼魅邪气。大治男子、妇人真元虚损，精髓耗伤，形羸气乏，中满下虚，致水火不交，及阴阳失序，精神困倦，面色枯槁，亡血盗汗，遗沥失精，大便自利，小便滑数，梦寐惊恐，阳事不举，腰腿沉重，筋脉拘挛，及治一切沉寒痼冷，痃癖疝瘕，脐腹绞痛，久泻久痢，伤寒阴证，脉候沉微，身凉自汗，四肢厥冷。妇人百病，胎脏久冷，绝孕无子，赤白带下，月候不调，服诸药久不瘥，悉皆主之。此丹假阴阳造化之功，得天地中和之气，即与寻常一煅一炼僭燥丹药功效不同。此丹活血实髓，安魂定魄，悦泽颜色，轻身保寿。苟不恃药力纵情欲，久久服之，可通仙道。

雄黄　雌黄　硫黄　朱砂各五两

上件研细，入瓷盒内，将马鞭草为末，盐泥固济，慢火四围烧煅，一日一夜取出，再研细末，以糯米粽研为糊，圆如豆大。每服一粒，绝早空心，新汲水吞下。妊妇不可服。忌羊血、葵菜。

十全大补汤　治男子、妇人诸虚不足，五劳七伤，不进饮食，久病虚损，时发潮热，气攻骨脊，拘急疼痛，夜梦遗精，面色萎黄，脚膝无力，一切病后气不如旧，忧愁思虑伤动血气，喘嗽中满，脾肾气弱，五心烦闷，并皆治之。此药性温不热，平补有效，养气育神，醒脾止渴，顺正辟邪，

温暖脾肾，其效不可具述。

人参　肉桂去粗皮，不见火　川芎　地黄洗酒，蒸，焙　茯苓焙　白术焙　甘草炙　黄芪去芦　川当归洗，去芦　白芍药各等分

上一十味，锉为粗末。每服二大钱，水一盏，生姜三片，枣子二个，同煎至七分，不拘时候温服。

秦艽鳖甲散　治男子、妇人气血劳伤，四肢倦怠，肌体消弱，骨节烦疼，头昏颊赤，肢体枯槁，面色萎黄，唇焦口干，五心烦热，痰涎咳嗽，腰背引痛，乍起乍卧，梦寐不宁，神情恍惚，时有盗汗，口苦无味，不美饮食；及治山岚瘴气，寒热往来，并能治之。

荆芥去梗　贝母去心　天仙藤　前胡去芦　青皮去白　柴胡去芦　甘草炙　陈皮去白　秦艽去芦，洗　鳖甲去裙，醋炙，各一两　干葛二两，焙　白芷　肉桂去粗皮　羌活各半两

上为细末。每服二钱，水一盏，生姜三片，同煎至八分，稍热服，不拘时候，酒调亦得。常服养气血，调荣卫，解倦怠。

沉香鳖甲散　治男子、妇人五劳七伤，气血虚损，腰背拘急，手足沉重，百节痠疼，面色黑黄，肢体倦怠，行动喘乏，胸膈不快，咳嗽痰涎，夜多异梦，盗汗失精，嗜卧少力，肌肉瘦瘁，不思饮食，日渐羸弱，一切劳伤，诸虚百损，并能治之。

干蝎二钱半　沉香不见火　人参去芦　木香不见火　巴戟去心　牛膝去芦，酒浸　黄芪去芦　白茯苓焙　柴胡　荆芥去梗　半夏姜汁浸二宿，炒　川当归去芦　秦艽去芦，

各半两　附子炮，去皮、脐　肉桂去粗皮　鳖甲醋浸，去裙，炙黄，各一两　羌活　熟干地黄净洗，酒洒，蒸，焙，各七钱半　肉豆蔻四个

上为细末。每服二钱，水一盏，葱白二寸，生姜三片，枣子二枚擘破，同煎至七分，空心、食前。

小菟丝子圆　治肾气虚损，五劳七伤，少腹拘急，四肢痠疼，面色黧黑，唇口干燥，目暗耳鸣，心忡气短，夜梦惊恐，精神困倦，喜怒无常，悲忧不乐，饮食无味，举动乏力，心腹胀满，脚膝痿缓，小便滑数，房室不举，股内湿痒，水道涩痛，小便出血，时有遗沥，并宜服之。久服填骨髓，续绝伤，补五脏，去万病，明视听，益颜色，轻身延年，聪耳明目。

石莲肉二两　菟丝子酒浸，研，五两　白茯苓焙，一两　山药二两，内七钱半打糊

上为细末，用山药糊搜和为圆，如梧桐子大。每服五十圆，温酒或盐汤下，空心服。如脚膝无力，木瓜汤下，晚食前再服。

〔续添诸局经验秘方〕

沉香鹿茸圆　治真气不足，下元冷惫，脐腹绞痛，胁肋虚胀，脚膝缓弱，腰背拘急，肢体倦怠，面无精光，唇口干燥，目暗耳鸣，心忡气短，夜多异梦，昼少精神，喜怒无时，悲忧不乐，虚烦盗汗，饮食无味，举动乏力，夜梦鬼交，遗泄失精，小便滑数，时有余沥，阴间湿痒，阳事不兴，并宜服之。

沉香一两　附子炮，去皮、脐，四两　巴戟去心，二两　鹿茸燎去毛，酒浸，炙，三两　熟干地黄净洗，酒洒，蒸，焙，六两

菟丝子酒浸，研，焙，五两

上件为细末，入麝香一钱半，别研入和匀，炼蜜为圆，如梧桐子大。每服四、五十粒，好酒或盐汤空心吞下。常服养真气，益精髓，明视听，悦色驻颜。

椒附圆 补虚壮气，温和五脏。治下经不足，内挟积冷，脐腹弦急，痛引腰背，四肢倦怠，面色黧黑，唇口干燥，目暗耳鸣，心忡短气，夜多异梦，昼少精神，时有盗汗，小便滑数，遗沥白浊，脚膝缓弱，举动乏力，心腹胀满，不进饮食，并宜服之。

附子炮，去皮、脐　川椒去目，炒出汗　槟榔各半两　陈皮去白　牵牛微炒　五味子　石菖蒲　干姜炮，各一两

上八味，锉碎，以好米醋于瓷器内用文武火煮，令干，焙为细末，醋煮面糊为圆，如梧桐子大。每服三十圆，盐酒或盐汤空心、食前吞下。妇人血海冷，当归酒下。泄泻，饭饮下。冷痢，姜汤下。赤痢，甘草汤下。极暖下元，治肾气亏乏，及疗腰疼。

平补镇心丹 治证与前平补镇心丹同。

熟干地黄　生干地黄　干山药　天门冬　麦门冬去心　柏子仁　茯神各四两（一本七两）　辰砂别研为衣　苦梗炒，各三两　石菖蒲节密者，十六两　远志去心，以甘草煮三、四沸，七两　当归去芦，六两　龙骨一两

上为细末，炼蜜为圆，如梧桐子大。每服三十圆，空心，饭饮吞下，温酒亦得，渐加至五十圆。宜常服，益精髓，养气血，明视听，悦色驻颜。

青娥圆 治证与前青娥圆同。

胡桃肉三十个，去皮、膜，别研如泥　补骨脂用芝麻同于

银器内炒熟　杜仲皮去粗皮，锉，麸炒黄色，去麸，乘热略杵碎，又用酒洒匀再炒，各六两

上为细末，入研药令匀，酒糊圆，如梧桐子大。每服三、五十圆，温酒、盐汤下，空心、食前服。

威喜圆　治丈夫元阳虚惫，精气不固，余沥常流，小便白浊，梦寐频泄，及妇人血海久冷，白带、白漏、白淫，下部常湿，小便如米泔，或无子息。

黄蜡四两　白茯苓去皮，四两，作块，用猪苓一分，同于瓷器内煮二十余沸，出，日干，不用猪苓

上以茯苓为末，熔黄蜡搜为圆，如弹子大。空心细嚼，满口生津，徐徐咽服，以小便清为度。忌米醋，只吃糠醋，切忌使性气。

远志圆　治丈夫、妇人心气不足，肾经虚损，思虑太过，精神恍惚，健忘多惊，睡卧不宁，气血耗败，遗沥泄精，小便白浊，虚汗盗汗，耳或聋鸣，悉主之。

远志去心，姜汁炒　牡蛎煅，取粉，各二两　白茯苓去皮　人参　干姜炮　辰砂别研，各一两　肉苁蓉净洗，切片，焙干，四两

上为细末，炼蜜为圆，如梧桐子大。每服三十粒，空心、食前，煎灯心盐汤下，温酒亦可。此药性温无毒，常服补益心肾，聪明耳目，定志安神，滋养气血。

小安肾圆　治肾气虚乏，下元冷惫，夜多旋溺，肢体倦怠，渐觉羸瘦，腰膝沉重，嗜卧少力，精神昏愦，耳作蝉鸣，面无颜色，泄泻肠鸣，眼目昏暗，牙齿蛀痛，并皆治之。

香附子　川乌　川楝子

以上各一斤，用盐四两，水四升同煮，候干，锉，焙。

熟干地黄八两　茴香十二两　川椒去目及闭口者，微炒出汗，四两

上六味，为细末，酒糊为圆，如梧桐子大。每服二十圆至三十圆，空心、卧服，盐汤、盐酒任下。常服补虚损，益下元。

三建丹　壮元阳，补真气。治劳伤虚损，下经衰竭，肾气不固，精溺遗失，脏腑自利，手足厥冷，或脉理如丝，形肉消脱，或恶闻食气，声嘶失音。

阳起石火煅通红　附子炮，去皮、脐　钟乳粉各等分

上为细末，和匀，用糯米糊为圆，如梧桐子大。每服二十圆至三十圆，米饮送下，食前服。忌豉汁、羊血。

伏火二气丹　治真元虚损，精髓耗伤，肾气不足，面黑耳焦，下虚上盛，头目眩晕，心腹刺痛，翻胃吐逆，虚劳盗汗，水气喘满，全不入食。妇人血气久冷，崩中漏下，癥瘕块癖。此药夺阴阳造化之功，济心肾交养之妙，大补诸虚。

硫黄四两　黑锡　水银　丁香不见火　干姜各半两

上先熔黑锡，后下水银，结砂子，与硫黄一处，再研成黑灰色，次入余药研匀，用生姜自然汁煮糊为圆，如梧桐子大。每服十粒至十五粒，浓煎生姜汤下，空心、食前。

灵砂　性温无毒，主五脏百病，益精养神，补气明目，安魂魄，通血脉，止烦满，杀邪魅。善治荣卫不交养，阴阳不升降，上盛下虚，头旋气促，心腹冷痛，翻胃吐逆，霍乱转筋，脏腑滑泄，赤白下痢。久服通神，轻身不老，令人心灵。此丹按仙经服饵之法，会五行符合之妙，体性轻清，不随烟焰飞走，男女老幼皆可服。

水银一斤　硫黄四两

上二味，用新铁铫炒成砂子，或有烟焰即以醋洒，候研细，入水火鼎，醋调赤石脂封口，铁线扎缚晒干，盐泥固济，用炭二十斤煅，如鼎子裂，笔蘸赤石脂频抹其处。火尽为度，经宿取出，研为细末，糯米糊为圆，如麻子大。每服三粒，空心，枣汤、米饮、井华水、人参汤任下，量病轻重增至五、七粒。忌猪、羊血、绿豆粉、冷滑之物。

上丹　养五脏，补不足，固真元，调二气，和荣卫，保神守中，久服轻身耐老，健力美食明目，降心火，交肾水，益精气。男子绝阳，庶事不兴。女子绝阴，不能妊娠。腰膝重痛，筋骨衰败，面色黧黑，心劳志昏，寤寐恍惚，烦愦多倦，余沥梦遗，膀胱邪热，五劳七伤，肌肉羸瘦，上热下冷，难任补药，服之半月，阴阳自和，容色肌肉光润悦泽。开心意，安魂魄，消饮食，养胃气。

五味子半斤　蛇床子　百部根酒浸一宿　菟丝子酒浸，别研　白茯苓　肉苁蓉酒浸　枸杞子　柏子仁别研　杜仲炒断丝　防风去叉　巴戟去心　山药　远志去心，各二两

上为末，蜜圆，如梧桐子大。食前，温酒、盐汤任下三十圆。春煎干枣汤；夏加五味子四两；四季月加苁蓉六两；秋加枸杞子六两；冬加远志六两。

鹿茸四斤圆　治肝肾虚热淫于内，致筋骨痿弱，不自胜持，起居须人，足不任地，惊恐战掉，潮热时作，饮食无味，不生气力，诸虚不足。

肉苁蓉酒浸　天麻　鹿茸燎去毛，酥炙　菟丝子酒浸通软，别研细　熟地黄　牛膝酒浸　杜仲酒浸　木瓜干各

等分

上为末，蜜圆，如梧桐子大。每服五十圆，温酒、米汤食前下。

玄兔丹 治三消渴利神药，常服禁遗精，止白浊，延年。

菟丝子酒浸通软，乘湿研，焙干，别取末，十两 五味子酒浸，别为末，称七两 白茯苓 干莲肉各三两

上为末，别碾干山药末六两，将所浸酒余者添酒煮糊，搜和得所，捣数千杵，圆如梧桐子大。每服五十圆，米汤下，空心、食前。

龙齿镇心丹 治心肾气不足，惊悸健忘，梦寐不安，遗精，面少色，足胫痠疼。

龙齿水飞 远志去心，炒 天门冬去心 熟地黄 山药各六两，炒 茯神 麦门冬去心 车前子炒 白茯苓 桂心 地骨皮 五味子各五两

上为末，蜜圆，如梧桐子大。每服三十圆至五十圆，空心，温酒、米汤任下。

羊肉圆 治真阳耗竭，下元伤惫，耳轮焦枯，面色黧黑，腰重脚弱，元气衰微。常服固真补气，益精驻颜。

川楝子炒 续断炒，去丝 茯苓 茴香 补骨脂炒 附子炮，去皮、脐 胡芦巴微炒，各三两 山药炒 桃仁麸炒，去皮、尖，别研 杏仁麸炒，去皮、尖，别研

上为末，精羊肉四两，酒煮烂，研极细，入面煮糊，圆如梧桐子大。盐汤、温酒空心任下三、五十圆。

苁蓉大补圆 治元脏虚惫，血气不足，白浊遗泄，自汗自利，口苦舌干，四肢羸瘦，妇人诸虚，皆主之。

木香炮　附子炮，去皮、脐　茴香炒　肉苁蓉酒浸　川椒炒去汗，各十两　巴戟去心　牛膝酒浸　白蒺藜炒，去刺　桃仁炒，去皮、尖　黄芪　泽泻　胡芦巴　五味子各五两　槟榔　天麻　桂心　川芎　羌活各二两

上为细末，蜜圆，如梧桐子大。盐酒、盐汤空腹任下三、五十圆。

十四友圆　补心肾虚，怔忡昏愦，神志不宁，睡卧不安。故经曰：脏有所伤，情有所倚，人不能知其病，则卧不安。

熟地黄　白茯苓　白茯神去木　人参　酸枣仁炒　柏子仁别研　紫石英别研　肉桂　阿胶蛤粉炒　当归　黄芪　远志汤浸，去心，酒洒，蒸，各一两　辰砂别研，一分　龙齿别研，二两

上为末，同别研四味炼蜜为圆，如梧桐子大。每服三十圆，食后枣汤下。

钟乳白泽圆　治丈夫诸虚百损，五劳七伤，真气不足，元脏不固，神志俱耗，筋力顿衰，头目眩晕，耳内虚鸣，心腹急痛，气逆呕吐，痰嗽喘促，胸膈胀闷，脾泄下痢，遗精便浊，厥冷自汗，脉微欲绝。妇人血海虚冷，崩漏不止，赤白带下，经候不调，脐腹时痛，面无颜色，饮食不进。但是一切虚劳之疾，并宜服之。

白檀香取末　滴乳香别研，各一两　阳起石煅令通红，研　附子炮，去皮、脐，各一两半　钟乳粉二两　麝香别研，一钱

上和匀，滴水搜成剂，分作六十圆。每服一圆，水一盏，煎化及七分盏，空心热服。如急病，不拘时。久服补

益精血，助阳消阴，安心神，定魂魄，延年增寿，起死回生。

三建汤　治真气不足，元阳久虚，寒邪攻冲，肢节烦疼，腰背痠痛，自汗厥冷，大便滑泄，小便白浊，及中风涎潮，不省人事，伤寒阴证，厥逆脉微，皆可服之。

天雄炮，去皮、脐　附子炮，去皮、脐　大川乌炮，去皮、脐，各等分

上为粗末。每服四钱，水二盏，生姜十五片，煎至八分，去滓，温服，不拘时候。

十全饮　治诸虚百损，荣卫不和，形体羸瘦，面色萎黄，脚膝痠疼，腰背倦痛，头眩耳重，口苦舌干，骨热内烦，心忪多汗，饮食进退，寒热往来，喘嗽吐衄，遗精失血。妇人崩漏，经候不调。凡病后未复旧，及忧虑伤动血气，此药平补有效，最宜服之。

熟干地黄　白茯苓　人参　桂去粗皮，不见火　川当归去芦　白芍药　川芎　白术　黄芪去芦　甘草炙，各等分

上为粗末。每服三钱，水一盏半，生姜三片，枣子一枚，煎至七分，去滓，温服，不拘时候。

治痼冷

附消渴

二气丹　助阳消阴，正气温中。治内虚里寒，冷气攻击，心胁脐腹胀满刺痛，泄利无度，呕吐不止，自汗时出，小便不禁，阳气渐微，手足厥冷，及伤寒阴证，霍乱转筋，久下冷痢，少气羸困，一切虚寒痼冷，并宜服之。

硫黄细研　肉桂去皮，为末，各一分　干姜炮，为末　朱

砂研为衣，各二钱　附子一枚大者，炮，去皮、脐，为末，半两

上并研匀，用细面糊为圆，如梧桐子大。每服三十圆，煎艾盐汤放冷下，空心、食前服。

崔氏乌头圆　治风冷邪气入乘心络，或腑脏暴感风寒，上乘于心，令人卒然心痛，或引背膂，乍瘥乍甚，经久不瘥，并宜服之。

附子炮，去皮、脐　川乌炮，去皮、脐　赤石脂各三两　蜀椒去目及闭口者，炒出汗　肉桂去粗皮　干姜炮，各二两

上六件，捣，罗细末，蜜和为圆，如梧桐子大。每服三圆，温酒下，觉至痛处，痛即止。若不止，加至五六圆，以知为度。若早朝服无所觉，至午时再服三圆，夜又服三圆。若久心痛，每旦服三圆，稍加至十圆，尽一剂遂终身不发。忌猪肉、生葱。

曹公卓钟乳圆　主五劳七伤，肺损气急。疗丈夫衰老，阳气绝，手足冷，心中少气，髓虚腰疼，脚痹体烦，口干不能食。此药下气消食，长肌和中，安五脏，除万病。

菟丝子酒浸，捣，焙　石斛去根，各一两　钟乳粉二两　吴茱萸汤洗七次，炒，半两

上为细末，炼蜜和圆，如梧桐子大。每服七圆，空心，温酒或温汤、米饮下，日再。服讫行数百步，饮温酒三合，复行二三百步，觉口胸内热稍定，即食干饭豆酱，过一日食如常，须暖将息。不得闻见尸秽等气，亦不可食粗、臭、陈恶食。初服七日内勿为阳事，过七日后任性，然亦不宜伤多。服过半剂觉有效，即相续服三剂，终身更无所忌。

金液丹　固真气，暖丹田，坚筋骨，壮阳道，除久寒痼冷，补劳伤虚损。治男子腰肾久冷，心腹积聚，胁下冷癖，

腹中诸虫，失精遗溺，形羸力劣，脚膝疼弱，冷风顽痹，上气衄血，咳逆寒热，霍乱转筋，虚滑不利。又治痔瘘、湿䘌生疮，下血不止，及妇人血结寒热，阴蚀、疽、痔。

硫黄净拣去砂石，十两，研细飞过，用瓷盒子盛，以水和赤石脂封口，以盐泥固济，晒干，地内先埋一小罐子，盛水令满，安盒子在上，用泥固济讫，慢火养七日七夜，候足，加顶火一斤煅，候冷取出，研为细末

上药末一两，用蒸饼一两，汤浸，握去水，搜为圆，如梧桐子大。每服三十圆，多至百圆，温米饮下，空心服之。又治伤寒阴证，身冷脉微，手足厥逆，或吐或利，或自汗自止，或小便不禁，不拘圆数，宜并服之，得身热脉出为度。

橘皮煎圆 治久虚积冷，心腹疼痛，呕吐痰水，饮食减少，胁肋虚满，脐腹弦急，大肠虚滑，小便利数，肌肤瘦悴，面色萎黄，肢体怠惰，腰膝缓弱，及治痃癖积聚，上气咳嗽，久疟久利，肠风痔瘘。妇人血海虚冷，赤白带下，久无子息，并宜服之。

当归去芦，先焙 萆薢 厚朴去粗皮，姜汁制 肉苁蓉酒浸，微炙，切，焙干 肉桂去粗皮 附子炮，去皮、脐 巴戟去心 阳起石酒浸，焙干，研如粉 石斛去根 牛膝去芦，酒浸 杜仲去皮，姜汁炙 吴茱萸水淘去浮者，焙干 鹿茸茄子者，燎去毛，劈开，酒浸，炙干 干姜炮 菟丝子酒浸，焙，捣 三棱煨熟，乘热捣碎，各三两 甘草炙一两 陈橘皮净洗，焙，为末，十五两

上为细末，用酒五升，于银、石器内将橘皮末煎熬如饧，却将诸药末入在内，一处搅和搜匀，仍入臼内，捣五百杵，圆如梧桐子大。每服二十圆，空心，温酒下，盐汤

亦得。

附子理中圆 治脾胃冷弱，心腹绞痛，呕吐泄利，霍乱转筋，体冷微汗，手足厥寒，心下逆满，腹中雷鸣，呕哕不止，饮食不进，及一切沉寒痼冷，并皆治之。

附子炮，去皮、脐 人参去芦 干姜炮 甘草炙 白术各三两

上为细末，用炼蜜和为圆，每两作一十圆。每服一圆，以水一盏化破，煎至七分，稍热服之，空心、食前。

北亭圆 治脾元气弱，久积阴冷，心腹胁肋胀满刺痛，面色青黄，肌体瘦弱，怠惰嗜卧，食少多伤，噫气吞酸，哕逆恶心，腹中虚鸣，大便泄利，胸膈痞塞，食饮不下，呕哕霍乱，体冷转筋，及五膈五噎，痃癖瘕聚，翻胃吐食，久痛久痢，并皆治之。

缩砂仁 胡椒 肉桂去粗皮 厚朴去粗皮，姜汁炙 附子炮，去皮、脐 川芎 当归去芦，锉碎 陈皮去白 干姜炮 甘草炙，各四两 青盐别研 北亭即硇砂也，醋淘去砂石，别研，各二两 白术别研，三两 五味子拣，一两半 阿魏醋化，去砂石，半两

上为末，用银、石锅内入好酒、醋五升，白沙蜜一十两，先下北亭、阿魏、青盐三味，并好头面一升，同煎稠黏，便下药末半斤以来，更煎如稀面糊，渐渐入药末煎得所，离火取出，更以干药末和搜成剂，更捣一千杵，圆如梧桐子大。每服十五圆，微嚼破，用生姜盐汤下，温酒亦得，空心服之。忌羊血、豉汁。

〔**绍兴续添方**〕

沉香荜澄茄散 治下经不足，内挟积冷，脐腹弦急，

痛引腰背，面色萎黄，手足厥冷，胁肋虚满，精神困倦，脏腑自利，小便滑数。

附子炮，去皮、脐，四两　沉香　荜澄茄　胡芦巴微炒　肉桂去粗皮　茴香舶上者，微炒　补骨脂微炒　巴戟天去心　木香　川楝炮，去核，各一两　川乌炮，去皮、脐，半两　桃仁去皮、尖，麸炒，二两

上同为细末。每服二钱，水一大盏，入盐末少许，煎八分，去滓，稍热服之。如盲肠、小肠一切气痛，服之有效。空心、食前服。

〔宝庆新增方〕

清心莲子饮　治心中蓄积，时常烦躁，因而思虑劳力，忧愁抑郁，是致小便白浊，或有沙膜，夜梦走泄，遗沥涩痛，便赤如血；或因酒色过度，上盛下虚，心火炎上，肺金受克，口舌干燥，渐成消渴，睡卧不安，四肢倦怠，男子五淋，妇人带下赤白；及病后气不收敛，阳浮于外，五心烦热。药性温平，不冷不热，常服清心养神，秘精补虚，滋润肠胃，调顺血气。

黄芩　麦门冬去心　地骨皮　车前子　甘草炙，各半两　石莲肉去心　白茯苓　黄芪蜜炙　人参各七两半

上锉散。每三钱，麦门冬十粒，水一盏半，煎取八分，去滓，水中沉冷，空心、食前服。发热加柴胡、薄荷煎。

独活寄生汤　治肾气虚弱，腰背疼痛，此病因卧冷湿地当风所得，不时速治，流入脚膝，为偏枯冷痹，缓弱疼重，或腰痛脚重挛痹，宜急服此。

独活三两　桑寄生《古今录验》用续断，即寄生亦名，非正续断　当归酒浸，焙干　白芍药　熟地黄酒浸，蒸　牛膝去

芦，酒浸　细辛去苗　白茯苓去皮　防风去芦　秦艽去土　人参　桂心不见火　芎䓖　杜仲制，炒断丝　甘草炙，各二两

上为锉散。每服四大钱，水一盏半，煎七分，去滓，空心服。气虚下痢，除地黄。并治新产腹痛不得转动，及腰脚挛痛痹弱，不得屈伸。此汤最能除风消血。《肘后方》有附子一枚，无寄生、人参、甘草、当归。近人将治历节风并脚气流注，甚有效。

〔淳祐新添方〕

人参养荣汤　治积劳虚损，四肢沉滞，骨肉痠疼，吸吸少气，行动喘啜，小腹拘急，腰背强痛，心虚惊悸，咽干唇燥，饮食无味，阴阳衰弱，悲忧惨戚，多卧少起，久者积年，急者百日，渐至瘦削，五脏气竭，难可振复。又治肺与大肠俱虚，咳嗽下痢，喘乏少气，呕吐痰涎。

白芍药三两　当归　陈皮　黄芪　桂心去粗皮　人参　白术煨　甘草炙，各一两　熟地黄制　五味子　茯苓各七钱半　远志炒，去心，半两

上锉散。每服四钱，水一盏半，生姜三片，枣子二枚，煎至七分，去滓，温服。便精遗泄，加龙骨一两。咳嗽，加阿胶甚妙。

鹿茸大补汤　治男子、妇人诸虚不足，产后血气耗伤，一切虚损。

鹿茸制　黄芪蜜炙　当归酒浸　白茯苓去皮　苁蓉酒浸　杜仲炒去丝，各二两　人参　白芍药　肉桂　石斛酒浸，蒸，焙　附子炮　五味子　半夏　白术煨，各一两半　甘草半两　熟干地黄酒蒸，焙，三两

上㕮咀。每服四钱，姜三片，枣一个，水一盏，煎七分，

空心热服。

养肾散 治肾气虚损，腰脚节骨疼痛，膝胫不能屈伸，久病脚膝缓弱。每服用一字，空心，豆淋酒下，服讫麻痹少时，须臾疾随药气顿愈。骨中痛，嚼胡桃肉，酒调下，甚者三、五服。风、寒、湿悉治之。

全蝎半两　天麻三钱　苍术制，一两　附子炮，去皮、脐　草乌头生，去皮、脐，各二钱

上为细末。空心，温酒调下。

参香散 治心气不宁，诸虚百损，肢体沉重，情思不乐，夜多异梦，盗汗失精，恐怖烦悸，喜怒无时，口干咽燥，渴欲饮水，饮食减少，肌肉瘦瘁，渐成劳瘵。常服补精血，调心气，进饮食，安神守中，功效不可具述。

人参　山药　黄芪制　白茯苓去皮　石莲肉去心　白术煨，各一两　乌药　缩砂仁　橘红　干姜炮，各半两　丁香　南木香　檀香各一分　沉香二钱　甘草炙，三分

上为锉散。每服四钱，水一大盏，生姜三片，枣一个，煎七分，去滓，空心服（一法有炮附子半两）。

〔吴直阁增诸家名方〕

震灵丹 紫府元君南岳魏夫人方，出《道藏》，一名紫金丹　此丹不犯金石飞走有性之药，不僭不燥，夺造化冲和之功。大治男子真元衰惫，五劳七伤，脐腹冷疼，肢体痠痛，上盛下虚，头目晕眩，心神恍惚，血气衰微，及中风瘫缓，手足不遂，筋骨拘挛，腰膝沉重，容枯肌瘦，目暗耳聋，口苦舌干，饮食无味，心肾不足，精滑梦遗，膀胱疝坠，小肠淋沥，夜多盗汗，久泻久痢，呕吐不食，八风五痹，一切沉寒痼冷，服之如神。及治妇人血气不足，崩漏虚损，带下

久冷，胎脏无子，服之无不愈者。

禹余粮火煅、醋淬不计遍，以手捻得碎为度　紫石英　赤石脂　丁头代赭石如禹余粮炮制，各四两

以上四味，并作小块，入甘锅内，盐泥固济，候干，用炭一十斤煅通红，火尽为度，入地坑埋，出火毒二宿。

滴乳香别研　五灵脂去沙石，研　没药去沙石，研，各二两　朱砂水飞过，一两

上件前后共八味，并为细末，以糯米粉煮糊为圆，如小鸡头大，晒干出光。每一粒，空心，温酒下，冷水亦得。常服镇心神，驻颜色，温脾肾，理腰膝，除尸疰蛊毒，辟鬼魅邪疠。久服轻身，渐入仙道。忌猪、羊血，恐减药力。妇人醋汤下，孕妇不可服。极有神效，不可尽述。

来复丹　铁瓮城八角杜先生方，一名正一丹　此药配类二气，均调阴阳，夺天地冲和之气，乃水火既济之方，可冷可热，可缓可急。善治荣卫不交养，心肾不升降，上实下虚，气闭痰厥，心腹冷痛，脏腑虚滑，不问男女老幼，危急之证，但有胃气，无不获安，补损扶虚，救阴助阳，为效殊胜。

硝石一两，同硫黄并为细末，入定锅内，以微火慢炒，用柳篦子不住手搅，令阴阳气相入，不可火太过，恐伤药力，再研极细，名二气末　太阴玄精石研飞　舶上硫黄用透明不夹沙石者，各一两　五灵脂须择五台山者，用水澄去沙石，日干　青皮去白　陈皮去白，各二两

上用五灵脂、二橘皮为细末，次入玄精石末及前二气末，拌匀，以好滴醋打糊为圆，如豌豆大。每服三十粒，空心，粥饮吞下，甚者五十粒。小儿三五粒，新生婴儿一粒。

小儿慢惊风或吐利不止变成虚风搐搦者，非风也，胃气欲绝故也，用五粒研碎，米饮送下。老人伏暑迷闷，紫苏汤下。妇人产后血逆，上抢闷绝，并恶露不止，及赤白带下，并用醋汤下。常服和阴阳，益精神，散腰肾阴湿，止腹肋冷疼，立见神效。应诸疾不辨阴阳证者，并宜服之，灵异不可具纪。

养正丹 出宝林真人谷伯阳《伤寒论》中，一名交泰丹 却邪辅正，助阳接真。治元气虚亏，阴邪交荡，正气乖常，上盛下虚，气不升降，呼吸不足，头旋气短，心神怯弱，梦寐惊悸，遍体盗汗，腹痛腰疼；或虚烦狂言，口干上喘，翻胃吐食，霍乱转筋，咳逆不定。又治中风涎潮，不省人事，阳气欲脱，四肢厥冷。如伤寒阴盛，自汗唇青脉沉，最宜服之。及妇人产后，血气身热，月候不均，带下腹痛，悉能治疗。常服济心火，强肾水，进饮食。

水银　硫黄研细　朱砂研细　黑锡去滓，称，与水银结砂，各一两

上用黑盏一只，火上熔黑锡成汁，次下水银，以柳枝子搅匀，次下朱砂，搅令不见星子，放下少时，方入硫黄末，急搅成汁和匀。如有焰，以醋洒之，候冷取出，研如粉，极细，用糯米粉煮糊为圆，如绿豆大。每服二十圆，加至三十粒，盐汤下。此药升降阴阳，既济心肾，空心、食前，枣汤送下，神效不可具述。

黑锡丹 丹阳慈济大师受神仙桑君方。　治脾元久冷，上实下虚，胸中痰饮，或上攻头目彻痛，目瞪昏眩，及奔豚气上冲，胸腹连两胁膨胀刺痛不可忍，气欲绝者；及阴阳气上下不升降，饮食不进，面黄羸瘦，肢体浮肿，五种水

气，脚气上攻；及牙龈肿痛，满口生疮，齿欲落者；兼治脾寒心痛，冷汗不止；或卒暴中风，痰潮上膈，言语艰涩，神昏气乱，喉中痰响，状似瘫痪，曾用风药吊吐不出者，宜用此药百粒，煎姜、枣汤灌之，压下风涎，即时苏省，风涎自利。或触冒寒邪，霍乱吐泻，手足逆冷，唇口青黑；及男子阳事痿怯，脚膝痠软，行步乏力，脐腹虚鸣，大便久滑；及妇人血海久冷，白带自下，岁久无子，血气攻注头面四肢，并宜服之。兼疗膈胃烦壅，痰饮虚喘，百药不愈者。常服克化饮食，养精神，生阳逐阴，消磨冷滞，除湿破癖，不动真气，使五脏安宁，六腑调畅，百病不侵。

歌曰：阴损阳衰实可伤，纵调荣卫亦难将。气羸血运痰生者，试听桑君为发扬。

又歌：夫妻合会功成四，铃子沉香一两赊。木附胡芦阳起破，桂茴肉豆等无差。梧桐酒糊精修炼，返老还童事可嘉。

沉香镑　附子炮，去皮、脐　胡芦巴酒浸，炒　阳起石研细水飞　茴香舶上者，炒　破故纸酒浸，炒　肉豆蔻面裹，煨　金铃子蒸，去皮、核　木香各一两　肉桂去皮，只须半两　黑锡去滓称　硫黄透明者结砂子，各二两

上用黑盏或新铁铫内，如常法结黑锡、硫黄砂子，地上出火毒，研令极细，余药并杵，罗为细末，都一处和匀入研，自朝至暮，以黑光色为度，酒糊圆，如梧桐子大，阴干，入布袋内，擦令光莹。每服三四十粒，空心，姜盐汤或枣汤下，妇人艾醋汤下。

玉华白丹　唐冲虚先生三品制炼方，曾经进宣政间，系上品丹。　清上实下，助养根元，扶衰救弱，补益脏腑。治

五劳七伤，夜多盗汗，肺痿虚损，久嗽上喘，霍乱转筋，六脉沉伏，唇口青黑，腹胁刺痛，大肠不固，小便滑数，梦中遗泄，肌肉瘦瘁，目暗耳鸣，胃虚食减，久疟久痢，积寒痼冷，诸药不愈者，服之如神。

白石脂净瓦阁起，火煅红，研细，水飞　左顾牡蛎七钱，洗，用韭叶捣，盐泥固济，火煅取白者　阳起石用甘锅于大火中煅令通红，取出，酒淬，放阴地令干，各半两　钟乳粉炼成者，一两

上四味，各研令极细如粉方拌和作一处，令匀，研一、二日，以糯米粉煮糊为圆，如鸡头大，入地坑出火毒一宿。每服一粒，空心，浓煎人参汤放冷送下，熟水亦得。常服温平，不僭不燥，泽肌悦色，祛除宿患。妇人久无妊者，以当归、熟地黄浸酒下，便有符合造化之妙。或久冷、崩带、虚损，脐腹撮痛，艾醋汤下。服毕以少白粥压之。忌猪、羊血，绿豆粉，恐解药力。尤治久患肠风脏毒。

〔续添诸局经验秘方〕

金锁正元丹　治真气不足，元脏虚弱，四肢倦怠，百节痠疼，头昏眩痛，目暗耳鸣，面色黄黑，鬓发脱落，头皮肿痒，精神昏困，手足多冷，心胸痞闷，绕脐切痛，膝胫痠疼，不能久立；或脚弱隐痛，步履艰难，腰背拘急，不能俯仰，腹痛气刺，两胁虚胀，水谷不消，大便不调，呕逆恶心，饮食减少，恍惚多忘，气促喘乏，夜多异梦，心忪盗汗，小便滑数，遗精白浊，一切元脏虚冷之病，并能治之。

五倍子　茯苓去皮，各八两　紫巴戟去心，十六两　补骨脂酒浸，炒，十两　肉苁蓉净洗，焙干　胡芦巴炒，各一斤　龙骨　朱砂别研，各三两

上为细末，入研药令匀，酒糊为圆，如梧桐子大。每服十五圆至二十圆，空心、食前，温酒吞下，或盐汤亦得。

秘传玉锁丹 治心气不足，思虑太过，肾经虚损，真阳不固，旋有遗沥，小便白浊如膏，梦寐频泄，甚则身体拘倦，骨节痠疼，饮食不进，面色黧黑，容枯肌瘦，唇口干燥，虚烦盗汗，举动乏力。

茯苓去皮，四两　龙骨二两　五倍子六两

上为末，水糊为圆。每服四十粒，空心，用盐汤吞下，日进三服。此药性温不热，极有神效。

巴戟圆 补肾脏，暖丹田，兴阳道，减小便，填精益髓，驻颜润肌。治元气虚惫，面目黧黑，口干舌涩，梦想虚惊，眼中冷泪，耳作蝉鸣，腰胯沉重，百节痠疼，项筋紧急，背胛劳倦，阴汗盗汗，四肢无力。及治妇人子宫久冷，月脉不调，或多或少，赤白带下，并宜服之。

良姜六两　紫金藤十六两　巴戟三两　青盐二两　肉桂去粗皮　吴茱萸各四两

上为末，酒糊为圆。每服二十圆，暖盐酒送下，盐汤亦得，日午、夜卧各一服。

十补圆 治真气虚损，下焦伤竭，脐腹强急，腰脚疼痛，亡血盗汗，遗泄白浊，大便自利，小便滑数，或三消渴疾，饮食倍常，肌肉消瘦，阳事不举，颜色枯槁。久服补五脏，行荣卫，益精髓，进饮食。

附子炮，去皮、脐　肉桂去粗皮　巴戟去心　破故纸炒　干姜炮　远志去心，姜汁浸，炒　菟丝子酒浸，别研　赤石脂煅　厚朴去粗皮，姜汁炙，各一两　川椒去目及闭口者，炒出汗，二两上为末，酒糊圆，如梧桐子大。每服三十圆至五十圆，温酒、盐汤任下。

正元散 治下元气虚，脐腹胀满，心胁刺痛，泄利呕吐自汗，阳气轻微，手足厥冷，及伤寒阴证，霍乱转筋，久下冷利，少气羸困，一切虚寒，并宜服之。

红豆炒 干姜炮 陈皮去白，各三钱 人参 白术 甘草炙 茯苓去皮，各二两 肉桂去粗皮 川乌炮，去皮，各半两 附子炮，去皮、尖 山药姜汁浸，炒 川芎 乌药去木 干葛各一两 黄芪炙，一两半

上为细末。每服二钱，水一盏，姜三片，枣一个，盐少许，煎七分，食前温服。常服助阳消阴，正元气，温脾胃，进饮食。

茯菟圆 治心气不足，思虑太过，肾经虚损，真阳不固，溺有余沥，小便白浊，梦寐频泄。

菟丝子五两（一本作十两） 白茯苓三两（一本作五两） 石莲子去壳，二两（一本作三两。一本有辽五味子去梗，七两）

上为细末，酒（一本用淮山药六两）煮糊为圆，如梧桐子大。每服三十圆（一本作五、六十圆），空心，盐汤下。常服镇益心神，补虚养血，清小便。

卷之六

治　积　热

紫雪　疗脚气毒遍内外，烦热不解，口中生疮，狂易叫走，瘴疫毒疠，卒死温疟，五尸五疰，心腹诸疾㽲刺切痛，及解诸热药毒发，邪热卒黄等，并解蛊毒鬼魅，野道热毒。又治小儿惊痫百病。

石膏　黄金一百两　寒水石　磁石　滑石

以上四味各三斤，捣碎，水一斛，煮至四斗，去滓，入下项：

犀角屑　羚羊角屑　青木香捣碎　沉香捣碎，各五两　玄参洗，焙，捣碎　升麻各一斤　甘草锉，炒，八两　丁香一两，捣碎

以上八味，入前药汁中再煮，取一斗五升，去滓，入下项：

朴硝精者，十斤　硝石四升，如缺，芒硝亦得，每升重七两七钱半

以上二味，入前药汁中，微火上煎，柳木篦搅不住手，候有七升，投在木盆中，半日欲凝，入下项：

麝香当门子一两二钱半，研　朱砂飞研，三两

以上二味，入前药中，搅调令匀，寒之二日。

上件药成霜雪紫色。每服一钱或二钱，用冷水调下，大人、小儿临时以意加减，食后服。

红雪通中散　治烦热黄疸，脚气温瘴，解酒毒，消宿食，开三焦，利五脏，爽精神，除毒热，破积滞，去脑闷。治眼昏，头痛鼻塞，口疮重舌，肠痈，喉闭，及伤寒狂躁，胃烂发斑等病，并宜服之。

赤芍药　人参去芦　槟榔　枳壳去瓤，麸炒黄　淡竹叶　甘草生用　木香各二两　羚羊角屑　升麻　黄芩各三两　栀子去皮　葛根　桑白皮　木通　大青去根　蓝叶各一两半　川朴硝十斤　苏枋六两　朱砂细研，一两　麝香细研，半两

上药除朱砂、麝香外，并细锉，以水二斗五升，煎至九升，去滓，更以绵滤过，再以缓火煎令微沸，然后下朴硝，以柳木篦搅勿住手，候凝，次下朱砂、麝香等末，搅令匀，顿新瓷盆中，经宿即成矣，细研。每服一钱至二钱，新汲水调下，更量老小虚实，临时加减服。凡服灵宝丹者，先依上件服法调此药服讫，须臾更以热茶投，令宣泻一、两行为度，后依法服灵宝丹，立效。

凉膈散　治大人、小儿腑脏积热，烦躁多渴，面热头昏，唇焦咽燥，舌肿喉闭，目赤鼻衄，颔颊结硬，口舌生疮，痰实不利，涕唾稠黏，睡卧不宁，谵语狂妄，肠胃燥涩，便溺秘结，一切风壅，并宜服之。

川大黄　朴硝　甘草爁，各二十两　山栀子仁　薄荷叶去梗　黄芩各十两　连翘二斤半

上粗末。每二钱，水一盏，入竹叶七片，蜜少许，煎至七分，去滓，食后温服。小儿可服半钱，更随岁数加减服之。得利下住服。

洗心散 治风壅壮热，头目昏痛，肩背拘急，肢节烦疼，热气上冲，口苦唇焦，咽喉肿痛，痰涎壅滞，涕唾稠黏，心神烦躁，眼涩睛疼，及寒壅不调，鼻塞声重，咽干多渴，五心烦热，小便赤涩，大便秘滞，并宜服之。

白术一两半 麻黄和节 当归去苗，洗 荆芥穗 芍药 甘草爁 大黄面裹，煨，去面，切，焙，各六两

上为细末。每服二钱，水一盏，入生姜、薄荷各少许，同煎至七分，温服。如小儿麸豆疮疹欲发，先狂语多渴，及惊风积热，可服一钱，并临卧服。如大人五脏壅实，欲要溏转，加至四五钱，乘热服之。

八正散 治大人、小儿心经邪热，一切蕴毒，咽干口燥，大渴引饮，心忪面热，烦躁不宁，目赤睛疼，唇焦鼻衄，口舌生疮，咽喉肿痛。又治小便赤涩，或癃闭不通，及热淋、血淋，并宜服之。

车前子 瞿麦 萹蓄亦名地萹竹 滑石 山栀子仁 甘草炙 木通 大黄面裹，煨，去面，切，焙，各一斤

上为散。每服二钱，水一盏，入灯心，煎至七分，去滓，温服，食后、临卧。小儿量力少少与之。

龙脑饮子 治大人、小儿蕴积邪热咽喉肿痛，赤眼口疮，心烦鼻衄，咽干多渴，睡卧不宁，及除痰热咳嗽，中暑烦躁，一切风壅，并宜服之。

缩砂仁 瓜蒌根各三两 藿香叶二两四钱 石膏四两 甘草蜜炒，十六两 大栀子仁微炒，十二两

上为末。每服一钱至二钱，用新水入蜜调下。又治伤寒余毒，潮热虚汗，用药二钱，水一盏，入竹叶五、六片，煎至七分，温服，并食后服。

妙香圆 治丈夫、妇人时疾、伤寒，解五毒，治潮热、积热，及小儿惊痫，百病等疾，并皆治之。

巴豆三百一十五粒，去皮、心、膜，炒熟，研如面油 牛黄研 龙脑研 腻粉研 麝香研，各三两 辰砂飞研，九两 金箔研，九十箔

上合研匀，炼黄蜡六两，入白沙蜜三分，同炼令匀，为圆，每两作三十圆。如治潮热、积热，伤寒结胸、发黄，狂走躁热，口干面赤，大小便不通，煎大黄炙甘草汤下一圆。毒利下血，煎黄连汤调腻粉少许。如患酒毒、食毒、茶毒、气毒、风痰伏痞、吐逆等，并用腻粉、龙脑米饮下。中毒吐血，闷乱烦躁欲死者，用生人血下立愈。小儿百病，惊痫、急、慢惊风，涎潮搐搦，用龙脑、腻粉蜜汤下绿豆大二圆。诸积食、积热，颊赤烦躁，睡卧不宁，惊哭泻利，并用金银薄荷汤下，更量岁数加减。如大人及妇人因病伤寒、时疾，阴阳气交结，伏毒气胃中，喘躁眼赤，潮发不定，再经日数七、八日以下至半月日未安，医所不明证候，脉息交乱者，可服一圆，或分作三圆亦可，并用龙脑、腻粉米饮调半盏以来下。此一服，取转下一切恶毒涎，并药圆泻下。如要却收，水洗净，以油单子裹，埋入地中，五日取出，可再与。大人、小儿依法服一圆，救三人即不堪使。如要药速行，即用针刺一眼子，冷水浸少时服之，即效更速。

龙脑鸡苏圆 除烦解劳，消谷下气，散胸中郁热，主肺热咳嗽，治鼻衄吐血，血崩下血，血淋、热淋、劳淋、气

淋，止消渴，除惊悸，凉上膈，解酒毒。又治胃热口臭，肺热喉腥，脾疸口甜，胆疸口苦。常服聪耳明目，开心益智。

柴胡要真银州者，二两，锉，同木通以沸汤大半升浸一、二宿，绞汁后入膏　木通锉，同柴胡浸　阿胶炒微燥　蒲黄真者，微炒　人参各二两　麦门冬汤洗，去心，焙干，四两　黄芪去芦，一两　鸡苏净叶，一斤，即龙脑薄荷也　甘草炙，一两半　生干地黄末六两，后入膏

上除别研药后入外，并捣，罗为细末，将好蜜二斤先炼一二沸，然后下生干地黄末，不住手搅，时时入绞下前木通、柴胡汁，慢慢熬成膏，勿令焦，然后将其余药末同和为圆，如豌豆大。每服二十圆，嚼破，热水下，不嚼亦得。虚劳烦热，消渴惊悸，煎人参汤下。咳嗽唾血，鼻衄吐血，将麦门冬汤浸去心，煎汤下。并食后、临卧服之。惟血崩下血，诸淋疾，皆空心、食前服。治淋用车前子汤下。

牛黄凉膈圆　治风壅痰实，蕴积不散，头痛面赤，心烦潮躁，痰涎壅塞，咽膈不利，精神恍惚，睡卧不安，口干多渴，唇焦咽痛，颔颊赤肿，口舌生疮。

牛黄研，一两一分　南星牛胆制，七两半　甘草爁，十两　紫石英研飞　麝香研　龙脑研，各五两　牙硝枯过，研细　寒水石粉煅　石膏细研，各二十两

上为末，炼蜜为圆，每两作三十圆。每服一圆，温薄荷人参汤嚼下，食后服。小儿常服半圆，治急惊一圆，并用薄荷水化下。

抱龙圆　治风壅痰实，头目昏眩，胸膈烦闷，心神不宁，恍惚惊悸，痰涎壅塞，及治中暑烦渴，阳毒狂躁。

雄黄研飞，四两　白石英研飞　生犀角　麝香研　朱

砂研飞，各一两　藿香叶二两　天南星牛胆制，十六两　牛黄研，半两　阿胶碎，炒如珠，三两　金箔研　银箔研，各五十片

上件为细末，入研者药令匀，用温汤搜和为圆，如鸡头实大。每服一圆，用新汲水化破，入盐少许服，食后。

甘露圆　治大人、小儿风壅痰热，心膈烦躁，夜卧不安，谵语狂妄，目赤鼻衄，口燥咽干。疗中暑，解热毒。

铅白霜　龙脑各三分　牙硝枯过，三两　甘草炙，一两　寒水石粉，三十二两

上为细末，用糯米糊圆，如弹子大。每服用生姜蜜水磨下半圆，新汲水亦得，小儿一圆分五服，食后。

〔绍兴续添方〕

甘露饮　治丈夫、妇人、小儿胃中客热，牙宣口气，齿龈肿烂，时出脓血，目睑垂重，常欲合闭；或即饥烦，不欲饮食，及赤目肿痛，不任凉药，口舌生疮，咽喉肿痛，疮疹已发、未发，皆可服之。又疗脾胃受湿，瘀热在里，或醉饱房劳，湿热相搏，致生疸病，身面皆黄，肢体微肿，胸满气短，大便不调，小便黄涩，或时身热，并皆治之。

枇杷叶刷去毛　干熟地黄去土　天门冬去心，焙　枳壳去瓤，麸炒　山茵陈去梗　生干地黄　麦门冬去心，焙　石斛去芦　甘草炙　黄芩

上等分，为末。每服二钱，水一盏，煎至七分，去滓，温服，食后、临卧。小儿一服分两服，仍量岁数加减与之。

桂苓圆　消暑圆　治证并方见伤寒（中暑）类。

〔宝庆新增方〕

五淋散　治肾气不足，膀胱有热，水道不通，淋沥不

宣，出少起多，脐腹急痛，蓄作有时，劳倦即发，或尿如豆汁，或如砂石，或冷淋如膏，或热淋便血，并皆治之。又方见后。

赤茯苓六两　当归去芦　甘草生用，各五两　赤芍药去芦，锉　山栀子仁各二十两

上为细末。每服二钱，水一盏，煎至八分，空心，食前服。

消毒麻仁圆　治诸般风气上壅，久积热毒，痰涎结实，胸膈不利，头旋目晕；或因酒、面、炙煿，毒食所伤，停留心肺，浸渍肠胃，蕴蓄不散，久则内郁血热，肠风五痔，外则发疮疡痈疽，赤斑游肿，浑身燥闷，面上皻赤，口干舌裂，咽喉涩痛，消中引饮；或伤寒时疫，口鼻出血烦躁者，及风毒下注，疮肿疼痛，脚气冲心闷乱，一切风热毒气，并皆主之。

杏仁生，去皮、尖，二两　大黄生，五两　山栀子仁十两

上三味，炼蜜为圆。每服三十圆至五十圆，夜卧，温汤吞下，利下赤毒胶涎为效，服时随意加减。此药甚稳善，不损脏腑，常服搜风顺气解毒。治小儿惊热，以蜜汤化下三、五圆，极效。

〔淳祐新添方〕

导赤散　治大人、小儿心经内虚，邪热相乘，烦躁闷乱，传流下经，小便赤涩淋涩，脐下满痛。

生干地黄　木通　甘草生，各等分

上㕮咀。每服三钱，水一盏，竹叶少许，同煎至六分，去滓，温服，不拘时服。

〔吴直阁增诸家名方〕

三黄圆 治丈夫、妇人三焦积热，上焦有热，攻冲眼目赤肿，头项肿痛，口舌生疮；中焦有热，心膈烦躁，不美饮食；下焦有热，小便赤涩，大便秘结；五脏俱热，即生疽疖疮痍，及治五般痔疾，粪门肿痛，或下鲜血。

黄连去须、芦　黄芩去芦　大黄煨，各十两

上为细末，炼蜜为圆，如梧桐子大。每服三十圆，用熟水吞下，如脏腑壅实，加服圆数。小儿积热，亦宜服之。

消毒犀角饮[①] 治大人、小儿内蕴邪热，咽膈不利，痰涎壅嗽，眼赤睑肿，腮项结核，痈肿毒聚，遍身风疹，瘅毒赤瘰，及疮疹已出未出，不能快透，并皆治疗。小儿疹豆欲出，已出热未解，急进此药三四服，快透消毒，应手神效。

防风去苗，八两　荆芥穗　甘草炙，各一十六两　鼠粘子炒，六十四两

上为粗末。每服三钱，水一盏，煎至七分，去滓，食后，温温服之。

〔续添诸局经验秘方〕

碧雪 治一切积热，咽喉肿痛，口舌生疮，心中烦躁，咽物妨闷，或喉闭壅塞，水浆不下，天行时疫，发狂昏愦，并皆治之。

芒硝　青黛　石膏煅过，研飞　寒水石研飞　朴硝　硝石　甘草　马牙硝各等分

上将甘草煎汤二升，去滓，却入诸药再煎，用柳木篦不住手搅，令消溶得所，却入青黛和匀，倾入砂盆内，候

---

① 本方名消毒犀角饮，但方中无犀角，诸本均同，存疑。

冷，结凝成霜，研为细末。每用少许，含化咽津，不拘时候。如喉闭壅塞不能咽物者，即用小竹筒吹药入喉中，频用神效。

胜冰丹 治三焦壅盛，上冲头目，赤热疼痛，口舌生疮，咽喉不利，咽物有碍，神思昏闷，并皆治之。

白药子一两半 山豆根 红内消 黄药子 甘草炙 黄连各二两 麝香研 龙脑研，各二钱

上为末，用建盏盛，于饭上蒸，候冷，入脑、麝令匀，炼蜜圆，如鸡头大。每一圆含化。又，用津唾于指甲上磨少许，点赤眼，立效。

导赤圆 治心肾凝滞，膀胱有热，小便不通，风热相搏，淋沥不宣；或服补药过多，水道蹇涩，出少起数，脐腹急痛，攻注阴间；或心肺壅热，面赤心忡，口干烦渴，及痈肿发背，血脉瘀闭。服此排脓，内消肿毒，疏导心经邪热，应内蕴风热，五般淋疾，并皆治之。

赤芍药 茯苓去皮 滑石各四两 生干地黄焙 木通去节，各半斤 大黄炒，十五两 山栀子仁炒，一十二两

上为细末，炼蜜为圆，如梧桐子大。每服二十圆至三十圆，食后，用温热水吞下。

五淋散 治证与前五淋散同。

木通去节 滑石 甘草炙，各六两 山栀仁炒，十四两 赤芍药 茯苓去皮，各半斤 淡竹叶四两 山茵陈去根，日干，二两

上捣，罗为末。每服三钱，水一盏，煎至八分，空心服。

麦门冬散 治丈夫、妇人蕴积邪热，心胸烦闷，咽干

口燥，睡卧不安；或大、小肠不利，口舌生疮，并皆治之。

小草去心　黄连去须　升麻去粗皮　犀角屑　甘草炙　枳壳去瓤，炒黄　黄芩　大青去根，各半两　芒硝一两　麦门冬去心，三分

上为细末。每服三钱，水一盏，煎至七分，食后，温服。

真珠散　治丈夫、妇人五脏积热，毒气上攻，心胸烦闷，口干舌燥，精神恍惚，心忪闷乱，坐卧不宁，并宜服之。

瓜蒌根末　琥珀　真珠粉　寒水石煅、醋淬，研　铁粉　朱砂研飞　甘草末生　川大黄　牙硝枯研

上等分，各捣为末，拌匀。每服一钱，以竹叶汤温调下，不拘时。

灵液丹　治一切风热，脏腑积热，毒气上攻，胸膈烦躁，口舌干涩，心神壅闷，咽嗌不利，饮食无味，并皆治之。

乌梅去核，炒　寒水石火煅，研飞　瓜蒌根　石膏研　葛根　赤茯苓各一两　麦门冬去心，焙，一两半　龙脑别研，一钱

上捣，罗为末，入研药令匀，炼蜜圆，如弹子大。每服一圆，薄绵裹，含化咽津。

治泻痢

附秘涩

钟乳健脾圆　治男子、妇人虚损羸瘦，身体沉重，脾胃冷弱，饮食不消，腹胀雷鸣，泄泻不止。又治肠虚积冷，下利清谷，或下纯白，腹中疠痛，及久痢赤白，肠滑不禁，少气羸困，不思饮食，并宜服。

肉桂去粗皮　人参　黄连去须　干姜炮　龙骨　当归去芦　石斛去根　大麦蘖炒　茯苓去皮　细辛去苗土　神曲碎炒　赤石脂煅，各二两　蜀椒去目及闭口者，微炒出汗，六两　附子炮，去皮、脐，一两　钟乳粉三两

上为细末，入钟乳粉匀，炼蜜和圆，如梧桐子大。每服三十圆，温米饮下，食前，日三服。

朝真丹　治肠胃虚弱，内受风冷，或饮食生冷，内伤脾胃，泄泻暴下，日夜无度，肠鸣腹痛，手足厥寒。

硫黄生，研细，三十两　朱砂研，为衣，三两一钱　白矾煅，七两半

上令研匀，用水浸，蒸饼为圆，如梧桐子大，以前朱砂为衣。每服三十圆，温米饮下，不计时候，夏月宜备急。

驻车圆　治一切下痢，无问新久及冷热脓血，肠滑里急，日夜无度，脐腹绞痛不可忍者。

阿胶捣碎，炒如珠子，为末，以醋四升熬成膏　当归去芦，各十五两　黄连去毛，三十两　干姜炮，十两

上为细末，以阿胶膏和并手圆，如梧桐子大。每服三十圆，食前，温米饮下，日三服。凡小儿服，圆如麻子大，更量岁数加减。

诃黎勒圆　治肠胃虚弱，内受风冷，水谷不化，泄泻注下，腹痛肠鸣，胸满短气。又治肠胃积寒，久利纯白，或有青黑，日夜无度，及脾胃伤冷，暴泻不止，手足逆冷，脉微欲绝，并宜服之。

诃黎勒皮　川乌头炮，去皮、脐　缩砂仁　白矾煅，各四十两　肉豆蔻去皮，炮　木香　干姜炮，各二十两　龙骨洗　赤石脂各八十两

上为末，用粟米饭为圆，如梧桐子大。每服二十圆至三十圆，温粟米饮下，食前服。甚者可倍加圆数。

大温脾圆 治脾胃虚弱，冷气攻冲，饮食不化，心腹胀痛，呕吐吞酸，痞噎不通，肠鸣泄利，水谷不分，面黄肌瘦，食减嗜卧，并皆治之。常服温脾益胃，消谷进食。如久虚痼冷，食少伤多，尤宜常服。

吴茱萸汤洗七次，焙　大麦糵炒　肉桂去粗皮，各五两　甘草炙　桔梗　人参　干姜炮，各三两　附子炮，去皮、脐　细辛去苗，各二两　神曲碎炒，三两一钱　枳实麸炒，一分半

上为细末，炼蜜和为圆，如梧桐子大。每服二十圆，温酒下，米饮亦得，日三服，空心、食前。

黄连阿胶圆 治肠胃气虚，冷热不调，下痢赤白，状如鱼脑，里急后重，脐腹疼痛，口燥烦渴，小便不利。

阿胶碎炒，一两　黄连去毛，三两　茯苓去皮，二两

上黄连、茯苓同为细末，水调阿胶末搜和，圆如梧桐子大。每服二十圆，温米饮下，食前服。

神效胡粉圆 治肠胃虚滑，下利无度，赤白相杂，脐腹疠痛，里急后重，减食羸瘦，或经久未瘥，并宜服之。

胡粉　乌贼鱼骨　阿胶炒焦如珠子，各四十两　白矾煅　龙骨洗，各八十两　密陀僧二十两

上为末，以粟米饭为圆，如梧桐子大。每服二十圆至三十圆，温粟米饮空心下。

桃花圆 治肠胃虚弱，冷气乘之，脐腹搅痛，下痢纯白，或冷热相搏，赤白相杂，肠滑不禁，日夜无度。

赤石脂　干姜炮，各等分

上为末，水面糊为圆，如梧桐子大。每服三十圆，温

米饮送下，空心、食前，日三服。

灵砂丹 治脏腑怯弱，内有积滞，脐腹撮痛，下痢脓血，日夜无度，里急后重，肠鸣腹胀，米谷不化，少气困倦，不思饮食，或发寒热，渐至羸瘦。

硝石与砒一处细研，入磁罐子内，用石灰盖口，炭火烧半日，取出，去火毒 信州砒霜 腻粉 粉霜研，各半两 黄丹研 枯矾研，各一两半 朱砂研飞，一两 乳香研 桂府滑石各一两

上件药研，罗为末，用蒸饼二两四钱和为圆，如梧桐子大。每服五圆，温粟米饮下，未愈加圆数再服。小儿可服一圆至二圆，随大小临时增减服之。

不二圆 治大人、小儿一切泻痢，无问冷热赤白，连绵不瘥，愈而复发，腹中疼痛者，宜服之。

巴豆去皮、心、膜，去油 杏仁浸，去皮、尖，研，各七十个 黄蜡一两三钱 砒霜研，入磁罐子，以赤石脂固封缝，盐泥固济，烧通赤，候冷取出，一两六钱 白胶香研细，四钱 黄丹炒，二两半 乳香研，六钱半 朱砂研飞，半两 木鳖子烧焦，十个

上合研匀，熔蜡和圆，如黄米大，每钱作一百二十圆。每服一圆，小儿半圆。水泻，新汲水下。赤痢，甘草汤下。白痢，干姜汤下。赤白痢，甘草干姜汤下。并放冷，临卧服，忌热物一二时辰。

诃黎勒散 治脾胃虚弱，内挟冷气，心胁脐腹胀满刺痛，呕吐恶心，饮食减少，肠鸣泄利，水谷不化，怠惰少力，渐向瘦弱。

青皮去瓤 诃子皮各四十两 附子炮，去皮、脐，十斤

肉桂去粗皮，五斤　肉豆蔻面裹，煨令熟，四十两

上为末。每服三钱，水一盏半，生姜三片，同煎七分，食前，温服。

木香散　治脾胃虚弱，内挟风冷，泄泻注下，水谷不化，脐下疞痛，腹中雷鸣，胸膈痞闷，胁肋虚胀，及积寒久利，肠滑不禁，肢体羸困，不进饮食。

丁香　木香　当归去芦，洗，焙　肉豆蔻仁炮　甘草爁，各二十两　附子去皮、脐，醋煮，切片，焙干　赤石脂各十两　藿香叶洗，焙，四十两　诃子皮十五两

上为末。每服一大钱，水一盏半，入生姜二片，枣一个，同煎至六分，温服，空心、食前。

神功圆　治三焦气壅，心腹痞闷，六腑风热，大便不通，腰腿疼痛，肩背重疼，头昏面热，口苦咽干，心胸烦躁，睡卧不安，及治脚气，并素有风人，大便结燥。

大麻仁别捣如膏　人参各二两　诃黎勒皮　大黄锦纹者，面裹，煨，各四两

上为细末，入麻仁捣研匀，炼蜜为圆，如梧桐子大。每服二十圆，温水下，温酒、米饮皆可服，食后、临卧。如大便不通，可倍圆数，以利为度。

麻仁圆　顺三焦，和五脏，润肠胃，除风气。治冷热壅结，津液耗少，令人大便秘难，或闭塞不通。若年高气弱及有风人大便秘涩，尤宜服之。

枳壳去瓤，麸炒　白槟榔煨半生　菟丝子酒浸，别末　山蓣　防风去叉、枝　山茱萸　车前子　肉桂去粗皮，各一两半　木香　羌活各一两　郁李仁去皮，别研　大黄半蒸半生　麻仁别捣研，各四两

上为细末，入别研药匀，炼蜜和圆，如梧桐子大。每服十五圆至二十圆，温水下，临卧服之。

脾约麻仁圆 治肠胃燥涩，津液耗少，大便坚硬，或秘不通，脐腹胀满，腰背拘急，及有风人大便结燥。又治小便利数，大便因硬而不渴者，谓之脾约，此药主之。

厚朴去粗皮，姜汁炒 芍药 枳实麸炒，各半斤 大黄蒸，焙，一斤 杏仁去皮、尖，炒，研 麻仁别研，各五两

上味捣，筛，蜜和圆，如梧桐子大。每服二十圆，临卧，温水下，以大便通利为度，未利再服。

七圣圆 治风气壅盛，痰热结搏，头目昏重，涕唾稠黏，心烦面赤，咽干口燥，精神不爽，夜卧不安，肩背拘急，胸膈痞闷，腹胁胀满，腰满重疼，大便秘结，小便赤涩。

川芎 肉桂去粗皮 木香生 羌活去芦 槟榔生，各半两 郁李仁去皮 大黄蒸，焙，一分生用，各一两

上为细末，炼蜜为圆，如梧桐子大。每服十五圆至二十圆，温熟水下，食后、临卧服。岚瘴之地最宜服，更量脏腑虚实加减。

七宣圆 疗风气结聚，宿食不消，兼砂石、皮毛在腹中，及积年腰脚疼痛，冷如冰石，脚气冲心，烦愦闷乱，头旋暗倒，肩背重痛，心腹胀满，胸膈闭塞，风毒肿气，连及头面，大便或秘，小便时涩，脾胃气痞，不能饮食，脚气转筋，掣痛挛急，心神恍惚，眠卧不安等疾。

柴胡去苗，洗 枳实爁 木香 诃黎勒皮各五两 桃仁去皮、尖，爁 甘草爁，各六两 大黄面裹，煨，十五两

上为末，炼蜜圆，如梧桐子大。每服二十圆，米饮下，食后、临卧服，稍增至四五十圆，取宣利为度。觉病势退，

服五补圆。不问男女老少，并可服饵，量虚实加减。

七枣汤 治脾胃虚弱，内受寒气，泄泻注下，水谷不分，腹胁胀满，脐腹疠痛，心下气逆，腹中虚鸣，呕吐恶心，胸膈痞闷，困倦少力，不思饮食。

茴香去土，炒 川乌炮，去皮、脐 缩砂取仁，各八两 厚朴去粗皮，姜制，一斤 益智去皮，半斤 干姜炮，四两 甘草六两

上件为粗末。每服二钱，水一盏，入大枣七个擘破，同煎至七分，去滓，温服，食前、空心服。

胃风汤 治大人、小儿风冷乘虚入客肠胃，水谷不化，泄泻注下，腹胁虚满，肠鸣疠痛，及肠胃湿毒，下如豆汁，或下瘀血，日夜无度，并宜服之。

白术 芎䓖 人参去芦 白芍药 当归去苗 肉桂去粗皮 茯苓去皮，各等分

上为粗末。每服二钱，以水一大盏，入粟米百余粒，同煎至七分，去滓，稍热服，空心，小儿量力减之。

半硫圆 除积冷，暖元脏，温脾胃，进饮食。治心腹一切痃癖冷气，及年高风秘、冷秘或泄泻等，并皆治之。

半夏汤浸七次，焙干，为细末 硫黄明净好者，研令极细，用柳木槌子杀过

上等分，以生姜自然汁同熬，入干蒸饼末搅和匀，入臼内杵数百下，圆如梧桐子大。每服空心，温酒或生姜汤下十五圆至二十圆，妇人醋汤下。

赤石脂散 治肠胃虚弱，水谷不化，泄泻注下，腹中雷鸣，及冷热不调，下痢赤白，肠滑腹痛，遍数频多，胁肋虚满，胸膈痞闷，肢体困倦，饮食减少。

赤石脂煅　甘草爁，各五两　缩砂仁二十两　肉豆蔻面裹，煨熟，四十两

上为末。每服二钱，温粟米饮调下，食前、空心服。

〔绍兴续添方〕

纯阳真人养脏汤　治大人、小儿肠胃虚弱，冷热不调，脏腑受寒，下痢赤白，或便脓血，有如鱼脑，里急后重，脐腹疞痛，日夜无度，胸膈痞闷，胁肋胀满，全不思食，及治脱肛坠下，酒毒便血，诸药不效者，并皆治之。

人参　当归去芦　白术焙，各六钱　肉豆蔻面裹，煨，半两　肉桂去粗皮　甘草炙，各八钱　白芍药一两六钱　木香不见火，一两四钱　诃子去核，一两二钱　罂粟壳去蒂、盖，蜜炙，三两六钱

上件锉为粗末。每服二大钱，水一盏半，煎至八分，去滓，食前温服。老人、孕妇、小儿暴泻急宜服之，立愈。忌酒、面、生冷、鱼腥、油腻。如脏腑滑泄夜起久不瘥者，可加炮了附子三、四片煎服。此药的有神效，不可具述（一本不用肉豆蔻）。

感应圆　治证并方见一切气类。

大已寒圆　治证并方见伤寒类。

〔宝庆新增方〕

御米汤　治久患痢疾，或赤或白，脐腹疞痛，里急后坠，发歇无时，日夕无度，及下血不已，全不入食，并皆主之。

厚朴去粗皮，炒，姜制，十两　罂粟壳蜜炙　白茯苓去皮　甘草炙，各五两　人参去芦　干姜炮，各二两半

上㕮咀。每服三钱，水一盏半，生姜三片，大淮枣三

枚，乌梅一个，煎至一盏，去渣，空心、食前，通口服。如年老及七、八十岁，每服二大钱。小儿每服一钱半，依前法煎，更量儿岁加减。

地榆散 治肠胃气虚，冷热不调，泄泻不止，或下鲜血，或如豆汁，或如豚肝，或脓血相杂，赤多白少，腹痛后重，遍数频并，全不入食，并宜服之。又方见后。

石榴皮 莲蓬去茎 甘草炒 罂粟壳去瓤，蜜涂炙，各等分

上为细末。每服二大钱，水一盏半，生姜三片，煎至一盏，通口服，不拘时候。

金粟汤 治丈夫、妇人、室女、小儿一切下痢，无问新久，冷热不调，日夜无度，脐腹绞痛即痢，肢体困倦，小便闭涩，不思饮食，渐加羸瘦。又治伤生冷，脾胃怯弱，饮食不消，腹胀雷鸣，泄泻不止，连月不瘥，并宜服之。

陈皮去白，一两一分 车前子炒，四两 干姜炮，二两 甘草炒 罂粟壳去瓤、蒂，蜜炒，各半斤

上为末。每服二大钱，水一盏，枣一个，生姜二片，煎至七分，空心、食前，稍热服，或饭饮调下亦得。忌生冷、油腻、鱼腥、鲊酱等。

育肠圆 治肠胃虚弱，内挟生冷，腹胀泄泻，时时刺痛，里急后重，下痢赤白，或便脓血，昼夜频并，经久不瘥。

乌梅肉 黄连去须，各一分 诃子皮 罂粟壳去盖、筋，蜜炙 肉豆蔻包湿纸裹，煨，各半两 当归去芦，酒浸一宿，焙，一两

上为细末，炼蜜圆，如梧桐子大。每服三十圆至五十圆，空心食前，饭饮下。如小儿，作小圆，煎甘草姜汤下。

肠风黑散　治荣卫气虚，风邪冷气进袭脏腑之内，或食生冷，或啖炙爀，或饮酒过度，积热肠间，致使肠胃虚弱，糟粕不聚，大便鲜血，脐腹疼痛，里急后重，或肛门脱出，或久患酒痢，大便频并，并皆疗之。

败棕烧　木馒头烧　乌头去核　甘草炙，各二两

上为细末。每服二钱，水一盏，煎至七分，空心，温服。

斗门散　治八种毒痢，脏腑撮痛，脓血赤白，或有五色相杂，日夜频并，兼治噤口恶痢，里急后重，大渴不止，酒痢，脏毒，全不进食。

干葛去皮，半两　地榆去芦　甘草炙，各二两　干姜炮　当归去芦，各一两　黑豆炒，去壳　罂粟壳去瓤，蜜炙，各四两

又方见后。

上为细末。每服二钱，水一盏，煎至七分，温服，不拘时候。

水煮木香圆　治一切赤白脓血相杂，里急后重，或脏腑滑泄，日夜无度，或积寒久冷，脐腹疼痛，不思饮食。又方见后。

当归洗，去芦　诃子炮，去核　木香不见火，各六两　青皮去白　甘草爁赤，各二两四钱　罂粟壳去瓤，二两八钱

上为细末，炼蜜圆，如弹子大。每服一圆，水八分盏，煎至六分，空心、食前，温服。

〔淳祐新添方〕

大断下圆　治脏腑停寒，肠胃虚弱，腹痛泄泻，全不思食。

高良姜去芦　赤石脂研　干姜炮　龙骨研，各一两半

肉豆蔻面裹，煨　牡蛎火煅　附子炮，去皮、脐　白矾枯　诃子煨，去核，各一两　细辛去土、叶，七钱半　酸石榴皮去瓤，米醋浸一宿，取出，炙令焦黄色，一两

上为末，醋煮面糊圆，如梧桐子大。每五十圆，空心，温米饮下。

狗头骨圆　治久患下痢，脐腹疞痛，所下杂色，昼夜不止；或其人久虚，频下肠垢，谓之恶痢，并能治之。

赤石脂　败龟烧存性　干姜各半两　肉豆蔻面裹，煨　附子炮，去皮，各一两　狗头骨一具，火烧存性，取末，一两

上为末，醋糊圆，如梧桐子大。每服五、七十圆，米饮空心下。

〔吴直阁增诸家名方〕

水煮木香圆　治证与前水煮木香圆同。

陈皮去白　甘草炒　青皮去白　木香各一两一分　白芍药　当归去芦，各二两　干姜炮，一两半　诃子皮去核，二两半　罂粟壳去蒂、盖，蜜炒黄色，八两

上为细末，炼蜜圆，每一两作六圆。每服一圆，水一盏，煮至七分，和渣空心温服，不拘时亦可。

大香连圆　治丈夫、妇人肠胃虚弱，冷热不调，泄泻烦渴，米谷不化，腹胀肠鸣，胸膈痞闷，胁肋胀满，或下痢脓血，里急后重，夜起频并，不思饮食，或小便不利，肢体怠惰，渐即瘦弱，并宜服之。

黄连去芦、须，二十两，用茱萸十两，同炒令赤，去茱萸不用　木香不见火，四两八钱八分

上件为细末，醋糊为圆，如梧桐子大。每服二十圆，饭饮吞下。

戊己圆 治脾受湿气，泄利不止，米谷迟化，脐腹刺痛。小儿有疳气下痢，亦能治之。

黄连去须 吴茱萸去梗，炒 白芍药各五两

上为细末，面糊为圆，如梧桐子大。每服二十圆，浓煎米饮下，空心，日三服。

痢圣散子 治丈夫、妇人远年日近赤白休息等痢。又方见后。

当归去芦 干姜炮，各二两 黄柏皮去粗皮 甘草爁 枳壳去瓤 御米即罂粟子，性与壳同 罂粟壳去蒂、盖，各四两

上锉为粗散。每服三钱，水一盏半，薤白二条擘碎，同煎至八分，去渣，食前稍温服。老人、小儿加减服食。忌生冷、油腻之物。

豆附圆 治丈夫、妇人肠胃虚弱，内受风冷，水谷不化，泄泻注下，腹痛肠鸣，手足逆冷，服诸药不效者，此药主之。

肉豆蔻炮 白茯苓焙 附子炮，去脐，各四两 木香不见火 干姜炮 肉桂去粗皮，各二两 丁香不见火，一两

上为细末，姜汁面糊为圆，如梧桐子大。每服五十圆至一百圆，用生姜汤吞下，粥饮亦得，空心、食前进。

温中圆 治脾脏伤冷，宿食不消，霍乱吐泻，心腹膨胀，攻刺疼痛。

良姜去芦 干姜炮 青皮去白 陈皮去白，各五两

上为细末，用醋打面糊为圆，如梧桐子大。每服三十圆，米饮吞下，不拘时候。又疗丈夫小肠疝气块疞痛，炒茴香少许，细嚼，用盐汤、盐酒任下，日进二服。

肉豆蔻散 治脾胃气虚，腹胁胀满，水谷不消，脏腑滑泻，腹内虚鸣，困倦少力，口苦舌干，不思饮食，日渐瘦弱，并宜服之。

苍术米泔浸一宿，去皮，焙，八两 茴香炒 肉桂去粗皮 川乌炮，去皮、脐 诃子皮各二两 干姜炮 厚朴去粗皮，姜炒 陈皮去白 肉豆蔻面裹，煨 甘草爁，各四两

上为末。每服二钱，水一盏，生姜二片，枣子一个，煎七分，温服。

神应黑玉丹 治丈夫、妇人久新肠风痔瘘，著床头痛不可忍者，服此药不过三、四次便见功效。初得此疾发痒或疼，谷道周回多生硬核，此是痔，如破是瘘，只下血是风。皆因酒、色、气、风、食五事过度，即成此疾。人多以外医涂治，病在肠自有虫，若不去根本，其病不除，此药的有功效。

刺猬皮锉，十六两 猪悬蹄一百只 牛角腮锉，十二两 槐角六两 雷丸 脂麻各四两 乱发皂角水洗净，焙 败棕锉，各八两 苦楝根五两

上锉碎用，瓮罐内烧存性，碾为细末，入乳香二两，麝香八钱，研令和匀，用酒打面糊为圆，如梧桐子大。每服八粒，先细嚼胡桃一个，以温酒吞下，空心、晚食前，日二眼，如病甚，日三服。切忌别药，不过三、两日永除根本。

罂粟汤 治肠胃气虚，冷热不调，或饮食生冷，内伤脾胃，或饮酒过度，脐腹疞痛，泄泻肠鸣，下痢或赤或白，里急后重，日夜频并，饮食减少，及肠胃受湿，膨胀虚鸣，下如豆汁，或下鲜血，并治之。

艾叶去梗 黑豆炒，去皮 陈皮去白 干姜炮 甘草

炙，各二两　罂粟壳去蒂，蜜炙，四两

上件锉为粗散。每服三钱，水一盏半，煎至一盏，去渣，温服，食前。忌生冷、油腻、毒物。小儿量岁数加减与之。

固肠散　治脾胃虚弱，内受寒气，泄泻注下，水谷不分，冷热不调，下痢脓血，赤少白多，或如鱼脑，肠滑腹痛，遍数频并，心腹胀满，食减少力，并宜服之。

陈皮炒，二十两　木香不见火，一两　肉豆蔻生用　罂粟壳去蒂、盖，蜜炙，各三两　干姜炮　甘草炙，各二两半

上件为细末。每服二钱，酒一盏，生姜二片，枣一枚，同煎至七分，温服，不计时候。如不饮酒，水煎亦得。忌酒、面、鱼腥等物。

曲术圆　治时暑暴泻，壮脾温胃，进美饮食，及疗饮食所伤，胸膈痞闷。

神曲炒　苍术米泔浸一宿，焙干，各等分，为末

上末，面糊为圆，如梧桐子大。每服三十圆，不拘时，米饮吞下。

缠金丹　治大人、小儿一切泻痢，无问冷热赤白，连绵不瘥，愈而复发，腹中疼痛者，宜服之。

硇砂　乳香各二钱半　杏仁去皮、尖　巴豆去皮、心、膜，出油，各八钱半　黄蜡　朱砂各一两　木鳖半两　白胶香一钱　黄丹二两半　砒霜醋煮，煅，三钱半

上件研为细末，熔蜡搜和为圆，如麻子仁大。每服一圆，小儿半圆。水泻，新汲水下。赤痢，甘草汤下。白痢，干姜汤下。赤白痢，甘草干姜汤下。并放冷临卧服。孕妇莫服。忌热物一二时辰。

缚虎圆　治休息痢经一二年不瘥，羸瘦衰弱。兼治脾疼腰痛。

砒成块好者轧细　黄蜡各半两

上将黄蜡熔开，下砒，以柳条七个，逐个搅，头焦即换，俟用足取起，旋圆如梧桐子大。每服一圆。痢，冷水下，脾疼亦然。腰痛，冷酒下，并食前。小儿圆如黍米大，每服一圆，汤使同上。

遇仙立效散　治诸般恶痢，或赤或白，或浓淡相杂，里急后重，脐腹绞痛，或下五色，或如鱼脑，日夜无度，或噤口不食。不问大人、小儿、虚弱、老人、产妇，并宜服之。

御米壳去蒂、盖，炒黄　川当归洗　甘草各二两　赤芍药　酸榴皮　地榆各半两

上为粗散。每服三钱，水一盏半，煎至七分，空心，温服，小儿量岁数加减，以瘥为度。忌生冷、油腻、腥臊等物。

三神圆　治清浊不分，泄泻注下，或赤或白，脐腹疞痛，里急后重，并宜服之。

草乌三枚，各去皮、尖，一生、一炮、一烧作灰用

上为细末，醋糊圆，如萝卜子大。大人五七圆，小儿三圆。水泻，倒流水下。赤痢，甘草汤下。白痢，干姜汤下。

〔续添诸局经验秘方〕

地榆散　治大人、小儿脾胃气虚，冷热不调，下痢脓血，赤多白少；或因肠胃乘虚为热毒所渗，下痢纯血，脐、腹疞痛，里急后重，口燥烦渴，小便不利，纯下鲜血；或先经下痢，不应服热药而误服热药，蕴毒不散，积于肠间，渗

而成血者，并宜服之。

地榆炒　干葛各半斤　茯苓去皮　赤芍药各六两　干姜炮，二两　当归去苗，三两　甘草炙，四两　罂粟壳蜜炒，十二两

上捣，罗为细末。每服二钱，用温热水调下，不拘时候，小儿三岁，可服半钱，更量岁数加减与之。若下痢纯白，或下紫黑血，肠滑不禁者，皆可服之。

秘传斗门散　治八种毒痢，脏腑撮痛，脓血赤白，或下瘀血，或成片子，或有五色相杂，日夜频并，兼治噤口恶痢，里急后重，久渴不止，全不进食，他药不能治者，立见神效。

黑豆炒，去皮，十二两　干姜炮，四两　罂粟壳蜜炒，半斤　地榆炒　甘草炙，各六两　白芍药三两

上为细末。每服二钱，水一盏，同煎至七分，温服。

丁香豆蔻散　治脾胃虚弱，宿寒停积，或饮食生冷，内伤脾胃，泄泻注下，水谷不化，胸满短气，呕逆恶心，脐腹疠痛，胁肋胀满，腹内虚鸣，饮食减少，及积寒久痢，纯白或白多赤少，日夜无度，或脾胃虚寒，泄泻日久，愈而复发者，并宜服之。

京三棱炮　木香不见火　厚朴去粗皮，姜汁制　芍药　肉豆蔻炮　人参　干姜炮　茯苓白者，去皮，各五两　吴茱萸汤洗七次，焙　甘草炙　丁香各三两半　苍术去皮，七两

上为细末。每服三钱，水一盏，生姜三片，枣一个擘破，同煎至八分，空心、食前，温服。如不及煎，入盐少许，汤点服亦得。

万金饮　治脾胃虚弱，内受风寒，或饮食生冷伤于脾

胃，呕吐泄泻，脐腹疞痛，胁肋胀满，肠内虚鸣，及肠胃受湿，脓血相杂，下如豆汁，或下瘀血，里急后重，日夜无度，饮食减少，渐至瘦弱，并能治之。

陈皮去白　甘草半生、半炙　罂粟壳去蒂、盖，半生、半蜜炙，各等分

上为粗末。每服四钱，先用沸汤泡盅热，又于碗内盛重汤，坐盏在内，却抄药末在盅内，用沸汤泡至七分，盏上用盏盖之，良久，纱绵滤去渣，空心、食前，温服。

如神止泻圆　治脏腑虚寒，脾胃受湿，泄泻无度，肠鸣腹痛，不进饮食，渐致羸瘦，并宜服之。

半夏汤泡七次，去滑　苍术米泔浸，去黑皮，焙干，各半斤　川乌米泔浸软，去皮，切作片，焙干，用盐四两同炒，黄色为度，去盐不用，净称四两

上为细末，姜汁糊为圆，如梧桐子大。每服五十圆，空心、食前，饭饮吞下。

神效参香散　治大人、小儿脏气虚怯，冷热不调，积在脏腑，作成痢疾，或下鲜血，或如豆汁，或如鱼脑，或下瘀血，或下紫黑血，或赤白相杂，或成五色，里急后重，日夜频并，脐腹绞痛，甚不可忍，及噤口、疳蛊、时瘟诸痢，无问新旧，并能治之。

白扁豆炒　人参　木香各二两　茯苓去皮　肉豆蔻去皮，各四两　陈皮去白　罂粟壳去蒂，各十二两

上为细末。每服三大钱，用温米饮调下，不拘时候，立见神效。

黄芪汤　治年高老人大便秘涩。

绵黄芪　陈皮去白，各半两

上为细末。每服三钱，用大麻仁一合，烂研，以水投，取浆一盏，滤去滓，于银、石器内煎，候有乳起，即入白蜜一大匙，再煎令沸，调药末，空心、食前服。秘甚者不过两服愈，常服即无秘涩之患。此药不冷不燥，其效如神。

痢圣散子 治证同前。

草果去皮 石菖蒲去毛 白茯苓 麻黄去根、节 厚朴姜汁炙 独活 枳壳麸炒 藿香 白术 细辛洗，去叶 吴茱萸去梗 甘草爁 木猪苓去皮 苍术浸 良姜去芦 赤芍药 附子炮，去皮、脐 藁本去芦 柴胡去芦 泽泻 防风去芦 半夏煮，各等分

上锉为粗散。每服三钱，水一盏半，薤白二条擘碎，同煎至八分，去滓，食前，稍温服。老人、小儿加减服食。忌生冷、油腻之物。

卷之七

治眼目疾

锦鸠圆 治肝经不足，风邪内乘上攻，眼暗泪出，怕日羞明，隐涩痒痛，瞻视茫茫，多见黑花，或生翳膜，并皆治之。

草决明子 蕤仁去皮 羌活去芦 瞿麦各三两 细辛去苗 牡蛎洗，火煅取粉 黄连去须 杜蒺藜炒，去尖角 防风去芦 肉桂去粗皮 甘菊花净，各五两 白茯苓去皮，四两 斑鸠一只，去皮、毛、肠、嘴、爪，用文武火连骨炙干 羯羊肝一具，薄批，炙令焦 蔓荆子二升，淘洗，绢袋盛，饭甑蒸一伏时，日干

上十五味，为末，炼蜜和杵五百下，圆如梧桐子大。每服十五圆至二十圆，以温水或温酒下，空心、日午、临卧，日三服。如久患内外障眼，服诸药无效者，渐加服五十圆，必效。暴赤眼疼痛，食后用荆芥汤下二十圆。

驻景圆 治肝肾俱虚，眼常昏暗，多见黑花，或生障翳，视物不明，迎风有泪。久服补肝肾，增目力。

车前子　熟干地黄净洗，酒蒸，焙，各三两　菟丝子酒浸，别研为末，五两

上为末，炼蜜为圆，如梧桐子大。每服三十圆，温酒下，空心、晚食前，日二服。

密蒙花散　治风气攻注，两眼昏暗，眵泪羞明，睑生风粟，隐涩难开，或痒或痛，渐生翳膜，视物不明，及久患偏头疼，牵引两眼，渐觉细小，昏涩隐痛，并暴赤肿痛，并皆疗之。

密蒙花净　石决明用盐同东流水煮一伏时，漉出，研粉　木贼　杜蒺藜炒，去尖　羌活去芦　菊花去土，各等分

上为细末。每服一钱，腊茶清调下，食后，日二服。

羚羊角散　治大人、小儿一切风热毒上攻眼目，暴发赤肿，或生疮疼痛，隐涩羞明。

羚羊角镑　黄芩　升麻　甘草炙　车前子各十两　栀子仁　草龙胆各五两　决明子二十两

上为末。每一钱，食后，温热水调下，日进三服。小儿可服半钱。

秦皮散　治大人、小儿风毒，赤眼肿痛，痒涩眵泪，昏暗羞明。

秦皮　滑石桂府者，捣碎　黄连去须，各十两

上为细末。每用半钱，沸汤泡，去滓，温热频洗。

镇肝圆　治肝经不足，内受风热，上攻眼目，昏暗痒痛，隐涩难开，堆眵多泪，怕日羞明，时发肿赤，或生障翳，并宜服之。

蔓荆子去白皮　地肤子　人参　茺蔚子　决明子　白茯苓去皮　远志去心　防风去芦、叉，各一两　青葙子　地

骨皮　柴胡去芦　山药　车前子　柏子仁炒　玄参　甘菊　甘草炙，各半两　细辛去苗，一分

上为末，蜜水煮糊，圆如梧桐子大。每服二十圆，米饮下，食后，日二服。

菊睛圆　治肝肾不足，眼目昏暗，瞻视不明，茫茫漠漠，常见黑花，多有冷泪。久服补不足，强目力。

枸杞子三两　巴戟去心，一两　甘菊花拣，四两　苁蓉酒浸，去皮，炒，切，焙，二两

上为细末，炼蜜圆，如梧桐子大。每服三十圆至五十圆，温酒或盐汤下，空心、食前服。

〔**绍兴续添方**〕

菩萨散　治男子、妇人风气攻注，两眼昏暗，眵泪羞明，睑眦肿痒，或时赤痛，耳鸣头眩。

荆芥穗一两半　苍术米泔浸一宿，去皮，锉，炒　白蒺藜炒　防风锉，炒，各二两　甘草炒，一两

上并为细末。不拘时，入盐少许，沸汤或酒调下一大钱，神妙。

拨云散　治男子、妇人风毒上攻，眼目昏暗，翳膜遮障，怕日羞明，多生热泪，隐涩难开，眶痒赤痛，睑眦红烂，瘀肉侵睛，但是一切风毒眼疾，并皆治之。

羌活　防风　柴胡　甘草炒，各一斤

上为末。每服二钱，水一盏半，煎至七分，食后、临睡时服，薄荷茶调，菊花苗汤下亦得。忌腌藏、鲊酱、湿面、炙煿、发风、毒物等。

〔**宝庆新增方**〕

草龙胆散　治上焦受于风热，气毒攻冲，眼目暴赤，

碜涩羞明，肿痛多眵，迎风有泪，翳膜攀睛，胬肉隐痛，并皆治之。又方见后

川芎不见火　香附炒，去毛，各四两　龙胆草洗，去芦　草决明子微炒　甘草炙　木贼洗净，去节　菊花去梗，各二两

上为细末。每服二钱，用麦门冬熟水入砂糖少许同调，食后服，或米泔调服亦得，食后或临睡服之。

蝉花散　治肝经蕴热，风毒之气内搏，上攻眼目，翳膜遮睛，赤肿疼痛，昏暗视物不明，隐涩难开，多生眵泪，内外障眼。

蝉蜕洗净去土　谷精草洗去土　白蒺藜炒　菊花去梗　防风不见火　草决明炒　密蒙花去枝　羌活　黄芩去土　蔓荆子去白皮　山栀子去皮　甘草炒　川芎不见火　木贼草净洗　荆芥穗各等分

上为末。每服二钱，用茶清调服，或用荆芥汤入茶少许调服亦得，食后及临卧时服。

〔淳祐新添方〕

春雪膏　治肝经不足，内受风热，上攻眼目，昏暗痒痛，隐涩难开，昏眩赤肿，怕日羞明，不能远视，迎风有泪，多见黑花，并皆疗之。

脑子研，二钱半　蕤仁去皮、壳，压去油，二两

上用生蜜六钱重，将脑子、蕤仁同搜和，每用铜箸子或金银钗股，大小眦时复少许点之，及治连眶赤烂，以油纸涂药贴。

〔吴直阁增诸家名方〕

流气饮　治肝经不足，内受风热，上攻眼目，昏暗

视物不明，常见黑花，当风多泪，怕日羞明，堆眵赤肿，隐涩难开，或生障翳，倒睫拳毛，眼眩赤烂，及妇人血风眼，及时行暴赤肿眼，眼胞紫黑，应有眼病，并宜服之。

大黄炮 川芎 菊花去枝 牛蒡子炒 细辛去苗 防风去苗 山栀去皮 白蒺藜炒，去刺 黄芩去芦 甘草炙 玄参去芦 蔓荆子去白皮 荆芥去梗 木贼去根、节，各一两 苍术米泔浸一宿，炒，控，二两 草决明一两半

上捣，罗为末。每服二钱半，临卧，用冷酒调下，如婴儿有患，只令乳母服之。

洗肝散 治风毒上攻，暴作赤目，肿痛难开，隐涩眵泪，昏暗羞明，或生翳膜，并皆治之。

当归去芦 薄荷去梗 羌活去芦 防风去芦 山栀子仁 甘草炙 大黄煨 川芎各二两

上为末。每服二钱，冷水或熟水调下，食后，日服见效。

菊花散 理肝气风毒，眼目赤肿，昏暗羞明，隐涩难开，攀睛瘀肉，或痒或痛，渐生翳膜，及治暴赤肿痛，悉皆治之。

白蒺藜炒，去刺 羌活去芦，不见火 木贼去节 蝉蜕去头、足、翅，各三两 菊花去梗，六两

上为细末。每服二钱，食后、临卧，茶清调下。常服明利头目，洗肝去风。忌发风、腌藏、炙煿等物。

明睛散 能治外障，退翳膜，疗风毒上攻，睛疼赤肿，或睑眦痒，时多热泪，昏涩。

赤芍药 当归去芦，洗，焙 黄连去须 滑石细研

上件各五两，锉碎碾为细末，入研滑石拌匀。每用半钱，沸汤点，澄清去渣，热洗。忌一切腌藏、鱼鲊、酒、面等毒物。

〔续添诸局经验秘方〕

蝉花无比散 治大人、小儿远年近日一切风眼，气眼攻注，眼目昏暗，睑生风粟，或痛或痒，渐生翳膜，侵睛遮障，视物不明，及久患偏正头风，牵搐两眼，渐渐细小，连眶赤烂，及小儿疮疹入眼，白膜遮睛，赤涩隐痛，并皆治之。常服祛风、退翳、明目。

蛇蜕微炙，一两　蝉蜕去头、足、翅，二两　羌活　当归洗，焙　石决明用盐同东流水煮一伏时，漉出，捣研如粉　川芎各三两　防风去叉枝　茯苓去皮　甘草炙，各四两　芍药赤者，十三两　蒺藜炒，去刺，半斤　苍术浸，去皮，炒，十二两

上为末。每三钱，食后，米泔调服，茶清亦得。忌食发风、毒等物。

明睛地黄圆 治男子、妇人肝脏积热，肝虚目暗，膜入水轮，漏睛眵泪，眼见黑花，视物不明，混睛冷泪，翳膜遮障，及肾脏虚惫，肝受虚热，及远年日近暴热赤眼，风毒气眼，并皆治之。兼治干湿脚气，消中消渴，及诸风气等疾由肾气虚败者。但服此，能补肝益肾，驱风明目，其效不可具述。

生干地黄焙，洗　熟干地黄洗，焙，各一斤　牛膝去芦，酒浸，三两　石斛去苗　枳壳去瓤，麸炒　防风去芦、叉，各四两　杏仁去皮、尖，麸炒黄，细研，去油，二两

上为细末，炼蜜为圆，如梧桐子大。每服三十圆，空心、食前，温酒吞下，或用饭饮、盐汤亦得。忌一切动风、

毒等物。

洗眼紫金膏 治远年日近翳膜遮障，攀睛胬肉，昏暗泪多，瞻视不明，或风气攻注，睑生风粟，或连眶赤烂，怕日羞明，隐涩难开，并能治之。

朱砂别研 乳香别研 硼砂别研 赤芍药 当归洗，焙，各一分 雄黄研飞，二钱 麝香别研，半钱 黄连去须，半两

上捣，罗为细末，入研药拌匀，再擂，炼蜜搜和为圆，如皂荚子大。每次用一圆，安净盏内，以沸汤泡开，于无风处洗，药冷，闭目少时，候三两时，再煨令热，依前洗，一贴可洗三、五次。不得犯铜、铁器内洗。如暴赤眼肿者，不可洗之。

草龙胆散 治眼暴赤肿痛，风气热上冲，睛疼连眶，睑眦赤烂，瘀肉侵睛，时多热泪，及因叫怒，逆损肝气，久劳瞻视，役损眼力，风砂尘土入眼涩痛，致成内外障翳，及一切眼患，悉皆治之。

蒺藜子炒，去刺 草龙胆各六两 赤芍药半斤 甘草炙 羌活 防风去叉枝，各三两 菊花去枝，半两 茯苓去皮，四两

上捣为末。每服二钱，食后、临卧，温酒调下。

汤泡散 治肝经不足，受客热风壅上攻，眼目赤涩，睛疼睑烂，怕日羞明，夜卧多泪，时行暴赤，两太阳穴疼，头旋昏眩，视物不明，渐生翳膜，并皆治之。

赤芍药 当归洗，焙 黄连去须

上等分，捣，罗为细末。每用二钱，极滚汤泡，乘热熏洗，冷即再温，洗，一日三、五次洗，以瘥为度。忌腌藏、毒

物。其说云：凡眼目之病，皆以血凝滞使然，故以行血药合黄连治之。血得热即行，故乘热洗用，无不效验。

还睛圆 治男子、女人风毒上攻，眼目赤肿，怕日羞明，多饶眵泪，隐涩难开，眶痒赤痛，睑眦红烂，瘀肉侵睛，或患暴赤眼，睛疼不可忍者，并服立效，又治偏、正头痛，一切头风，头目眩晕，皆治之。

白术生用　菟丝子酒浸，别研　青葙子去土　防风去芦　甘草炙　羌活去苗　白蒺藜炒，去尖　密蒙花　木贼去节

上各等分，为细末，炼蜜为圆，如弹子大。每服一圆，细嚼，白汤吞下，空心、食前，日三服。

曾青散 治一切风热毒气上攻两眼，多生眵泪，怕日羞明，隐涩难开，眶烂赤肿，或痒或痛，及时行暴赤眼，睛昏涩痛，悉皆治之。

白姜炮　防风去芦，各一两　曾青四两　蔓荆子去皮，二两

上为细末。每用少许末搐入鼻中，立有功效。

秘传羊肝圆 治丈夫、妇人肝经不足，风毒上攻，眼目昏暗泪出，羞明怕日，隐涩难开，或痒或痛。又治远年日近内外障眼，攀睛胬肉，针刮不能治者，此药治之。

白羊子肝一具，净洗，去膜　黄连去须，捣，罗为末

上将羊肝先入沙盆内杵烂，旋次入黄连末拌擂，干湿得所，为圆如梧桐子大。每服十四圆，食后，以温浆水吞下，连作五剂，瘥。但是诸般眼疾及障翳、青盲者，皆主之。禁食猪肉及冷水。治目方用黄连者多矣，此方最为奇异。

刘禹锡云：有崔承元者，因官治一死罪囚而活出之，囚后数年以病目致死。一旦，崔忽为内障所苦，丧明逾年，后半夜叹息独坐，时闻阶除间窸窣之声，崔问：为谁？曰：是昔所蒙活囚，今故报恩至此，遂以此方告讫而没。崔以此方合服，不数月眼复明，因传此方于世。

治咽喉口齿

龙石散 治大人、小儿上膈壅毒口舌生疮，咽嗌肿塞，疼痛妨闷。每用少许，掺贴患处，咽津。小儿疮疹，毒气攻口齿，先用五福化毒丹扫后，仍再用此药掺贴，立效。

朱砂研飞，二两半　寒水石烧通赤，二斤　生脑子研，二钱半

上为末。每日五、七次用，夜卧掺贴妙。

如圣汤 治风热毒气上攻咽喉，咽痛喉痹，肿塞妨闷，及肺痈咳嗽，咯唾脓血，胸满振寒，咽干不渴，时出浊沫，气息腥臭，久久吐脓，状如米粥。又治伤寒咽痛。

苦桔梗炒，一两　甘草炒，二两

上为粗末。每服二钱，水一盏，煎至七分，去渣，温服，小儿时时呷服，食后、临卧。

硼砂圆 治大人、小儿风壅膈热咽喉肿痛，舌颊生疮，口干烦渴。

麝香一两，研　硼砂研　甘草浸汁，熬膏，各十两　牙硝枯研，二两　梅花脑别研，三分　寒水石烧通赤红，五十两

上为末，用甘草膏子和搜，每两作四百圆。每服一圆，含化咽津。常服化痰利膈，生津止渴。

麝脐散　治牙齿动摇，风蚛疼痛，龈肉宣露，涎血臭气。常用令牙齿坚牢，解骨槽毒气。

牛膝去芦，十斤　木律四十四两　黄茄细切，二十个　郁李仁二十两　麝香空皮子细锉，一百个

以上五味，捣碎入罐子内，上用瓦子盖口，留一小窍，用盐泥固济，烧令通赤，候烟白色，即住火取出，以新土罨一伏时取出，后入下项药：

升麻　细辛去苗，各十斤

上件为细末。每用少许揩患处，须臾温水漱口，临卧更贴少许，咽津亦无妨。

玉屑无忧散　治咽喉肿痛，舌颊生疮，风毒壅塞，热盛喉闭；或因误吞硬物，诸骨鲠刺，涎满气急，或至闷乱不省人事，并皆疗之。

玄参去芦　荆芥穗　滑石研　黄连去毛　缩砂去壳　白茯苓炒令黄　贯众去芦　甘草炙　山豆根各一两　寒水石研飞，二两　硼砂二钱

上为细末。每服一钱，干掺舌上，后以新水咽下，不拘时候。

〔宝庆新增方〕

如圣胜金铤　治急喉闭，缠喉风、飞飏、单蛾、双蛾、结喉、重舌、木舌，腮颔肿痛，屡经用药，不能吞水粥者。又方见后。

硫黄细研　川芎　腊茶　薄荷去枝、梗　川乌炮　硝石研　生地黄各二两

上为细末，裂生葱自然汁搜和为铤。每服，先用新汲水灌漱吐出，次嚼生薄荷五七叶，微烂，用药一铤，同嚼极

烂，以井水咽下，甚者连进三服即愈。重舌腮肿，先服一锭，次以一锭安患处，其病随药便消。又治冒暑伏热不省人事，用生薄荷水调研一锭，灌下即苏。如行路常含一锭，即无伏热之患。口舌生疮，不能合口并食热物，如上法服讫，用水灌漱，嚼薄荷片十叶如泥吐出，再水灌漱，嚼药一锭，含口内聚涎裹之，觉涎满方吐出，如此服三锭，便能食酒、醋。遇食咸、酸、鲊脯、炙煿喉中生泡，须掐破吐血方省，薄荷数叶以一锭同嚼，井水吞下。砂淋、热淋，小便出血，同车前草七叶、生姜小块研烂，水调去渣，嚼药一锭，以水送下。此药分阴阳，去风热，化血为涎，化涎为水，常带随身备急，一锭可活一人命，小儿只服半锭。

〔淳祐新添方〕

硼砂散　治大人、小儿卒患喉痹，闭塞不通，肿痛生疮，语声不快，风壅痰毒，鼻衄出血。

山药生，六斤　脑子研，七两　牙硝生，二十四两　麝香研，四两　甘草　硼砂研，各二十两

上为细末。每服半钱，如茶点服。

〔吴直阁增诸家名方〕

赴筵散　治风牙、蚛牙攻注疼痛，昼夜不止，痛不可忍，睡卧不安，牙龈宣露，动摇欲脱，或腮颔浮肿，龈烂血出，并能治之。

良姜去芦　草乌去皮　细辛去土、叶　荆芥去梗

上件四味各二两，碾为末。每用少许，于痛处擦之，有涎吐出，不得吞咽，良久用温盐汤灌漱，其痛即止。常使揩牙，用腐炭末一半相和，常用止牙宣、口气，永无

牙疾。

吹喉散　治三焦大热，口舌生疮，咽喉肿塞，神思昏闷，并能治之。

蒲黄一两　盆硝八两　青黛一两半

上件用生薄荷汁一升，将盆硝、青黛、蒲黄一处，用瓷罐盛，慢火熬令干，研细。每用一字或半钱，掺于口内，良久出涎，吞之不妨。或喉中肿痛，用筒子入药半钱许，用力吹之，无不立效。

〔续添诸局经验秘方〕

如圣胜金铤　治证、服饵与前如圣胜金铤同，品味小异。

朴硝四两　川芎一两　硫黄细研，一两半　贯众二两　薄荷叶　荆芥穗　嫩茶各半两

上件为末，裂生葱自然汁搜和为铤。服药汤使如前方。

五香散　治咽喉肿痛，诸恶气结塞不通，急宜服之。

木香　沉香　鸡舌香　熏陆香各一两　麝香别研，三分

上捣，罗为末，入麝香研令匀。每服二钱，水一中盏，煎至六分，温服，不拘时候。

如神散　治风牙、蚛牙攻疰疼痛，日夜不止，睡卧不安，或牙龈动摇，连颊浮肿，不拘久近，并皆治之。

川椒去目及闭口者，微炒出汗用　露蜂房微炙

上捣，罗为细末。每用一钱，水一盏，入盐少许，同煎至八分，乘热漱之，冷即吐出，一服立效。

玉池散　治风蛀牙痛，肿痒动摇，牙龈溃烂，宣露出

血，口气等疾。

当归去芦　藁本　地骨皮　防风　白芷　槐花炒　川芎　甘草炙　升麻　细辛去苗，各等分

上为末。每用少许揩牙，痛甚即取二钱，水一盏半，黑豆半合、生姜三片，煎至一盏，稍温漱口，候冷吐之。

荆芥汤　治风热肺壅，咽喉肿痛，语声不出，或如有物哽。

荆芥穗半两　桔梗二两　甘草炙，一两

上为粗末。每服四钱，水一盏，姜三片，煎六分，去渣，食后温服。

细辛散　治风蚛牙疼，牙龈宣烂，牙齿动摇，腮颔浮肿，皆能治之。

红椒去目，炒　鹤虱　牙皂　荜茇古方治牙疼为要药　缩砂去壳，各半两　荆芥去梗　细辛去苗，各一两　白芷　草乌各二两

上捣为细末。每用少许，于痛处擦之，有涎吐出，不得咽，少时用温水漱口，频频擦之，立有神效。

卷之八

治杂病

芫婆万病圆　治七种癖块，五种癫病，十种注忤，七种飞尸，十二种蛊毒，五种黄病，十二种疟疾，十种水病，八种大风，十二种瘰痹，并风入头，眼暗漠漠，及上气咳嗽，喉中如水鸡声，不得卧，饮食不作肌肤，五脏滞气，积聚不消，壅闭不通，心腹胀满，连及胸背，鼓胀气坚结，流入四肢，或腹叉心膈气满，时定时发，十年、二十年不瘥。五种下痢，疳虫、蛔虫、寸白虫、诸虫。上下冷热，久积痰饮，令人多眠睡，消瘦无力，荫入骨髓，便成滞疾，身体气肿，饮食呕逆，腰脚痠疼，四肢沉重，不能久行久立。妇人因产，冷入子脏，脏中不净，或闭塞不通，胞中瘀血冷滞，出流不尽，时时疼痛为患，或因此断产，并小儿赤白下痢，及狐臭、耳聋、鼻塞等病。服此药，以三圆为一剂，服不过三剂，万病悉除，说无穷尽，故以万病圆名之。疟病，未发前服一圆，未瘥，如前更服。

芍药　肉桂去粗皮　芎䓖不见火　川椒去目及闭口者，微炒去汗　干姜炮　防风去芦　巴豆去心、膜，炒　当归去

芦　生犀角镑　桔梗　芫花醋炒赤　茯苓去皮　桑白皮炒　人参去芦　黄芩　黄连去须　禹余粮醋淬，研飞　蒲黄微炒　前胡去芦　大戟锉，炒　葶苈炒　麝香研　细辛去苗　雄黄研飞　朱砂研飞　紫菀去芦　甘遂　牛黄研，各一两　蜈蚣十二节，去头、足，炙　芫青二十八枚，入糯米同炒，候米色黄黑，去头、足、翅用　石蜥蜴去头、尾、足，炙，四寸

上为细末，入研药匀，炼蜜为圆，如小豆大。若一岁以下小儿有疾者，令乳母服两小豆大，亦以吐利为度。近病及卒病用多服，积久疾病即少服，常服微溏利为度。卒病欲死，服一二圆，取吐利即瘥。卒中恶，口噤，服二圆，浆一合下，利即瘥。五注鬼刺客忤，服二圆。男、女邪病歌哭，腹大如妊身，服二圆，日三、夜一，间食服之。蛊毒吐血，腹痛如刺，服二圆，不瘥，更服。疟病，未发前服一圆，未瘥，更服。诸有痰饮者，服三圆。冷癖，服三圆，日三服，皆间食，常令微溏利。宿食不消，服二圆，取利。瘕癥积聚，服二圆，日三服。拘急，心腹胀满，心痛，服三圆。上气呕逆，胸满不得卧，服二圆，不瘥，更服。大痢，服二圆，日三服。疳湿，服二圆，以一圆如杏仁大，和醋二合，灌下部中。水病，服三圆，日再服，间食服之，瘥止，人弱，即隔日服。头痛恶寒，服二圆，复取汗。伤寒天行，服二圆，日三服，间食服之。小便不通，服二圆，不瘥，明日再服。大便不通，服三圆，又内一圆下部中即通。耳聋、聤耳，以绵裹如枣核，塞之。鼻衄，服二圆。痈肿、丁肿、破肿，内一圆如麻子大，日一敷之，根亦自出。犯丁肿血出，以猪脂和涂，有孔，内孔中，瘥。癞疮，以酢泔洗讫，取药

和猪脂敷之。漏疮有孔，以一圆内孔中，和猪脂敷上。痔疮，涂绵筋上，内孔中，日别易，瘥止。瘰疬，以酢和涂上，瘥。癣疮，以布揩令汗出，以酢和涂上，日一易，瘥，止。胸、背、腰、胁肿，以醋和，敷肿上，日一易，又服二圆。诸冷疮积年不瘥，以酢和，涂之。恶刺，以一圆内疮孔中，即瘥。蝮蛇螫，以少许内螫处，若毒入腹，心烦欲绝者，服三圆。蜂螫，以少许敷之，瘥。妇人诸疾，胞衣不下，服二圆。小儿惊痫，服一圆如米许以涂乳，令嗍之，看儿大小加减。小儿客忤，服一圆如米，和乳涂乳头，令嗍之，以意量之。蝎螫，以少许敷之，瘥。小儿乳不消，心腹胀满，服一圆如米许涂乳头，令嗍之即瘥。

神应圆　治肾经不足，风冷乘之，腰痛如折，引背膂俯仰不利，转侧亦难，或因役用过多，劳伤于肾，或因寝冷湿，地气伤腰，或因坠堕伤损，或因风寒客搏，皆令腰痛，并皆治之。

威灵仙去土，二十两　当归　肉桂去粗皮，各十两

上为末，以酒煮面糊为圆，如梧桐子大。每服十五圆，温酒或煎茴香汤下，食前服。妇人煎桂心汤下，加至二十圆。有孕妇人不得服，忌食茗。

集效圆　治因脏腑虚弱或多食甘肥，致蛔虫动作，心腹搅痛，发作肿聚，往来上下，痛有休止，腹中烦热，口吐涎沫，即是蛔咬，宜服此药，若积年不瘥，服之亦愈。又疗下部有虫，生痔痒痛。

大黄锉，炒，十五两　木香不见火　槟榔　诃黎勒煨，去核，酒浸，焙干　附子炮，去皮、脐　羌活炒，研（一本作芜荑）　鹤虱炒　干姜炮，各十两半

上为末，炼蜜为圆，如梧桐子大。每服三十圆，食前，橘皮汤下。妇人醋汤下。

乳香圆　治诸痔下血，肛边生肉，或结核肿疼，或生疮痒痛，或大便艰难，肛肠脱出。又治肠风下血，无问新久，及诸瘘，根在脏腑，悉能治之。

枳壳去瓤，麸炒　牡蛎火煅　荜澄茄　芫青去头、翅、足，糯米炒，以米黄色为度　大黄蒸，焙　鹤虱炒，各半两　白丁香　乳香研，各一分

上为末，粟米糊圆，如梧桐子大。每服十圆至十五圆。如治肠风，腊茶清下。诸痔，煎薤白汤下。诸瘘，煎铁屑汤下。并食前服。

解毒雄黄圆　解毒，治缠喉风及急喉痹卒然倒仆，失音不语，或牙关紧急，不省人事。

郁金　雄黄研飞，各一分　巴豆去皮，出油，十四个

上为末，醋煮面糊为圆，如绿豆大。用热茶清下七圆，吐出顽涎，立便苏省，未吐再服。如至死者，心头犹热，灌药不下，即以刀、尺、铁匙斡开口灌之，药下喉咙，无有不活，吐泻些小无妨。及治上膈壅热，痰涎不利，咽喉肿痛，赤眼痈肿，一切毒热，并宜服之。如小儿患喉咙赤肿，及惊热痰涎壅塞，服二圆或三圆，量儿大小加减。

克效饼子　治一切疟病发作有时，先觉伸欠，乃作寒栗，鼓振颐颔，中外皆寒，腰脊俱痛，寒战既已，内外皆热，头痛如破，渴欲饮冷，或痰积胸中，烦满欲呕，或先热后寒，或先寒后热，或寒多热少，或热多寒少，或寒热相半，或但热不寒，或但寒不热，或一日一发，或隔日一发，或一发后六、七日再发，并能主之。

甘草爁　绿豆末　荷叶爁，各五两　定粉研　龙脑研　麝香研，各半两　金箔二十五片，为衣　信砒醋煮，二两半　朱砂研飞，一两一分

上为末，炼蜜搜和，每两作二十圆，捏扁，以金箔为衣。每服一饼子，以新汲水磨化。日发者，未发前服之。间日者，不发夜服。隔数日发者，前一日夜服。连日者，凌晨服。

乌梅圆　治脏寒蛔虫动作，上入膈中，烦闷呕吐，时发时止，得时即呕，常自吐蛔，有此证候，谓之蛔厥，此药主之。又治久痢。

乌梅三百个　黄柏炙　细辛去苗　肉桂去粗皮　附子炮，去皮、脐　人参去芦，各六两　蜀椒去目及闭口者，微炒出汗用　当归去芦，各四两　干姜炮，十两　黄连去须，十六两

上异捣，筛，合治之，以醋浸乌梅一宿，去核，蒸之五斗米下，饭熟，捣成泥，和药令相得，内臼中与炼蜜杵二千下，圆如梧桐子大。每服十五圆，温米饮下，食前服。

神助散　旧名葶苈散　治十种水气，面目、四肢、遍身俱肿，以手按之，随手而起，咳嗽喘急，不得安卧，腹大肿胀，口苦舌干，小便赤涩，大便不利。

泽泻二两　椒目一两半　猪苓去黑皮，二两　黑牵牛微炒，取末，二两半　葶苈炒香，别研，三两

上为细末。每服以葱白三茎，浆水一盏，煎至半盏，入酒半盏，调药三钱，绝早面向东服，如人行十里久，以浆水葱白煮稀粥，至葱烂，入酒五合热啜，量人啜多少，须啜一升许。不得吃盐并面。自早至午当利小便三四升，或大便利，喘定，肿减七分，隔日再服。既平之后，必须大将

息及断盐、房室等三年。

立效散 治下焦结热，小便黄赤，淋闭疼痛，或有血出，及大小便俱出血者，亦宜服之。

山栀子去皮，炒，半两　瞿麦穗一两　甘草炙，三分

上为末。每服五钱至七钱，水一碗，入连须葱根七个，灯心五十茎，生姜五、七片，同煎至七分，时时温服，不拘时候。

必胜散 治男子、妇人血妄流溢，吐血、衄血、呕血、咯血。

熟干地黄　小蓟并根用　人参　蒲黄微炒　当归去芦　芎䓖　乌梅去核，各一两

上件药捣，罗为粗散。每服五钱，水一盏半，煎至七分，去渣，温服，不拘时候。

钓肠圆 治久新诸痔，肛边肿痛，或生疮痒，时有脓血。又治肠风下血，及肛门脱出，并宜服之。

瓜蒌二枚，烧存性　蝟皮两个，锉碎，罐内烧存性　鸡冠花锉，微炒，五两　胡桃取仁，一十五个，不油者，入罐内烧存性　白矾枯　绿矾枯　白附子生用　天南星生用　枳壳去瓤，麸炒　附子去皮、脐，生用　诃子煨，去皮　半夏各二两

上为细末，以醋煮面糊为圆，如梧桐子大。每服二十圆，空心、临卧温酒下，远年不瘥者，服十日见效，久服永除根本。小可肠风等疾，一二年内者，只十服，瘥，永不发动。

石韦散 治肾气不足，膀胱有热，水道不通，淋沥不宣，出少起数，脐腹急痛，蓄作有时，劳倦即发，或尿如豆

汁，或便出砂石，并皆治之。

芍药　白术　滑石　葵子　瞿麦各三两　石韦去毛　木通各二两　王不留行　当归去芦　甘草炙，各一两

上为细末。每服二钱，煎小麦汤调下，食前，日二、三服。

牡蛎散　治诸虚不足，及新病暴虚，津液不固，体常自汗，夜卧即甚，久而不止，羸瘠枯瘦，心忡惊惕，短气烦倦。

黄芪去苗、土　麻黄根洗　牡蛎米泔浸，刷去土，火烧通赤，各一两

上三味，为粗散。每服三钱，水一盏半，小麦百余粒，同煎至八分，去渣，热服，日二服，不拘时候。

法制熟艾　主灸百病。

陈久黄艾不以多少，择取叶入臼内，用木杵轻捣令熟，以细筛隔去青渣，再捣再筛，如此三次，别以马尾罗子隔之，更再捣，罗，候柔细黄熟为度

上主灸百病。世人着灸，多无法度，徒忍痛楚，罕能愈疾。今于《圣惠》、《千金》、《外台》等方内摭取点穴分寸、作炷大小、壮数多少等法于后。

定分寸法：取病人男左、女右中指第二节内，度两横纹相去为一寸，应取穴及作炷分寸，并依此法。

点灸穴法：凡点穴时，须得身体平直，四肢毋令蜷缩，坐点毋令俯仰，立点毋令倾侧，灸时孔穴不正，无益于事，徒烧肌肉，虚忍痛楚。若坐点，则坐灸之；卧点，则卧灸之；立点，则立灸之。反此亦不得其穴。

作艾炷法：凡下火点灸，须令艾柱根下广三分，长亦三分。若减此，不覆孔穴，不中经脉，火气不行，亦不能除病。强壮人亦可稍增令大。周岁以里小儿，可如小麦大。

点火法：古来用火灸病，忌八般木火。今即不用木火灸人，不犯诸患，兼去久疴。以清油点灯，灯上烧艾茎点灸，兼滋润灸疮，至愈以来，且无疼痛，用蜡烛更佳。又火珠耀日，以艾承之，遂得火出，此火灸病为良。次有火照耀日，以艾引之，便得火出，此火亦佳。

下火灸时法：皆以日正午以后，乃可下火灸之，时谓阴气未至，灸无不着。午前平旦，谷气虚，令人颠眩，不可卧灸，慎之慎之。其大法如此，卒急者不可用此例。若遇阴雾、天起风雪、忽降猛雨、炎暑、雷电、虹霓暂时且停，候待清明，即再下火灸。灸时不得伤饱、太饥、饮酒、食生硬物，兼忌思虑愁忧，怒呼骂叫，吁嗟叹息，一切不祥，忌之大吉。

治灸疮不发法：凡着灸疗病，历春、夏、秋、冬不较者，灸炷虽然数足，得疮发脓出，所患即瘥。如不得疮发脓出，其疾不愈。《甲乙经》云：灸疮不发者，用故履底灸，令热熨之，三日即发，脓出自然愈疾。今用赤皮葱三五茎，去其葱青，于煻灰火中煨熟拍破，热熨灸疮十余遍，其疮三日自发，立坏，脓出疾愈。

淋洗灸疮法：凡着灸治病，才住火，便用赤皮葱、薄荷二味煎汤，温温淋洗灸疮周回约一二寸以来，令驱逐风气于疮口内出，兼令经脉往来，不滞于疮下，自然疮坏疾愈。若灸疮退火痂后，用桃树东南枝、稍青嫩桃皮二味等分煎汤，温温淋洗灸疮，此二味偏能护灸疮中诸风。若疮内黑烂溃者，加胡荽，三味等分煎汤，温温淋洗，灸疮自然生好肉也。若灸疮疼痛不可忍，多时不较者，加黄连，四味等分煎汤淋洗，立有神效。

壮数多少法：《千金方》云：凡言壮数者，若丁壮遇疾，病根深笃者，可倍多于方数。其人老小羸瘦者，可复减半。依扁鹊灸法，有至五百壮、千壮者，皆临时消息之。

推人神所在法：一日足大指，二日外踝，三日股内，四日腰，五日口、舌、咽、悬雍，六日足小指，七日内踝，八日足腕，九日尻，十日背、腰，十一日鼻柱，十二日发际，十三日牙齿，十四日胃脘，十五日遍身，十六日胸、乳，十七日气冲，十八日腹内，十九日足趺，二十日膝下，二十一日手小指，二十二日伏兔，二十三日肝俞，二十四日手阳明、两胁，二十五日足阳明，二十六日手、足，二十七日膝，二十八日阴，二十九日膝、胫、颞、颥，三十日关元下至足心。以上上神所在之日，禁忌着灸。若遇病急切，不拘此例。

〔绍兴续添方〕

常山饮　治疟疾。凡疟疾，盖因外邪客于风府，生冷之物内伤脾胃，或先寒后热，或先热后寒，或寒热独作，或连日并发，或间日一发。寒则肢体颤掉，热则举身如烧，头痛恶心，烦渴引饮，气息喘急，口苦舌干，脊膂痠疼，肠鸣腹痛，诸药不治，渐成劳疟者，此药治之。

知母　川常山　草果　甘草炙，各二斤　良姜二十两　乌梅去仁，一斤

上件为粗末。每服三钱，水一盏，生姜五片，枣子一枚，煎至七分，去滓，温服。

对金饮子　治证并方见伤寒类。

清心莲子饮 治证并方见痼冷类。

〔**宝庆新增方**〕

槐角圆 治五种肠风泻血：粪前有血，名外痔；粪后有血，名内痔；大肠不收，名脱肛；谷道四面弩肉如奶，名举痔；头上有乳，名瘘，并皆治之。

槐角去枝、梗，炒，一斤 地榆 当归酒浸一宿，焙 防风去芦 黄芩 枳壳去瓤，麸炒，各半斤

上为末，酒糊圆，如梧桐子大。每服三十圆，米饮下，不拘时候。此药治肠风疮内小虫，里急下脓血，止痒痛，消肿聚，驱湿毒，久服永除病根。

胜金圆 治一切疟病发作有时。盖因外邪客于脏腑，生冷之物内伤脾胃，或先寒后热，或先热后寒，或寒多热少，或寒少热多，或但热不寒，或但寒不热，或连日并发，或间日而发，或发后三、五日再发，寒则肢体颤掉，热则举身如火，头痛恶心，烦渴引饮，气息喘急，口苦咽干，背膂痠疼，肠鸣腹痛，或痰聚胸中，烦满欲呕，并皆治之。

槟榔四两 常山酒浸，蒸，焙，一斤

上为末，水面糊为圆，如梧桐子大。每服三十圆，于发前一日晚临卧用冷酒吞下便睡。不得吃热物、茶、汤之类，至四更尽，再用冷酒吞下十五圆。忌食一切热羹汤、粥食，午间可食温粥，至晚方可食热。忌一切生冷、鱼腥等物。一方用川常山十六两为末，鸡卵十五只，取清为圆。治证、服饵一如前法。

〔**淳祐新添方**〕

肠风黑散 治证与泻痢类肠风黑散同。

荆芥烧，二两 枳壳去瓤，二两烧，一两炒用 乱发烧 槐

花烧　槐角烧，各一两　甘草炙　猬皮各一两半

上将合烧药同入瓷瓶内，黄泥固济，烧存三分性，出火气，同甘草、枳壳捣，罗为末。每服入二钱，水一盏，煎至七分，空心温服，温酒调下亦得。

神应黑玉丹　治证并方见泻痢类。

〔吴直阁增诸家名方〕

备急圆　治心腹诸卒暴百病，中恶客忤，心腹胀满，卒痛如刀所刺，气急口噤。

干姜炮，一两　巴豆去皮、油，研　大黄各二两

上件为末，炼蜜为圆，如梧桐子大。每服三圆，温水下，不拘时。

青解毒圆　治大人、小儿五脏积热，毒气上攻，胸膈烦闷，咽喉肿痛，赤眼痈肿，头面发热，唇口干燥，两颊生疮，精神恍惚，心忪闷乱，坐卧不宁，及伤暑毒，面赤身热，心躁烦渴，饮食不下。

寒水石研　石膏研，各十六两　青黛八两

上件细研如粉，入青黛和匀，蒸饼七个，水调为圆，如鸡头大。每服一圆，食后，新汲水化下，或细嚼，用生姜水下亦得。如中诸毒，并宜服之。及小儿惊风潮热，痰涎壅塞，心胸烦躁，颊赤多渴，睡卧不稳，每三岁儿可服半粒，更量岁数加减与之。

寸金圆　治元阳虚弱，寒气攻冲，膀胱、小肠发肿作痛，或在心胁，牵连小腹连属阴间，致身体憎寒撮痛。

楮实子　川楝子炒，各一两半　巴豆炒，七个　全蝎炒，四十个　当归去芦，酒浸一宿，一两半

上为细末，用浸当归酒打面糊和圆，如鸡头实大。空

心，温酒盐汤吞下二圆至三圆，并进二服。

夺命丹 治远年日近小肠疝气，偏坠搐疼，脐下撮痛，以致闷乱，及外肾肿硬，日渐滋长，阴间湿痒，抓成疮。

吴茱萸去枝、梗，一斤，四两用酒浸，四两用醋浸，四两用汤浸，四两用童子小便浸，各浸一宿，同焙干 泽泻去灰土，二两

上为细末，酒煮面糊圆，如梧桐子大。每服五十圆，空心、食前，盐汤或酒吞下。

〔续添诸局经验秘方〕

茱萸内消圆 治肾经虚弱，膀胱为邪气所搏，结成寒疝阴癞，偏火上攻，脐腹疼痛，肤囊肿胀，或生疮疡，时出黄水，腰脚沉重，足胫肿满，行步艰辛，服之内消，不动脏腑（一方无枳实、陈皮、桃仁、玄胡索、川楝子、木香）。

山茱萸捣，去核，取肉微炒 桔梗水浸一伏时，滤出，慢火炒干为度 白蒺藜炒，去刺 川乌炮，去皮、脐 肉桂去粗皮 茴香舶上者，淘去沙石，焙干 食茱萸 吴茱萸微炒 青皮去白，各二两 海藻洗，焙 五味子净拣 大腹皮酒洗，焙 延胡索各二两半 桃仁去皮、尖及双仁，麸炒，别研 枳实去瓤，麸炒 陈皮去白，各一两 川楝子锉，炒，三两 木香一两半

上为末，酒糊圆，如梧桐子大。温酒下三十圆，食前服。

麝香大戟圆 治阴癞肿胀，或小肠气痛。

胡芦巴炒，四两 大戟去皮，炒黄，半两 麝香别研，一钱 茴香舶上者 川楝子各六两 槟榔刮去底，细切，不见火 诃子炮，去核，酒浸，蒸，焙干用 附子炮，去皮、脐 木

香各一两

上为末，独留川楝子，以好酒一二升，葱白七枚，长三四寸，煮川楝子软，去核取肉，和药捣杵，圆如梧桐子大。空心，温酒下五七圆至十圆，姜汤亦得。潮发疼痛，炒姜热酒下十五圆。

三白散 治膀胱蕴热，风湿相乘，阴囊肿胀，大小便不利。

白牵牛二两 桑白皮微炒 白术 木通去节 陈皮去白，各半两

上捣为细末。每服二钱，姜汤调下，空心服，未觉再进。常服导利留滞，不损脏气。

胡芦巴圆 治大人、小儿小肠气、蟠肠气、奔豚气、疝气，偏坠阴肿，小腹有形如卵，上下来去，痛不可忍，或绞结绕脐攻刺，呕恶闷乱，并皆治之。

胡芦巴炒，一斤 吴茱萸汤洗十次，炒，十两 川楝子炒，一斤二两 大巴戟去心，炒 川乌炮，去皮、脐，各六两 茴香淘去土，炒，十二两

上为细末，酒煮面糊为圆，如梧桐子大。每服十五圆，空心，温酒吞下。小儿五圆，茴香汤下。

治疮肿伤折

云母膏 治一切疮肿伤折等病。

蜀椒去目及闭口者，微炒出汗 白芷 没药研 赤芍药 肉桂去粗皮 当归各半两 盐花研，一十四两 麒麟竭研 菖蒲 白及 芎䓖 草龙胆 木香 白蔹 防风去芦、叉 厚朴去粗皮，姜汁制 麝香研 桔梗 柴胡去芦

头　松脂　人参　苍术泔浸一宿　黄芩　夜合用皮　乳香　附子去皮、脐　茯苓去皮　高良姜各半两　硝石研如粉　甘草　云母光明白薄者，研粉，各四两　桑白皮　水银候膏凝如人体热，以生绢袋盛水银，以手弹如针头大，铺在膏上，谓之养药母　柏叶不用近道者　槐叶　柳枝各二两　陈皮一两　清油四十两　黄丹细研，一十四两　黄芪去芦，半两

上除云母、硝石、麒麟竭、没药、麝香、乳香、黄丹、盐花八味别研外，并锉如豆大，用上件清油于瓷器中浸所锉药七日，以物封闭后，用文火煎，不住手搅，三上火，三下火。每上，候匝匝沸，乃下火，候沸定再上，如此三次，候白芷、附子之类黄色为度，勿令焦黑，以绵或新布绞去滓，却入铛中，再上火熬。后下黄丹与别研药八味，以柳篦不住手搅，直至膏凝，良久色变，再上熬，仍滴少许水中，凝结不黏手为度。先炙一瓷器，热即倾药在内，候如人体温热，弹水银在上，每用膏药，即先刮去水银。治发背，先以败蒲一斤，用水三升，煎五十沸，如人体温，将蒲水洗疮，拭干贴药，一两分为三服，温酒下，未成脓者立瘥。于外贴之，奶痈外贴。瘰疬骨疽，毒穿至骨，用药一两，分作三服，温酒下，甚者即泻出恶物，兼外贴，瘥。肠痈，以药半两分为五服，甘草汤下，未成脓者当时消，已有脓者，随药下脓出，后每日酒下五圆，如梧桐子大，待脓止即住服。风眼，贴两太阳穴。壁镜咬、蜘蛛咬，外贴，留疮口。发脑、发髭鬓、发眉、发耳、脐痈、牙痈、牙疼，并外贴包裹，即当时痛止。箭头所伤，箭头在内，外贴，每日吃少许烂绿豆，箭头自出。虎、豹所伤，先以甘草汤洗，然后贴膏，每日换，不过三次贴。狗、蛇咬，生油下十圆，如梧桐子大，

仍须贴外。难产三日不分娩，温酒下一分便生。血晕欲死，以姜汁和小便半升温酒下十圆，死者即返。死胎在腹，以榆白皮汤下半两，便生。丈夫本脏气，茴香温酒下一分，每日一服，不过二服，瘥。中毒药酒洗袜（一本作中暑毒，取地水），温下一分，每日一服，不过四度，泻出恶物，瘥。瘤赘，外贴消之。一切肿疖，外贴立瘥。但有所苦，并皆治之，药到即瘥。以上主疗，只忌羊血，余无所忌。如人收此药防身，以蜡纸裹，不令风干，可三十年不损药力。

小犀角圆　治肠痈、乳痈、发背，一切毒肿，服之化为水。

巴豆二十二枚，去皮、膜、心，炒出油，细研　大黄蒸，焙，一两一分　犀角三两　黄连去须　栀子去皮　干蓼蓝　升麻　黄芩　防风去芦　人参　当归去芦　黄芪去苗　甘草炙，各一两

上为细末，入巴豆匀，炼蜜搜和为圆，如梧桐子大。每服三圆，温汤下，利三两行，吃冷粥止之，不利，加至四五圆，初服取快利，后渐减圆数，取微溏泄为度，老、小以意加减，肿消及和润乃止。利下黄水，觉肿处微皱色变，即是消候。一切肿毒皆内消，神验不可论。忌热面、蒜、猪肉、芦笋、鱼、海藻、菘菜、生冷、黏食。

何首乌散　治脾肺风毒攻冲，遍身癣疥瘙痒，或生瘾疹，搔之成疮，肩背拘倦，肌肉顽痹，手足皴裂，风气上攻，头面生疮，及治紫癜、白癜、顽麻等风。

荆芥穗　蔓荆子去白皮　蚵蚾草去土　威灵仙净洗　何首乌　防风去芦、叉　甘草炙

上件各五斤，捣，罗为末。每服一钱，食后，温酒调下，沸汤亦得。

桦皮散 治肺脏风毒，遍身疮疥，及瘾疹瘙痒，搔之成疮，又治面上风刺，及妇人粉刺。

杏仁去皮、尖，用水一碗，于银铫子内熬，候水减一半以来，取出放令干 荆芥穗各二两 枳壳去瓤，用炭火烧存性，取出于湿纸上令冷 桦皮烧成灰，各四两 甘草炙，半两

上件药除杏仁外，余药都捣，罗为末，却将杏仁别研令极细，次用诸药末旋旋入研令匀。每服二钱，食后，温酒调下，日进三服。疮疥甚者，每日频服。

太岳活血丹 治男子、妇人外伤内损，狗咬虫伤，驴扑马坠，手足伤折，一切疼痛，腹中瘀血刺胁筑心，及左瘫右缓，走注疼痛，痈肿痔漏。妇人冷气入腹，血脉不通，产后败血灌注四肢，吹奶肿痛，血气撮痛，并宜服之。

乱发皂角水净洗，二斤，晒干，用清麻油二斤，入锅内炒，频以手拈看，脆乱如糊苔即止，不可令炒过 栗楔谓栗三颗共一球，其中有扁薄者是，去壳，薄切，日干 皂角刺烧通红，米醋内淬，焙 大黑豆以湿布揩去尘垢，退黑皮，焙干 花桑枝如臂大者，炭火烧，烟尽，米醋淬，取出焙，各一斤 蓖麻仁别研，涂墨，三两 乳香好者，细研，入米醋一碗，熬令熟香，四两 细墨半斤，一半用蓖麻仁三两，乳钵烂研涂墨上，涂尽，用薄纸裹，以黄泥固济，日干，以火五十斤煅令通红，放地上，盆盖，出火气，两饭久。一半用硇砂二两，醋化，涂墨上，炙干 硇砂光净者，醋化，涂墨上，二两

上六味，为末，入乳香膏内，和杵三千下，圆如弹子

大。如乳香膏少，更入醋煮面糊。痛甚者，每服一圆，轻可者，服半圆，用无灰酒一盏，乳香一豆大，先磨香尽，次磨药尽，煎三、五沸，临卧，温服，以痛处就床卧。如欲出汗，以衣被盖覆，仍用药涂磨损处。忌一切动风物。应妇人诸疾服者，更用当归末一钱，依法煎服。有孕者莫服。

玉龙膏　摩风止痛，消肿化毒。治一切伤折疮肿。

瓜蒌大者一个，去皮　黄蜡一两半　白芷净拣，锉，半两　麻油清真者，六两　麝香研，一钱　松脂研，一钱半　零香　藿香各一两　杏仁去皮、尖　升麻　黄芪　赤芍药　白及　白蔹　甘草净拣，锉，各一分

上以油浸七日，却比出油，先炼令香熟，放冷入诸药，慢火煎黄色，用绢滤去渣，入银、石锅内，入蜡并麝香、松脂，熬少时，以瓷盒器盛。每用少许，薄摊绢帛上贴。若头面风癣痒，疮肿疼痛，并涂磨令热，频频用之。如耳鼻中肉铃，用纸拈子每日点之，至一月即愈。如治灸疮及小儿瘤疮，涂之兼灭瘢痕，神效。

花蕊石散　治一切金刃箭镞伤中，及打仆伤损，猫、狗咬伤，或至死者，急于伤处掺药，其血化为黄水，再掺药便活，更不疼痛。如内损，血入脏腑，热煎童子小便，入酒少许，调一大钱，服之立效。若牛抵，肠出不损者，急内入，细丝桑白皮尖茸为线，缝合肚皮，缝上掺药，血止立活。如无桑白皮，用生麻缕亦得，并不得封裹疮口，恐作脓血。如疮干，以津液润之，然后掺药。妇人产后败血不尽，血迷、血晕，恶血奔心，胎死腹中，胎衣不下至死者，但心头暖，急以童子小便调一钱，取下恶物如猪肝片，终身

不患血风、血气。若膈上有血，化为黄水，即时吐出，或随小便出，立效。

硫黄上色明净者，捣为粗末，四两　花蕊石捣为粗末，一两

上二味，相拌令匀，先用纸筋和胶泥固济瓦罐子一个，内可容药，候泥干入药内，密泥封口了，焙笼内焙干，令透热，便安在四方砖上，砖上书八卦五行字，用炭一称，笼迭周匝，自巳、午时从下生火，令渐渐上彻，有坠下火，旋夹火上，直至经宿，火冷炭消尽，又放经宿，罐冷定，取出细研，以绢罗子罗至细，瓷盒内盛，依前法使用。

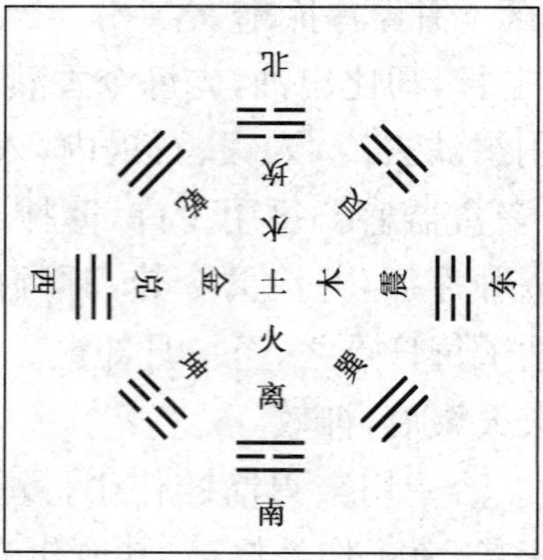

五行八卦之图

〔绍兴续添方〕

化脓排脓内补十宣散　亦名折里十补散　治一切痈疽疮疖。未成者速散，已成者速溃，败脓自出，无用手挤，恶肉自去，不犯刀杖，服药后疼痛顿减，其效如神。

黄芪以绵上来者为胜，半如箭竿，长二、三尺，头不叉者，洗净，寸截，槌破丝，擘，以盐汤润透，用盏盛，盖汤铫上一炊久，焙

燥，随众药入碾成细末，一两　人参以新罗者为上，择团结重实滋润者，洗净，去芦，薄切，焙干，捣用　当归取川中来者，择大片如马尾状，滋润甜辣芬香者，温水洗，薄切，焙干，各二两　厚朴用梓间者，肉厚而色紫，掐之油出，去粗皮，切，姜汁罨一宿，爁熟，焙燥，勿用桂朴　桔梗以有心、味苦者为真，无心、味甘者荠苨也，主解药毒，切勿误用。洗净，去头、尾，薄切，焙燥　桂心用卷薄者，古法带皮桂每两只取二钱半，合用一两者，当买四两，候众药罢，别研方入，不得见火　芎䓖以川中来者为上，今多用抚芎大块者，净洗，切，焙　防风择新香者净洗，切，焙　甘草生用　白芷各一两

上十味，选药贵精，皆取净、晒、焙、极燥方秤，除桂心外，一处捣，罗为细末，入桂令匀。每服自三钱加至五、六钱，热酒调下，日、夜各数服，以多为妙。服至疮口合，更服尤佳，所以补前损，杜后患也。不饮酒人，浓煎木香汤下，然不若酒力之胜也。或饮酒不多，能勉强间用酒调，并以木香汤解酒，功效当不减于酒也。大抵痈疽之作，皆血气凝滞，风毒壅结所致，治之不早，则外坏肌肉，内攻脏腑，其害甚大，才觉便服，倍加服数，服之醉，则其效尤速。发散风毒，流行经络，排脓止痛，生肌长肉，药性平和，老人、小儿、妇人、室女，皆可服之。

没药降圣丹　治打扑闪肭，筋断骨折，挛急疼痛，不能屈伸，及荣卫虚弱，外受游风，内伤经络，筋骨缓纵，皮肉刺痛，肩背拘急，身体倦怠，四肢少力。

自然铜火煅，醋淬十二次，研末水飞过，焙　川乌头生，去皮、脐　骨碎补爁，去毛　白芍药　没药别研　乳香别研　当归洗，焙，各一两　生干地黄　川芎各一两半

上并生用，为细末，以生姜自然汁与蜜等分炼熟和圆，每一两作四圆。每服一圆，捶碎，水、酒各半盏，入苏木少许，同煎至八分，去苏木，热服，空心、食前。

〔宝庆新增方〕

千金漏芦汤 治痈疽发背，丹毒恶肿，时行热毒，发作赤色，瘰疬初发，头目赤痛，暴生障翳，吹奶肿痛。一切无名恶疮，虽觉所苦细微，不可轻慢，急服此药，并皆内消，更不成脓。若发背、痈疽已成脓者，当排脓，服之直至脓尽。

漏芦去芦 麻黄去根、节 升麻锉 赤芍药生锉 黄芩去皮 甘草生锉 白蔹净洗 白及去须 枳壳米泔浸一宿，去白，各四两 生大黄一十三两

上㕮咀。每服四钱，水二盏，煎至一盏，纱帛滤去渣，空心、食前热服，以快利为度。病人更自量增损服之，立效。

滑肌散 治风邪客于肌中，浑身瘙痒，致生疮疥，及脾肺风毒攻冲，遍身疮疥皴裂，干湿发疮，日久不瘥，并皆治之。

剪草七两，不见火 轻粉一钱

上为细末。疮湿，用药干掺。疮干，用麻油调药敷之。

神效托里散 治痈疽发背、肠痈、奶痈、无名肿毒，焮作疼痛，憎寒壮热，类若伤寒，不问老、幼、虚人，并皆治之。

忍冬草去梗 黄芪去芦，各五两 当归一两二钱 甘草炙，八两

上为细末。每服二钱，酒一盏半，煎至一盏。若病在

上，食后服；病在下，食前服。少须再进第二服，留渣外敷。未成脓者内消，已成脓者即溃。

〔淳祐新添方〕

红玉散 敛疮口，生肌肉，止疼痛，去恶水，不问日近年深，并治之。

寒水石炭火烧通赤，候冷细研，二两 黄丹半两

上同研细。干掺疮口内，后用万金膏贴，每日一上，再上尤妙。

万金膏 治痈疽发背，诸般疮疖，从高坠堕，打扑伤损，脚膝生疮，远年臁疮，五般痔漏，一切恶疮，并皆治之。

龙骨 鳖甲 苦参 乌贼鱼骨 黄柏 草乌头 黄连 猪牙皂角 黄芩 白蔹 白及 木鳖子仁 当归洗，焙 厚朴去粗皮 川芎 香白芷 没药别研 槐枝 柳枝并同锉，研，各一分 乳香别研，一钱 黄丹一两半 清麻油四两，冬月用半斤

上除黄丹外，银、石器中将诸药并油内用慢火煎紫赤色，去药不用，却入黄丹一半放油内，不住手搅，令微黑，更入余黄丹，不住手搅，须是慢火熬令紫黑，滴在水上不散，及不黏手，然后更别入黄丹少许，再熬数沸，如硬时，却更入油些少，以不黏手为度。用时量疮大小摊纸上贴之。

〔吴直阁增诸家名方〕

接骨散 治从高堕下，马逐伤折，筋断骨碎，痛不可忍。接骨续筋，止痛活血。

定粉 当归各一钱 硼砂一钱半

上为细末。每服二钱，煎苏木汤调下。服讫后，时时

吃苏木汤。

急风散 治久新诸疮，破伤中风，项强背直，腰为反折，口噤不语，手足抽掣，眼目上视，喉中沸声。

丹砂一两 草乌头三两，一半生用，一半以火烧存性，于米醋内淬令冷 麝香研 生乌豆同草乌一处为末，各一分

上为细末，和匀。破伤风，以酒一小盏调半钱，神效。如出箭头，先用酒一盏，调服半钱，却以药贴箭疮上。

油调立效散 治湿疥浸淫，流溃遍体，大作瘭浆，搔之水出，小如粟粒，痒痛难任，肌肤湿润，经久不瘥。

腻粉 绿矾 黄柏微炙，细研 硫黄研细，各等分

上为细末，研匀，以生油调药涂之。

导滞散 治重物压榨，或从高坠下，作热五内，吐血、下血，出不禁止；或瘀血在内，胸腹胀满，喘粗气短。

当归 大黄

上等分，炒为末。每二钱，温酒调下，不拘时候。

如圣散 治肺脏风毒攻发皮肤，血气凝涩，变生疥疮瘙痒，搔之皮起作痂，增展浸引，连滞不瘥。此药活血脉，润皮肤，散风邪，止瘙痒。

蛇床子半两 黄连去须，三分 胡粉结砂子，一两 水银同胡粉点水研令黑，一分

上件药，以生麻油和稀滑。每用药时，先以盐浆水洗疮令净，后以药涂之，干即便换，不过三五度，瘥。

槟榔散 治痈疽疮疖脓溃之后外触风寒，肿焮结硬，脓水清稀，出而不绝，内膝空虚，恶汁臭败，疮边干急，好肌不生，及疔疮瘘恶疮，连滞不瘥，下注臁疮，浸溃不敛。

槟榔 黄连去须，切 木香各等分

上为细末。每用，干贴疮上。

拔毒散 治小儿丹毒，肉色变异，或着四肢，或在胸背，游走不定，焮热疼痛，拔痛消肿，散热定疼。

石膏三两 甘草 黄柏各一两 寒水石七两

上为细末。每用水调，时复以鸡翎刷扫，以芭蕉自然汁调妙。

琥珀膏 治颈项瘰疬，及发腋下，初如梅子，肿结硬强，渐若连珠，不消不溃，或穿穴脓溃，肌汁不绝，经久难瘥，渐成瘘疾，并治之。

琥珀一两 木通 桂心 当归 白芷 防风 松脂 朱砂研 木鳖去壳，各半两 麻油二斤 丁香 木香各三分

上件药，先用琥珀、丁香、桂心、朱砂、木香五味捣，罗为末，其余药并细锉，以油浸一宿，于铛中以慢火煎，候白芷焦黄滤出。次下松脂末，滤去渣，再澄清油，却安铛中慢火熬，下黄丹一斤，以柳木篦不住手搅，令黑色，滴入水中成珠子不散，看硬软得所，入琥珀等末，搅令匀，于瓷器内盛之。每使时看大小，用火焫纸上匀摊，贴之。

丹参膏 治乳肿、乳痈毒气焮作赤热，渐成攻刺疼痛，及治乳核结硬不消散。通顺经络，宣导壅滞。

丹参 赤芍药 白芷各等分

上细锉，以酒淹三宿，入猪脂半斤，微煎令白芷黄色，滤去渣，入黄蜡一两。每用少许，时时涂之。

神效当归膏 治汤火伤初起瘭浆，热毒侵展，焮赤疼痛，毒气壅盛，腐化成脓。敛疮口，生肌肉，拔热毒，止疼痛。

当归　黄蜡各一两　麻油四两

上件先将油煎，令当归焦黑，去滓，次入蜡急搅之，放冷，入瓷盒内。每使时，故帛子摊贴之。

腻粉膏　治风邪热毒客搏皮肤，身体生疮，痒痛无时，及大疥作疮，焮赤疼痛，浸淫侵展，肌汁不绝。拔热毒，止疼痛，生肌肉，敛疮口，神效。

猪脂炼，六两　松脂半两　腻粉　胡粉　黄连为末　甘草为末，各一两

上件药，先以猪脂煎松脂，次入黄蜡二两，滤去渣，次下腻粉并四味，搅匀，倾于瓷器中。每用药，少许涂之，日三四易。

乌蛇膏　治风邪毒气外客皮肤，熏发成肿，所起不定，游走往来，时发痒痛，或风毒势盛，攻注成疮，焮赤多脓，疮边紧急，但是风肿，并皆治之。

吴茱萸　藁本　独活　细辛　白僵蚕去丝、嘴，炒　半夏　蜀椒去目，炒　防风　赤芍药　当归　桂心　川芎　香白芷各半两　乌蛇　黄蜡各二两　干蝎　附子去皮、尖，各一两

上件细锉，以炼腊月猪脂二斤文火煎，候白芷赤黑色为度，绵滤去渣，下蜡，入瓷器内盛。每用，取少许摩之令热，日三服。

槐白皮膏　治内外诸痔，肿核结硬，或痒发无时，或痛不可忍，或肛边生疮，赤烂侵溃，或鼠乳附核，久不消散。

槐白皮　楝实各五两　甘草　白芷各二两　赤小豆二合　桃仁六十枚　当归三两

上七味，㕮咀，以煎成猪膏一斤，微火煎白芷黄，药成。每用，摩疮上，日再用。

神仙太一膏　治八发痈疽，一切恶疮软疖，不问年月深远，已成脓未成脓，贴之即效。蛇、虎、蝎、犬、汤火、刀斧所伤，并可内服、外贴。发背，先以温水洗疮，拭干，用帛子摊药贴，仍用水下一粒。血气，木通酒下。赤白带下，当归酒下。咳嗽、喉闭、缠喉风，并绵裹含化。一切风赤眼，贴太阳穴，后用山栀子汤下。打扑伤损，贴药，仍用橘皮汤下。腰膝痛，贴之，盐汤下。唾血，桑白皮汤下。诸漏，先以盐汤洗其诸疮疖，并量大小，以纸摊药贴之，并每服一粒，旋圆樱桃大，以蛤粉为衣。其药可收十年不坏，愈久愈烈，神效不可具述。

玄参　白芷　川当归去芦　肉桂去粗皮　大黄　赤芍药　生干地黄各一两

上锉，用麻油二斤浸，春五日、夏三日、秋七日、冬十日，滤去滓，油熬得所，次下黄丹一斤，以滴油在水中不散为度。

〔续添诸局经验秘方〕

补损当归散　疗坠马、落车、被打，伤腕折臂，呼叫不绝，服此药呼吸之间，不复大痛，服三日，筋骨即当相连，神效。

泽兰制　附子炮，去皮、脐，各一分　当归炒　蜀椒炒，出汗　甘草炙　桂心各三分　芎䓖炒，六分

上为细末。每服二钱，温酒调下，日三服。忌海藻、菘菜、生葱、猪肉、冷水。

复元通气散　治疮疖痈疽方作焮赤，初发疼痛，及脓

已溃、未溃，小肠气、肾痈、便毒，腰痛气刺，腿膝生疮，及妇人吹奶。

舶上茴香炒　穿山甲锉，蛤粉炒，去粉，各二两　南木香不见火，一两半　延胡索擦去皮　白牵牛炒，取末　陈皮去白　甘草炒，各一两

上为细末。每服一大钱，热酒调。病在上，食后服；病在下，食前服。不饮酒人，煎南木香汤调下。

排脓托里散　治一切疮疖痈毒，及肠痈、背疽，或赤肿而未破，或已破而脓血不散，浑身发热，疼痛不可堪忍者，并治妇人奶痈，一切毒肿，并宜服之。

地蜈蚣　赤芍药　当归　甘草各等分

上为细末。每服二钱，温酒调下，不拘时候。

升麻和气饮　治疮疥发于四肢，臀髀痛痒不常，甚至憎寒发热，攻刺疼痛，浸淫浮肿，又癞风入脏，阴下湿痒，耳鸣眼痛，皆治之。

干姜　熟枳壳各半钱　干葛　熟苍术　桔梗　升麻各一两　当归　熟半夏　茯苓　白芷各二钱　陈皮　甘草各一两半　芍药七钱半　大黄蒸，半两

上为锉散。每服四大钱，水一盏半，姜三片，灯心十五茎，煎至七分，去渣，食前服。

五香连翘汤　治一切恶核，瘰疬痈疽，恶肿等病。出《三因方》。

沉香不见火　乳香不见火，研　甘草生　舶上青木香不见火，各一分　连翘去蒂　射干　升麻　桑寄生无，以升麻代之　独活今铺家所卖者，只是宿前胡，或是土当归，不堪用，只用羌活，甚妙　木通去节，各三分　丁香不见火，半两　大

黄蒸，三两　麝香真者，别研，一钱半

上㕮咀。每服四大钱，水二盏，煮取一盏以上，去渣，取八分清汁，空心，热服。半日以上未利，再吃一服，以利下恶物为度。未生肉前服不妨，以折去热毒之气。本方有竹沥、芒硝，恐泥去声者不能斟酌，故缺之，智者当自添减。

五香连翘汤方甚多，当以《三因》为正，李氏方今并存之。

李氏方　用乳香、甘草、木香、沉香，连翘、射干、升麻、木通、桑寄生、独活各三分，丁香半两，大便秘者加大黄三分。李氏所以不用大黄者，盖恐虚人、老人不宜服，故临时加减用。

又一方　青木香三分，桑寄生二分，沉香、木通、生黄芪、大黄各一两，酒浸，煨，麝香二钱，乳香、藿香、川升麻、连翘各半两，鸡舌香三分。此方与《三因》、李氏方同，但外加鸡舌香、藿香耳。

卷之九

治妇人诸疾

附产图。外有治疗诸方,互见各类

熟干地黄圆　治妇人风虚劳冷一切诸疾。或风寒邪气留滞经络,气血冷涩,不能温润肌肤;或风寒客于腹内,则脾胃冷弱,不能克消水谷;或肠虚受冷,大便时泄;或子脏挟寒,久不成胎,月水不调,乍多乍少,或月前月后,或淋沥不止,或闭断不通,积聚癥瘕,面体少色,饮食进退,肌肉消瘦,百节痠疼,时发寒热,渐至羸损,带漏五色,阴中冷痛,时发肿痒,月水将行,脐腹先痛,皮肤皱涩,瘾疹瘙痒,麻痹筋挛,面生皯黯,发黄脱落,目泪自出,心忡目眩;及产后劳损未复,肌瘦寒热,颜色枯黑,饮食无味,渐成蓐劳,并皆治之。

熟干地黄酒浸　五味子拣净　柏子仁微炒,别研　芎劳各一两半　泽兰去梗,二两一分　禹余粮火烧红,醋淬七遍,细研　防风去芦、叉　肉苁蓉酒浸一宿　白茯苓去皮　厚朴去粗皮,姜汁炙　白芷　干姜炮　山药　细辛去苗　卷柏去根,各一两　当归去芦,酒浸,炒　藁本去芦,洗　甘草炙，各一两三分　蜀椒去目及闭口者，微炒去汗　牛膝去苗，酒浸一宿　人参　续断　蛇床子拣净，微炒　芜荑炒　杜仲去粗皮，炙黄　艾叶炒，各三分　赤石脂煅，醋淬　石膏煅，研飞，各二两　肉桂去粗皮　石斛去根　白术各一两一分　紫石英煅，醋淬，研飞，三两

上件药捣，罗为末，炼蜜和捣五、七百杵，圆如梧桐子大。每服三十圆，温酒或米饮下，空心食前服。常服养血补气，和顺荣卫，充实肌肤，调匀月水，长发驻颜，除风去冷，令人有子。温平不热无毒，妊娠不宜服之。

泽兰圆　治产后劳伤，脏腑虚羸未复，气血不调，肢体瘦弱，困乏少力，面色萎黄，心常惊悸，多汗嗜卧，饮食不进。产后百日内每日常服，壮气益血，暖下脏，进饮食。

黄芪　泽兰去梗　牛膝去苗，酒浸一宿　人参去芦　赤石脂煅，各一两　附子炮，去皮、脐　木香　萆薢　白茯苓去皮　续断各三分　肉桂去粗皮　芎䓖　白术　干姜炮　当归去芦，锉，微炒　甘草炙，微赤，各半两　熟干地黄净洗，酒蒸，焙，一两半

上为末，炼蜜圆，如梧桐子大。每三十圆，温米饮下，空心食前。

钟乳泽兰圆　补虚羸，益血气。治冲任虚损，月水不调，脐腹疞痛，腰腿沉重，四肢倦怠，百节痠痛，心忪恍惚，忧恚不乐，面少光泽，饮食无味。除下脏风冷，治带下三十六疾，崩中漏下五色，子宫久冷无子，及数堕胎，或因产劳损，冲任血气虚羸，肌瘦嗜卧。久服补暖元脏，润泽肌肤，长发去䵟，除头风，令人有子。

钟乳粉三两　泽兰二两二钱半　芜荑炒，半两　麦

门冬去心，焙，一两半　山茱萸一两二钱半　艾叶醋炒，七钱半　防风一两七钱半　柏子仁炒，别捣　人参去芦　石膏研飞　石斛去根　熟干地黄酒蒸，各一两半　芎䓖　甘草微炙赤　牛膝去芦，酒浸，焙　白芷　山药　当归去芦，炒　藁本　细辛去苗，不见火　肉桂去粗皮，各一两

上为细末，炼蜜和为圆，如梧桐子大。每服三十圆至五十圆，温酒或米饮下，空心、食前，日二服。

人参荆芥散　治妇人血风劳气，身体疼痛，头昏目涩，心忪烦倦，寒热盗汗，颊赤口干，痰嗽胸满，精神不爽；或月水不调，脐腹疞痛，痃癖块硬，疼痛发歇；或时呕逆，饮食不进；或因产将理失节，淹延瘦瘁，乍起乍卧，甚即着床。

荆芥穗　羚羊角镑　酸枣仁微炒　生干地黄　枳壳麸炒，去瓤，称　人参　鳖甲醋浸，去裙，炙黄　肉桂去粗皮　白术　柴胡各七两半　甘草锉，爁　芎䓖　赤芍药　牡丹皮　当归　防风去苗、叉，各五两

上为粗末。每服三钱，水一盏半，生姜三片，煎至八分，去渣，热服，不拘时，日二服。常服除一切风虚劳冷宿病。有孕不宜服。

牡丹煎圆　治妇人冲任本虚，少腹挟寒，或因产劳损，子脏风寒搏于血气，结生瘕聚，块硬发歇，脐腹刺痛，胁肋紧张，腰膝疼重，拘挛肿满，背项强急，手足麻痹，或月水不调，或瘀滞涩闭，或崩漏带下，少腹冷疼，寒热盗汗，四肢瘦痛，面色萎黄，多生䵟黯，羸乏少力，心多惊悸，不欲饮食。

延胡索　缩砂仁各半两　赤芍药　牡丹皮各一两

山茱萸　干姜炮，各半两　龙骨细研水飞　熟干地黄酒浸　槟榔　羌活各二两　藁本去土　五味子　人参　白芷　当归去芦，酒浸　干山药　泽泻　续断细者　肉桂去粗皮　白茯苓　白术　附子去皮、脐　木香　牛膝去苗，酒浸一宿，焙　萆薢炮，为末，炒熟，各一两　石斛去根，酒浸，三两

上为细末，炼蜜和圆，如梧桐子大。每服二十圆至三十圆，温酒或醋汤下，空心、食前，日二服。妊娠不宜服。

椒红圆　治妇人血气不调，腑脏怯弱，风冷邪气乘虚客搏，脐腹冷疼，胁肋时胀，面色萎黄，肌体羸瘦，怠惰嗜卧，不思饮食。常服补虚损，暖下脏，逐痼冷，进饮食。

沉香　莪术　诃黎勒煨，去核　椒红微炒出汗　当归去芦，酒浸，微炒　附子炮，去皮、脐　白术各一两　麝香一分，别研　丁香　肉豆蔻炮　高良姜去芦，麻油炒，各半两

上为细末，入麝香匀，酒煮面糊圆，如梧桐子大。每服三十圆，用温酒下，空心、食前。

熟干地黄散　治妇人劳伤血气，腑脏虚损，风冷邪气乘虚客搏，肢体烦痛，头目昏重，心多惊悸，寒热盗汗，羸瘦少力，饮食不进。

丹参去芦头　防风去芦、叉　当归去芦，微炒　细辛去苗　藁本去芦，洗　芎䓖各半两　人参　熟干地黄酒洒，蒸，焙　白茯苓去皮　肉桂去粗皮　白术各一两　续断　附子炮，去皮、脐　黄芪去芦，各三分

上为粗散。每服四钱，水一盏半，入生姜半分，枣三

个擘破，煎至一盏，滤去渣，食前，温服。

安息活血丹 治冲任不足，下焦久寒，脐腹疞痛，月事不匀，或来多不断，或过期不来，或崩中去血，或带下不止，面色萎黄，肌肉瘦悴，肢体沉重，胸胁胀满，气力衰乏，饮食减少，一切血气虚寒，并宜服之。

吴茱萸汤浸七遍，焙干，微炒 安息香捣碎，入好酒研，澄去渣，银器内慢火熬成膏 柏子仁炒 山茱萸去核 延胡索 桃仁去皮、尖，麸炒微黄色 虎杖 当归 杜仲去粗皮，锉，炒 附子炮，去皮、脐 木香各二十两 泽兰叶 干姜炮 肉桂去粗皮 艾叶微炒 黄芪去芦 牡丹皮各二斤半 肉苁蓉酒浸，焙 厚朴去粗皮，姜汁炙令熟，各五斤

上为细末，以前安息香膏入白面同煮作糊和圆，如梧桐子大。每服三十圆，食前以温酒下，醋汤亦得。

吴茱萸汤 治妇人脏气本虚，宿挟风冷，胸膈满痛，腹胁疞刺，呕吐恶心，饮食减少，身面虚浮，恶寒战栗，或泄痢不止，少气羸困，及因而生产，脏气暴虚，邪冷内胜，宿疾转甚，并皆治之。

桔梗去苗 防风去苗、叉 干姜炮 甘草炙 当归去苗，微炒 细辛去苗，各半两 熟干地黄三分 吴茱萸汤洗七遍，微炒，二两

上为粗散。每服三钱，水一盏，煎至八分，细滤去渣，热服，空心、食前。

伏龙肝散 治气血劳伤，冲任脉虚，经血非时，忽然崩下，或如豆汁，或成血片，或五色相杂，或赤白相兼，脐腹冷痛，经久未止，令人黄瘦口干，饮食减少，四肢无力，虚烦惊悸。

伏龙肝即灶心土也　赤石脂各一两　熟干地黄酒浸一宿　艾叶微炒，各二两　甘草炙　肉桂去粗皮，各半两　当归去苗，炒　干姜炮，各三分　芎䓖三两　麦门冬去心，一两半

上为粗散。每服四钱，水一盏半，入枣三个擘破，煎至七分，去渣，食前温服。

温经汤　治冲任虚损，月候不调，或来多不断，或过期不来，或崩中去血过多不止。又治曾经损娠，瘀血停留，少腹急痛，发热下利，手掌烦热，唇干口燥，及治少腹有寒，久不受胎。

阿胶蛤粉碎炒　当归去芦　芎䓖　人参　肉桂去粗皮　甘草炒　芍药　牡丹皮各二两　半夏汤洗七次，二两半　吴茱萸汤洗七次，焙，炒，三两　麦门冬去心，五两半

上为粗末。每服三钱，水一盏半，入生姜五片，煎至八分，去渣，热服，空心、食前服。

禹余粮圆　治妇人带下久虚，胞络伤败，月水不调，渐成崩漏，气血虚竭，面黄体瘦，脐腹里急，腰膝疼重，肢体烦痛，心忪头眩，手足寒热，不思饮食。

桑寄生　柏叶微炒　当归去芦，微炒　厚朴去粗皮，涂姜汁，炙　干姜炮　白术　鳖甲醋浸，去裙，炙黄　附子炮，去皮、脐，各一两　禹余粮烧、醋淬七遍，飞研　白石脂各二两　狗脊去毛　白芍药各三分　吴茱萸汤洗七次，微炒，半两

上为细末，炼蜜和圆，如梧桐子大。每服三十圆，温酒或米饮下，空心、食前服。

逍遥散　治血虚劳倦，五心烦热，肢体疼痛，头目昏

重，心忡颊赤，口燥咽干，发热盗汗，减食嗜卧，及血热相搏，月水不调，脐腹胀痛，寒热如疟。又疗室女血弱阴虚，荣卫不和，痰嗽潮热，肌体羸瘦，渐成骨蒸。

甘草微炙赤，半两　当归去苗，锉，微炒　茯苓去皮，白者　芍药白　白术　柴胡去苗，各一两

上为粗末。每服二钱，水一大盏，烧生姜一块切破，薄荷少许，同煎至七分，去渣，热服，不拘时候。

白薇圆　补调冲任，温暖子宫。治胞络伤损，宿受风寒，久无子息，或受胎不牢，多致损堕。久服去下脏风冷，令人有子。

秦椒去目及闭口者，微炒出汗，半两　白薇去苗　熟干地黄　当归去芦，锉，微炒　姜黄各一两七钱半　牡蒙　藁本去苗及土，各一两二钱半　禹余粮火煅，酒淬七遍，研，二两　人参　柏子仁微炒　桑寄生　附子炮，去皮、脐　肉桂去粗皮　五味子去梗　吴茱萸汤浸，微炒　石斛去根　甘草炙，微赤　牛膝去苗，酒浸一宿，焙干　防风去苗、叉　芎䓖各一两半

上为细末，入研药匀，炼蜜为圆，如梧桐子大。每服三十圆至五十圆，温酒或米饮下，空心、食前服。才觉妊娠即住服，已怀孕者尤不宜服之。

小白薇圆　治妇人冲任虚损，子脏受寒，久无子息及断续不产，此因上热下冷，百病滋生。或月水崩下，带漏五色，腰腹疼重，面黄肌瘦，或因产乳不能将护，登厕太早，或久坐湿地，并冷风从下入，血脏既虚，风邪内乘，或月水当行，失于调摄，伤动胞络，阴阳不和，上焦虚阳壅燥，下脏邪冷结伏，致使胎孕不成，冷极伤败，月水不匀，

饮食减少，夜多盗汗，面生皯黯，齿摇发落，脚膝疼重，举动少力，并宜服之。

覆盆子去梗　菖蒲微炒，各三分　白龙骨　熟干地黄　川椒去目及闭口者，微炒出汗　白薇去苗，各一两　蛇床子炒　干姜炮　细辛去苗　当归去芦，微炒　车前子　芎䓖各半两　远志去心　桃仁去皮、尖，麸炒黄　白茯苓去皮　藁本去苗　人参　卷柏去根　白芷　肉桂去粗皮，各三两　麦门冬去心，焙，一两半

上为细末，炼蜜和圆，如梧桐子大。每服三十圆，温酒或米饮下，空心、食前。常服壮筋骨，益血气，暖下脏，除风冷，令人有子。

紫石英圆　治妇人久冷无子及数经堕胎，皆因冲任之脉虚损，胞内宿寒疾病，经水不时，暴下不止，月内再行，或月前月后，及子脏积冷，虚羸百病，崩漏带下三十六疾，积聚癥瘕，脐下冷痛，少腹急重，小便白浊。以上疾证，皆令孕育不成，以至绝嗣不孕，此药并能主疗。常服除瘀血，温子脏，令人有孕，临产易生，及生子充实无病。

乌贼鱼骨烧灰　山蓣　甘草炙，各一两半　天门冬去心，焙　紫石英研，各三两　紫葳　辛夷仁　熟干地黄　卷柏去根　禹余粮烧，醋淬七遍，研　肉桂去粗皮　石斛去根　芎䓖　牡蒙各二两　食茱萸　人参　续断　当归去芦，微炒　川乌炮，去皮、脐　牡丹皮　桑寄生　细辛去苗　厚朴去粗皮，姜汁炙　干姜炮　牛膝去苗，各一两一分　柏子仁微炒，别研，一两半

上为细末，炼蜜圆，如梧桐子大。每服三十圆，温酒

或温米饮下，空心、食前，日二服。

四物汤 调益荣卫，滋养气血。治冲任虚损，月水不调，脐腹疠痛，崩中漏下，血瘕块硬，发歇疼痛，妊娠宿冷，将理失宜，胎动不安，血下不止，及产后乘虚风寒内搏，恶露不下，结生瘕聚，少腹坚痛，时作寒热。

当归去芦，酒浸，炒 川芎 白芍药 熟干地黄酒洒，蒸，各等分

上为粗末。每服三钱，水一盏半，煎至八分，去渣，热服，空心、食前。若妊娠胎动不安，下血不止者，加艾十叶、阿胶一片，同煎如前法。或血脏虚冷，崩中去血过多，亦加胶、艾煎。

阳起石圆 治妇人子脏虚冷，劳伤过度，风寒结搏，久不受胎，遂致绝子不产。此药服之，大益子宫，消除积冷。

阳起石酒浸半日，细研，二两 吴茱萸汤洗七遍，焙，微炒，三分 熟地黄一两 牛膝去苗，酒浸，焙 干姜炮 白术各三分

上为细末，炼蜜和捣三百杵，圆如梧桐子大。每服二十圆至三十圆，温酒或温米饮下，空心、食前，日二服。若觉有妊，即住服。

白术散 调补冲任，扶养胎气。治妊娠宿有风冷，胎萎不长，或失于将理，动伤胎气，多致损堕。怀孕常服，壮气益血，保护胎脏。

牡蛎烧粉，二两 白术 芎劳各四分 蜀椒去目及闭口者，炒出汗，三分

上杵为散。每服二钱，温酒调服，空心、食前。

胶艾汤 治劳伤血气，冲任虚损，月水过多，淋沥漏下，连日不断，脐腹疼痛，及妊娠将摄失宜，胎动不安，腹痛下坠；或劳伤胞络，胞阻漏血，腰痛闷乱；或因损动，胎上抢心，奔冲短气，及因产乳，冲任气虚，不能约制，经血淋沥不断，延引日月，渐成羸瘦。

阿胶碎，炒燥 芎䓖 甘草炙，各二两 当归 艾叶微炒，各三两 白芍药 熟干地黄各四两

上为粗末。每服三钱，水一盏，酒六分，煎至八分，滤去渣，稍热服，空心、食前，日三服，甚者连夜并服。

保生圆 养胎益血，安和子脏。治妊娠将理失宜，或因劳役，胎动不安，腰腹痛重，胞阻漏胎，恶露时下，子脏挟疾，久不成胎；或受妊不能固养，萎燥不长，过年不产，日月虽满，转动不力，或致损堕；及临产节适乖宜，惊动太早，产时未至，恶露先下，胎胞枯燥，致令难产，或横或逆，痛极闷乱，连日不产，子死腹中，腹上冰冷，口唇青黑，吐出冷沫。新产恶血上冲，晕闷不省，喘促出汗，及瘀血未尽，脐腹疞痛，寒热往来；或因产劳损，虚羸未复，面黄肌瘦，心忡盗汗，饮食不进，渐成蓐劳。入月常服，壮气养胎，正顺产理，润胎易产。产后常服，滋养血气，和调阴阳，密腠理，实腑脏，治风虚，除痼冷。

大麻仁去皮，一两半 贝母 黄芩 大豆黄卷 粳米 甘草微炙赤 干姜炮 肉桂去粗皮 石斛去根 石膏细研，各一两 当归去芦，炒，半两 秦椒微炒出汗，一两

上为细末，炼蜜和圆，如弹子大。每服一圆，并用温酒或枣汤化下，嚼亦得，空心、食前服。

榆白皮散 滑胎易产。治妊娠曾因漏胎去血，或临

产惊动太早，产时未至，秽露先下，致使胎胞干燥，临产艰难，并宜服之。

冬葵子　榆白皮　瞿麦各一两　木通半两　大麻仁去壳　牛膝去苗，酒浸，焙，各三分

上为粗末。每服三钱，水一盏半，煎至八分，去渣，温服，不拘时。

当归圆　治产后虚羸，及伤血过多，虚竭少气，脐腹拘急，痛引腰背，面白脱色，嗜卧不眠，唇口干燥，心忪烦倦，手足寒热，头重目眩，不思饮食；或劳伤冲任，内积风冷，崩中漏下，淋沥不断，及月水将行，腰腿重疼，脐腹急痛。及治男子、妇人从高坠下，内有瘀血、吐血、下血等病。

真蒲黄炒，三分半　熟干地黄十两　阿胶捣碎，炒燥　当归去芦，微炒　续断　干姜炮　甘草微炙赤　芎䓖各四两　附子炮，去皮、脐　白芷　白术　吴茱萸汤洗七次，微炒，各三两　肉桂去皮　白芍药各二两

上为细末，炼蜜和圆，如梧桐子大。每服二十圆，食前以温酒下，渐加至五十圆。

当归建中汤　治妇人一切血气虚损，及产后劳伤，虚羸不足，腹中㽲痛，吸吸少气，少腹拘急，痛引腰背，时自汗出，不思饮食。

当归四两　肉桂去粗皮，三两　甘草炙，二两　白芍药六两

上为粗散。每服三钱，水一盅半，姜五片、枣一枚擘碎，同煎至一盏，去渣，热服，空心，食前。产讫直至满月，每日三服，令人丁壮。

大通真圆　治气血劳伤，荣卫不足，寒客经络，侵伤腑脏，月水不调，脐腹疼痛，容颜萎悴，肌体瘦弱，胁肋虚胀，头目眩重，心忡短气，食减嗜卧，及因产劳伤，虚羸不复，风冷邪气乘虚客搏，腹胁时痛，肢体疼倦，乍起乍卧，渐成劳损，并宜服之。产后百日内，每日常服能除宿血，养新血，益气补虚，调和冲任，不生诸疾。

苍术米泔浸一宿，微炒　蝉壳去嘴、脚，微炒　甘草微炙赤　白芜荑微炒　白术　白薇　芎䓖　藁本微炒　干姜炮，各半两　蚕纸烧灰，二两半　人参去苗　川椒去目闭口者，微炒出汗　防风去苗、叉　石膏研飞　当归去芦，微炒　附子炮，去皮、脐　泽兰叶　桔梗去苗　柏子仁微炒，别研，各一两　白芷　白芍药　食茱萸　厚朴去粗皮，姜汁炙，各三分

上件捣，罗为末，炼蜜为圆，每一两二钱分十圆。每服一圆，食前，当归酒研下。

半夏茯苓汤　治妊娠恶阻，心中愦闷，头目眩晕，四肢怠惰，百节烦疼，胸膈痰逆，呕吐恶心，嫌闻食气，好啖咸酸，多卧少起，全不进食。

旋覆花　陈皮去瓤，麸炒　桔梗　白芍药　人参　甘草微炙赤　芎䓖各半两　熟干地黄酒浸　赤茯苓去皮，各三分　半夏汤洗十遍，切，焙，一两二分

上为粗末。每服二钱，水一盏半，生姜四片，同煎至八分，去渣，稍热服，食前服。次服茯苓圆，即痰水消除，便能食。

茯苓圆　治妊娠阻病，心中烦愦，头目眩重，憎闻食气，呕逆吐闷，颠倒不安，四肢困弱，不自胜持。常服此

药，消痰水，令能食，强力养胎。当先服半夏茯苓汤，次进此药。

葛根　枳实去瓤，麸炒黄　白术　甘草炙，各二两　赤茯苓去皮　人参　干姜炮　肉桂去粗皮　陈皮　半夏汤洗十遍去滑，切，焙，各一两

上为细末，炼蜜和为圆，如梧桐子大。每服三十圆，温米饮空心下，食前服。

催生丹　治产妇生理不顺，产育艰难，或横或逆，并宜服之，神效。

麝香别研，一字　乳香别研极细，一分　母丁香取末，一钱　兔脑髓腊月者，去皮膜，研

上拌匀，以兔脑和圆，如鸡头瓤大，阴干，用油纸密封贴。每服一圆，温水下，即时产下。随男左、女右，手中握药圆出，是验。

芎䓖汤　治产后去血过多，晕闷不省，及伤胎去血多，崩中去血多，金疮去血多，拔牙齿去血多，不止，悬虚，心烦眩晕，头重目暗，耳聋满塞，举头欲倒，并皆治之。

当归去芦，洗，焙　芎䓖各等分

上粗散。每服三钱，水一盏半，煎至一盏，去渣，稍热服，不拘时。

蒲黄散　治产后恶露不快，血上抢心，烦闷满急，昏迷不省，或狂言妄语，气喘欲绝。

干荷叶炙　牡丹皮　延胡索　生干地黄　甘草炙，各三分　蒲黄生，二两

上为粗末。每服二钱，水一盏，入蜜少许，同煎至七

分，去滓，温服，不拘时候。

当归散 治产后败血不散，儿枕块硬，疼痛发歇，及新产，乘虚风寒内搏，恶露不快，脐腹坚胀（一本作坚痛）。

红蓝花 鬼箭去中心木 当归去苗，炒，各一两

上为粗散。每服三钱，酒一大盏，煎至七分，去滓，粥食前温服。

牛膝汤 治产儿已出，胞衣不下，脐腹坚满，胀急疼痛，及子死腹中不得出者，亦宜服之。

滑石八两 当归去苗，酒浸 木通各六两 牛膝去苗，酒浸，焙 瞿麦各四两 冬葵子五两

上为粗散。每服三钱，水两盏，煎至八分，去滓，稍热服，不拘时。

四顺理中圆 治新产血气俱伤，五脏暴虚，肢体羸乏，少气多汗。才产直至百晬，每日常服壮气补虚，调养脏气，蠲除余疾，消谷嗜食。

甘草炙微赤，二两 人参去芦 干姜炮 白术各一两

上细末，炼蜜圆，如梧桐子大。每三十圆，米饮温下，空心，食前。

漏芦散 治乳妇气脉壅塞，乳汁不行，及经络凝滞，乳内胀痛，留蓄邪毒，或作痈肿。此药服之，自然内消，乳汁通行。

漏芦二两半 瓜蒌十个，急火烧焦存性 蛇蜕十条，炙

上为细散。每服二钱，温酒调服，不拘时，良久，吃热羹汤助之。

大圣散 治妇人血海虚冷，久无子息，及产后败血冲

心，中风口噤，子死腹中，擘开口灌药，须臾生下，便得无恙。治堕胎，腹中攻刺疼痛，横生逆产，胎衣不下，血晕、血癖、血滞、血崩、血入四肢，应血脏有患，及诸种风气，或伤寒吐逆咳嗽，寒热往来，遍身生疮，头痛恶心，经脉不调，赤白带下，乳生恶气，胎脏虚冷，数曾堕胎，崩中不定，因此成疾，及室女经脉不通，并宜服之。常服暖子宫，和血气，悦颜色，退风冷，消除万病。兼疗丈夫五劳七伤，虚损等病。

泽兰叶　石膏研，各二两　卷柏去根　白茯苓去皮　防风去芦　厚朴去粗皮，姜汁炙　细辛去苗　柏子仁微炒　桔梗　吴茱萸汤洗七次，焙，炒，各一两　五味子拣净　人参　藁本去苗　干姜炮　川椒去目、闭口者，微炒出汗　白芷　白术　黄芪去苗　川乌炮，去皮、脐　丹参各三分　芜荑微炒赤　甘草炙　川芎　芍药　当归各一两三分　白薇　阿胶碎，炒燥，各半两　肉桂一两一分　生干地黄一两半

上为细末。每服二钱，空心、临卧，热酒调下。若急疾有患，不拘时候，日三服。

〔绍兴续添方〕

黑神散　治妇人产后恶露不尽，胞衣不下，攻冲心胸痞满，或脐腹坚胀撮疼，及血晕神昏，眼黑口噤，产后瘀血诸疾，并皆治之。

黑豆炒半升，去皮　熟干地黄酒浸　当归去芦，酒制　肉桂去粗皮　干姜炮　甘草炙　芍药　蒲黄各四两

上为细末。每服二钱，酒半盏，童子小便半盏，同煎调下。急患不拘时候，连进二服。

油煎散　治妇人血风劳形容憔悴，肢节困倦，喘满虚

烦，吸吸少气，发热汗多，口干舌涩，不思饮食。

五加皮　牡丹皮　赤芍药　当归去芦，各一两

上为末。每服一钱，水一盏，将青铜钱一文蘸油入药，煎七分，温服，煎不得搅，吃不得吹，日三服。常服能肥妇人，其效妙甚。

〔宝庆新增方〕

滋血汤　治妇人劳伤过度，致伤脏腑，冲任气虚，不能约制其经血，或暴下，谓之崩中，或下鲜血，或下瘀血，连日不止，淋沥不断，形羸气劣，倦怠困乏，并能治之。又方见后。

赤石脂火煅红　海螵蛸去壳　侧柏叶去枝，各五两

上为细末。每服二钱，用热饭饮调下，一日连进三服即愈，不拘时。此药功效，不可尽述。

乌金散　治妇人久无子息及数堕胎，皆因冲任之脉宿挟疾病，经水不时，暴下不止，月内再行，或月前月后，或淋沥不断，及子脏积冷，崩漏带下，脐下冷痛，小腹急重。以上疾证，皆令孕育不成，及头目昏眩，心忡短气，并能疗之。又方见后。

败棕　乌梅　干姜三味并烧存性，各五两

上为细末。每服二钱至三钱，煎乌梅汤调下。崩漏甚者，日三、四服，并空心，食前服。

暖宫圆　治冲任虚损，下焦久冷，脐腹㽲痛，月事不调，或来多不断，或过期不至，或崩中漏血，赤白带下，或月内再行，淋沥不止，带下五色，经脉将至，腰腿沉重，痛连脐腹，小便白浊，面色萎黄，肢体倦怠，饮食不进，渐至羸弱。及治子宫久寒，不成胎孕。

生硫黄六两　禹余粮醋淬，手拈为度，九两　赤石脂火煅红　附子炮，去皮、脐　海螵蛸去壳，各三两

上为细末，以醋糊和圆，如梧桐子大。每服十五圆至二十圆，空心、食前，温酒下，或淡醋汤亦得。又方见后。

琥珀泽兰煎　治妇人三十八种血气，八风五痹，七癥八瘕，心腹刺痛，中风瘫痪，手足疼疼，乳中结瘀，妊娠胎动，死胎不出，产衣不下，败血凑心，头旋眼花，血注四肢，浑身浮肿，冲任久疼，绝产无嗣，早晚服食；或因有子，经脉不调，赤白带下，恶心呕逆，身体瘦倦。怀胎入月，一日一服，胎滑易产。

紫巴戟去心，糯米炒　茴香炒　牡丹皮去心　刘寄奴草去枝　五味子去梗　白芷　五加皮去心　金钗石斛去根，锉，酒浸，炒　泽兰叶去梗　川芎　赤芍药　生干地黄洗，去芦　川当归酒浸一宿　人参去芦　白芍药　熟干地黄洗去土　艾叶醋炒，糯米糊调成饼，焙干，为末　附子炮，去皮、脐　白术各一两

上为细末，炼蜜圆，如弹子大。每服一圆，用温酒磨下。漏胎刺痛，煮糯米饮下。寒热往来，四肢烦疼，煎青蒿酒下。妇人、室女经血不通，煎红花酒下。血晕不省人事，童子小便和暖酒下。催生，鸡子清和酒下。血气、血块攻刺心腹，烧秤锤淬酒下。伤寒及中风口噤，煎麻黄汤下，用被盖，出汗即愈。心惊悸及头疼，薄荷酒下。咳嗽，煎桑白皮汤下。血风攻注，浑身瘙痒，头面麻痹，炒黑豆浸酒下。产前、产后常服，不生诸疾，神效。

安胎饮　治妊娠三月、四月至九个月恶阻病者，心中

愦闷，头重目眩，四肢沉重，懈怠不欲执作，恶闻食气，欲啖咸酸，多睡少起，呕逆不食，或胎动不安，非时转动，腰腹疼痛，或时下血，及妊娠一切疾病，并皆治之。又方见后。

地榆　甘草微炙赤　茯苓去皮　熟干地黄洗，酒洒，蒸，焙　当归去芦，洗，酒浸　川芎　白术　半夏汤洗七次　阿胶捣碎，麸炒　黄芪去苗　白芍药各等分

上为粗散。每服三钱，水一盏半，煎至八分，去渣温服，不拘时。如或恶食，但以所思之物任意与之，必愈。

按妊娠禁忌：勿食鸡、鸭子、鲤鱼脍、兔、犬、驴、骡、山羊肉、鱼子、鳖卵、雉雀、桑椹。又按《胎教论》云："令母常居静室，多听美言，听人讲论诗书，陈说礼乐。耳不听非言，目不视恶事，心不起邪念，能令生子庞厚福寿，忠孝仁义，聪明无疾"。斯乃圣人所留教论，故随方状以书。

〔淳祐新添方〕

神仙聚宝丹　治妇人血海虚寒，外乘风冷，搏结不散，积聚成块，或成坚瘕，及血气攻注，腹胁疼痛，小腹急胀，或时虚鸣，面色萎黄，肢体浮肿，经候欲行，先若重病，或多或少，带下赤白，崩漏不止，惊悸健忘，小便频数，或下白水，时发虚热，盗汗羸瘦。此药不问胎前、产后、室女，并宜服之。常服安心神，去邪气，逐败血，养新血，令人有子。

没药别研　琥珀别研　木香煨，令取末　当归洗，焙，取末，各一两　辰砂别研　麝香别研，各一钱　滴乳香别研，一分

上研令细，和停，滴冷熟水捣为圆，每一两作一十五圆。每服一圆，温酒磨下。胎息不顺，腹内疼痛，一切难产，温酒和童子小便磨下。产后血晕，败血奔心，口噤舌强，或恶露未尽，发渴面浮，煎乌梅汤和童子小便磨下。产后气力虚羸，诸药不能速效，用童子小便磨下。室女经候不调，每服半圆，温酒磨下，不拘时候服。

诜诜圆 治妇人冲任虚寒，胎孕不成，或多损堕。

泽兰叶 白术各一两半 肉桂去粗皮 干姜炮，各半两 熟地黄洗，焙 当归洗，焙，各二两 川芎 石斛酒浸，锉，炒 白芍药 牡丹皮去心 延胡索各一两

上为细末，醋煮面糊圆，如梧桐子大。每服五十圆，温酒空心下。

人参鳖甲圆 治妇人一切虚损，肌肉瘦瘁，盗汗心忪，咳嗽上气，经脉不调，或作寒热，不思饮食。

杏仁汤浸，去皮、尖，炒 人参 当归洗，焙 赤芍药 甘草炙 柴胡去苗 桔梗去芦，各一两 地骨皮 宣黄连去须 胡黄连各一分 肉桂去粗皮 木香各半两 麝香别研，半分 鳖甲一枚，可重二两者，醋炙黄色为度

上为细末，用青蒿一斤，研烂，绞取汁，童子小便五升，酒五升，同熬至二升以来，次入真酥三两，白沙蜜三两，再熬成膏，冷，方下众药末搜和令匀，圆如梧桐子大。每服五十圆，温酒送下，不拘时候。

〔吴直阁增诸家名方〕

济危上丹 《保庆集》第二十一论。论产后所下过多，虚极生风者，盖皆缘妇人以荣血为主，因产，血下太多，气

无所主，唇青肉冷汗出，目瞑神昏，命在须臾者，不可误用风药，急宜服此。

太阴玄精　五灵脂去沙石　硫黄老红色者　乳香研

以上四味各等分，慢火炒，结成砂，研极细。

桑寄生须要真者　陈皮去白净称　阿胶蛤粉炒　卷柏去根，生用

以上四味各等分，修事了，焙干，为末。

上八味同研，用生地黄汁和捣一千下，圆如梧桐子大。温酒或当归酒下二十圆，食前服。

琥珀黑龙丹　治产后一切血疾，淋露不快，儿枕不散，积瘕坚聚，按之攫手，疼痛攻心，困顿垂死者，但灌药无有不效，验不可言。

五灵脂去沙石　当归去芦　川芎　干地黄生者　良姜

以上各等分，入砂盒内，赤石脂泯缝，纸筋盐泥固济封合，炭火十斤煅通红，去火候冷，开取盒子，看成黑糟，乃取出细研，入后药（一本云：用椽头砂盒）：

花乳石煅　琥珀研，各一分　乳香别研　硫黄研，各一钱半　百草霜别研，五两

上同为细末，米醋煮糊，圆如弹子大。每服一圆，炭火烧通红，投生姜自然汁与无灰酒各一合，小便半盏，研开，顿服，立效。

南岳魏夫人济阴丹　治妇人血气久冷无子及数经堕胎，皆因冲任之脉虚损，胞内宿挟疾病，经水不时，暴下不止，月内再行，或前或后，或崩中漏下，三十六疾，积聚癖瘕，脐下冷痛，小便白浊，以上疾证，皆令孕育不成，以至

绝嗣。治产后百病，百日内常服除宿血，生新血，令人有孕，及生子充实。亦治男子亡血诸疾。

秦艽　石斛去根，酒浸，焙　藁本去芦　甘草炙　蚕布烧灰　桔梗炒，各二两　京墨煅、醋淬，研　茯苓去皮　人参去芦　木香炮　桃仁去皮、尖，炒，各一两　熟干地黄洗过，酒蒸，焙　香附炒，去毛　泽兰去梗，各四两　当归去芦　肉桂去粗皮　干姜炮　细辛去苗　川芎　牡丹皮各一两半　山药　川椒去目，炒，各三分　苍术米泔浸，去皮，八两　大豆黄卷炒，半升　糯米炒，一升（一本：山药、川椒各云三两）

上为细末，炼蜜搜，每两作六圆。每服一圆，细嚼，空心、食前，温酒、醋汤任下。

琥珀黑散　治产妇一切疾病：产前胎死，产难、横生、逆生。产后胞衣不下，衣带先断，遍身疼痛，口干心闷，非时不语。如血晕眼花，误以为暗风；乍寒乍热，误以为疟疾；四肢浮肿，误以为水气；言语颠狂，乍见鬼神，误以为邪祟；腹胁胀满，呕逆不定，误以为翻胃；大便秘涩，小便出血，误以为五淋。及恶露未尽，经候未还，起居饮食便不戒忌，血气之疾，聚即成块，散即上冲，气急心疼，咳嗽多唾，四肢虚热，睡惊盗汗，崩中败证，绕脐刺痛，或即面赤，因变骨蒸，皆宜多服。若产后鼻衄，口鼻黑色，气起喉中喘急，中风口噤，皆为难治，须急服之。凡产前宜进一两服，能安神顺胎。产后虽无疾，七日内亦进一二服，能散诸病。或因惊恐，变生他证，当连服取效。

琥珀别研　朱砂别研　百草霜别研　新罗白附子

炮　松墨烧　黑衣灶屋尘也　血猫灰鲤鱼鳞是也，烧为末，各半两　麝香研　川当归去芦　白僵蚕炒，去丝、嘴，各一分

上为末。每服二钱，炒姜、温酒和童子小便调下，食前。

滑胎枳壳散　治妇人胎气不足，能令胎滑易产。常服养胎益气，安和子脏，治胎中一切恶疾。

枳壳去瓤，炒，二十四两　甘草爁，六两

上为细末。每服一钱，空心，沸汤点服。入月，日进三服。

术香散　治妇人血风脏气头目昏晕，心烦怔忡，手足热疼，经候不调，脐腹时痛，或多便利，饮食减少，并宜服之。

天台乌药　三棱煨　蓬术煨　川当归去芦　荆芥穗　天麻　桂心不见火　延胡索　厚朴姜汁制，炒　附子炮，去皮、脐，各一两

上为细末。每服一钱，生姜汁少许，和温酒调下。

竹茹汤　治妊娠择食，呕吐头疼，眩晕颠倒，痰逆烦闷，四肢不和，并宜服之。

橘红净去白　人参　白术　麦门冬子去心，各一两　白茯苓　厚朴姜汁制，各半两　甘草一分

上为粗末。每服三钱，水一盏，生姜五片，入竹茹一块，如弹子大，同煎至七分，去渣服之。

〔续添诸局经验秘方〕

琥珀圆　治妇人或老、或少，产前、产后百病，及疗三十六种血冷，七疝八瘕，心腹刺痛，卒中瘫痪，半身不遂，八风、十二痹等，手足痠疼，乳中毒结瘀血，怀胎惊动，伤

犯不安，死胎不出并衣不下，并宜服之。

琥珀研　辰砂别研　沉香　阿胶碎，炒　肉桂去粗皮　石斛去根　附子炮，去皮、脐　五味子拣净　川芎各半两　牛膝去苗，酒浸一宿　当归去苗，炒　肉苁蓉切，酒浸一宿，焙　人参　续断　没药研，各三分　熟干地黄　木香各一分

上为细末，炼蜜和圆，如弹子大。每服一圆，空心，暖酒调下，午、晚食前再服。能生精血，去恶血。若人腹胁疼痛，绕脐如刀刺，及呕逆上气筑心，痰毒不思饮食，用姜汁少许和酒服。诸痢及赤白带，血冷崩中下血，漏胎下血，用生姜与艾锉，炒令赤色，入酒同煎数沸，去渣调服。泄泻不止，陈米饮服。涩尿诸淋，煎通草灯心汤服。血晕不知人，煎当归酒调服。上热下冷，浓煎人参汤服。遍身虚肿水气，煎赤小豆汤服。产内二毒伤寒，及中风角弓反张，身如板硬，煎麻黄汤服，使被盖出汗。月经不通，或间杂五色，频并而下，断续不止，饮食无味，肌肤瘦劣，面赤唇焦，乍寒乍热，四肢烦疼，五心燥热，黑䵟，遍身血斑，赤肿走注，及血风劳伤无力，用童子小便入姜汁少许调服。常服以小便为妙，若恐恶心，和以半酒。如怀胎人，于难月一日一服，至产下不觉疼痛。或病人服至五服、十服，日倍饮食，是药功效矣。其功不能具载，略述急用汤使于前。

皱血圆　治妇人血海虚冷，百病变生，气血不调，时发寒热，或下血过多，或久闭不通，崩中不止，带下赤白，癥瘕癖块，攻刺疼痛，小腹紧满，胁肋胀痛，腰重脚弱，面黄体虚，饮食减少，渐成劳状，及经脉不调，胎气多损，产

前、产后一切病患，无不治疗。

菊花去梗　茴香　香附炒，酒浸一宿，焙　熟干地黄　当归　肉桂去粗皮　牛膝　延胡索炒　芍药　蒲黄　蓬术各三两

上为细末，用乌豆一升醋煮，候干，焙为末，再入醋二碗，煮至一碗，留为糊，圆如梧桐子大。每服二十圆，温酒或醋汤下。血气攻刺，炒姜酒下。癥块绞痛，当归酒下。忌鸭肉、羊血。此药暖子宫，能令有子。

内灸散　治妇人产前产后一切血疾，血崩虚惫，腹胁㽲痛，气逆呕吐，冷血、冷气凝积，块硬刺痛，泄下青白，或下五色，腹中虚鸣，气满坚胀，沥血腰疼，口吐清水，频产血衰，颜色青黄，劳伤劣弱，月经不调，下血堕胎，血迷、血晕、血瘕，时发疼痛，头目眩晕，恶血上心，闷绝昏迷，恶露不干，体虚多汗，手足逆冷，并宜服之。

茴香　藿香　丁香皮　熟干地黄洗，焙　肉桂去粗皮，各一两半　甘草炙赤　山药　当归去芦，洗　白术　白芷各八两　藁本去芦　干姜炮　川芎　黄芪去苗，各二两　木香一两　陈皮去白，四两　白芍药十两

上为细末。每服三钱，水一大盏，入生姜五片，艾一团，同煎至七分，空心、食前，热服，温酒调下亦得。如产后下血过多，蒲黄煎服。恶露不快，加当归、红花煎服。水泻，加肉豆蔻末煎服。呕吐，加藿香、生姜煎。上热下冷，加荆芥煎。但是腹中虚冷，血气不和，并宜服。产后每日一服，则百病不生。丈夫虚冷气刺，心腹疼痛，尤宜服之。

乌鸡煎圆　治妇人胎前产后诸般疾患，并皆治之。

乌雄鸡一个　乌药　石床　牡丹皮　人参去芦　白

术　黄芪各一两　苍术米泔浸，切，焙，一两半　海桐皮　肉桂去粗皮　附子炮，去皮、脐　白芍药　蓬莪术　川乌炮　红花　陈皮各二两　延胡索　木香　琥珀　熟干地黄洗，焙　肉豆蔻　草果各半两

上细锉，用乌雄鸡一只，汤挦去毛及肠、肚，将上件药安放鸡肚中，用新瓷瓶好酒一斗同煮令干，去鸡骨，以油箪盛，焙干为细末，炼蜜为圆，如梧桐子大。每服三十圆，胎前产后伤寒，蜜糖酒下。胎前气闷壮热，炒姜酒下。赤白带下，生姜、地黄煮酒下。产后败血攻心，童子小便炒姜酒吞下。产后血块攻筑，心腹疼痛，延胡索酒下。胎前呕逆，姜汤下。催生，炒蜀葵子酒下。安胎，盐酒下。室女经脉当通不通，四肢疼痛，煎红花酒下。血气攻刺，心腹疼痛，煎当归酒下。血晕，棕榈烧灰，酒调吞下。血邪，研朱砂、麝香酒下。血闷，煎乌梅汤研朱砂下。子宫久冷，温酒或枣汤下，空腹，日一服。血风劳，人参酒吞下。小腹疠痛，炒茴香盐酒下。血散四肢，遍身虚浮黄肿，赤小豆酒下。常服，温酒、醋汤任下，并空心、食前服。

白垩丹　治妇人三十六病，崩中漏下，身瘦手足热，恶风怯寒，咳逆烦满，拘急短气，心、胁、腰、背、腹肚与子脏相引痛，漏下五色，心常恐惧，遇恚怒忧劳即发，皆是内伤所致，并皆治之。

牡蛎煅，研　白垩　细辛去苗　禹余粮煅、醋淬九遍，研　白石脂煅　龙骨煅，研，各一两半　瞿麦穗　附子炮，去皮、脐　乌贼鱼骨烧灰　芍药　石韦去毛　白蔹　黄连去毛　茯苓去皮　肉桂去粗皮　白芷　当归去苗　干姜炮　人参　甘草炙，各一两　川椒去目及闭口者，炒出汗，半两

上为细末，炼蜜圆，如梧桐子大。每服三十圆至五十圆，空心，温酒下。

暖宫圆 治证与前暖宫圆同。

沙参净洗 地榆 黄芪 桔梗 白薇 牛膝酒浸一宿 杜仲去粗皮，姜汁炙 厚朴去粗皮，姜汁炒 白芷各半两 干姜炮 细辛去苗 蜀椒去目、闭口，炒出汗，各一分 附子大者，炮，去皮、脐，一个

上为细末，炼蜜圆，如梧桐子大。每服二十、三十圆，空心，温酒或枣汤吞下。及疗妇人子宫久寒，不成胎孕。

滋血汤 治妇人血热气虚，经候涩滞不通，致使血聚，肢体麻木，肌热生疮，浑身痛倦，将成劳瘵，不可安服他药，但宜以此滋养通利。又治证与前滋血汤同，可互观之。

马鞭草 荆芥穗各四两 牡丹皮一两 赤芍药 枳壳去心，麸炒 肉桂去粗皮 当归去苗，炒 川芎各二两

上粗散。每四钱，乌梅一个，水二盏，煎一盏，去渣，食前、空心，日四五服。有此证，服至半月或一月经脉自通，百病皆除，神效。

安胎饮 治证、品味与前安胎饮同。（一方无半夏、地榆，有人参、桑寄生。一方无白术、黄芪、半夏、地榆，有艾叶，并各等分）

上为粗散。每服四钱，水一盏半，煎至八分，去渣，温服，不拘时。

益阴丹 治妇人血海久虚，脏腑怯弱，风冷邪气乘虚客搏，膝腹冷痛，大便时泄；或子脏挟寒，久不成孕，月水不调，乍多乍少；或月前月后，淋沥不止，带下五色；或闭断不通，结聚疝瘕，面体少色，饮食进退，肌肉消瘦，百节

瘦痛，时发寒热，月水将行，脐腹先痛，皮肤燥涩，面生鼾黵，头皮肿痒，发随梳落，或产后劳损未复，颜色枯瘁，饮食无味，渐成蓐劳，并能治之。

方与前南岳魏夫人济阴丹同。

妙应丹 一名延龄丹 治妇人众病，无所不治。

晚蚕砂炒 鲤鱼鳞烧为末 当归去芦 石膏煅，研 泽兰去梗 附子炮，去皮、脐 木香炮，各二两 熟干地黄洗，酒浸，蒸，焙 川芎 防风去芦、叉 芜荑炒 马牙硝烧 人参 黄芪 川椒微炒 柏子仁微炒，别研 蝉蜕去足，洗，焙 白薇 槟榔不见火，各一两 厚朴去粗皮，姜制 藁本去苗 白姜炮 甘草炙赤，各三两 吴茱萸汤洗七次 红花炒，各半两

上为末，炼蜜搜和，杵数千下，圆如弹子大。每服一圆。血瘕块痛，绵灰酒下。催生，温酒吞细下。血劳血虚，桔梗酒下。血崩，棕榈灰酒下。血气痛，炒白姜酒下。血风，荆芥酒下。血晕闷绝，胎死腹中，胞衣不下，并用生地黄汁、童子小便、酒各一盏，煎二沸调下。常服，醋汤、温酒化下，并空心、食前服。

人参养血圆 治女人禀受怯弱，血气虚损。常服补冲任，调血脉，宣壅破积，退邪热，除寒痹，缓中、下坚胀，安神润颜色，通气散闷。兼治妇人怀身腹中绞痛，口干不食，崩伤眩晕，及产出月，羸瘦不复常者。

乌梅肉三两 熟干地黄五两 当归去苗，二两 人参 川芎 赤芍药 菖蒲微炒，各一两

上为细末，蜜搜，杵数千下，圆如梧桐子大。每服五十圆至百圆，温酒、米汤下，食前服。

牡丹散　治血虚劳倦，五心烦热，肢体疼痛，头目昏重，心忪颊赤，口燥咽干，发热盗汗，减食嗜卧，及血热相搏，月水不利，脐腹胀痛，寒热如疟。又治室女血弱阴虚，荣卫不和，痰嗽潮热，肌体羸瘦，渐成骨蒸。

干漆炒　苏木　鬼箭　蓬莪术炮，各一分　甘草半盐汤炙，半生　当归　桂心　牡丹皮　芍药　陈皮去白　红花　延胡索炒　没药别研令细　乌药各一两

上为末。每服二钱，水一盏，煎至七分，不拘时候。

红花当归散　治妇人血脏虚竭，或积瘀血，经候不行，或断续不定，时作腹痛，腰胯疼重，攻刺小腹紧硬，室女月经不通，并宜服之。

刘寄奴草五两　当归去芦　牛膝酒浸　甘草炙　紫葳　红花　苏木(一本作莪术)各二两　赤芍药九两　肉桂去粗皮　白芷各一两半

上为细末。每服三钱，热酒调下，空心、临卧各一服。若血久不行，浓煎红花酒调下。有孕不可服。

乌金散　治产后血迷、血晕，败血不止，淋沥不断，脐腹疼痛，头目昏眩，无力多汗。又治崩中下血，过多不止，并宜服之。

麒麟竭　百草霜　乱发要男子者，烧灰　松墨煅，醋淬　鲤鱼鳞烧为末　延胡索　当归去芦　肉桂去粗皮　赤芍药

上等分，捣，罗为末。每服二钱，温酒调下。

艾煎圆　治崩伤淋沥，小肠满痛。

人参　川芎　菖蒲节，蜜炒，各一两　熟艾糯米饮调作饼，焙干，四两　食茱萸汤洗　当归各七钱半　白芍药　熟

干地黄各一两半

上为末，煮酒糊为圆，如梧桐子大。每服五十圆，酒、饮任下。常服补荣卫，固经脉。

当归芍药散　治妊娠腹中绞痛，心下急满，及产后血晕，内虚气乏，崩中久痢，并宜服之。

当归　茯苓去皮　白术各二两　川芎　泽泻各四两　白芍药八两

上为末。每服二钱，温酒调下，食前服。常服通畅血脉，不生痈疡，消痰养胃，明目益津。

调经散　治产后败血乘虚停积于五脏，循经流入于四肢，留滞日深，腐败如水，渐致身体面目浮肿。又治因产败血上干于心，不受触，致心烦躁，卧起不安，如见鬼神，言语颠倒，并宜服之。

当归去芦　肉桂去粗皮　没药别研　琥珀别研　赤芍药各一两　细辛去苗　麝香别研，各半两

上捣为细末，入研药匀。每服一钱，温酒入生姜汁少许调匀服。大抵产后虚浮，医人不识，便作水气治之。凡治水气，多以导水药，极是虚人。夫产后既虚，又以药虚之，是谓重虚，往往因致枉夭。但服此药，血行肿消即愈。

调中汤　治产后肠胃虚怯，寒邪所侵，及未满月饮冷当风，乘虚袭留于肓膜，散于腹胁，腹痛作阵，或如锥刀所刺，流入大肠，水谷不化，洞泻肠鸣，或下赤白，胠胁䐜胀，或走痛不定，急宜服之。

当归　肉桂去粗皮　川芎　白芍药　附子炮　良姜各一两　甘草炙，半两

上为锉散。每服三钱匕，水三盏，煎至一盏，去滓，

热服。

旋覆汤 治产后伤风、感寒、暑、湿，咳嗽喘满，痰涎壅塞，坐卧不宁。

旋覆花 五味子 前胡 麻黄去节 赤芍药 半夏曲 杏仁去皮、尖，麸炒 茯苓去皮 甘草炙 荆芥去梗

上各等分，为粗末。每服四大钱，水一盏半，姜五片，枣一枚，煎至七分，去滓，食前服。

黑龙丹 治证、品味与前琥珀黑龙丹同。

人参当归散 治产后去血过多，血虚则阴虚，阴虚生内热，内热日烦，其证心胸烦满，吸吸短气，头痛闷乱，骨节疼痛，晡时辄甚，与大病后虚烦相类，急宜服之。

干地黄 人参 当归 肉桂去粗皮 麦门冬去心，各一两 白芍药二两

上为粗散。每服四大钱，水二盏，先将粳米一合，淡竹叶十片，煎至一盏，去米、叶入药，并枣三枚，煎七分，去滓，食前服。地黄宜用生、干者，虚甚则用熟者。

当归养血圆 治产后恶血不散，发歇疼痛，及恶露不快，脐腹坚胀，兼室女经候不匀，赤白带下，心腹腰脚疼痛。

当归 牡丹皮 赤芍药 延胡索各二两，炒 肉桂一两

上为细末，蜜圆如梧桐子大。温酒、米饮下三十圆，食前，温服。痛甚，细嚼咽下。

四神散 治产后留血不消，积聚作块，急切疼痛，犹如遁尸，及心腹绞痛，下痢。

当归 干姜炮 川芎 赤芍药

上等分，捣为末。每服方寸匕，温酒调下。

当归黄芪汤 治产后腰脚疼痛，不可转侧，壮热自汗，体强气短。

当归去苗，三两 黄芪 芍药各二两

上粗末。每四大钱，水一盏半，姜五片，煎七分，去滓，食前温服。

神授散 治产后一切疾病，不问大小，以至危笃者。

青皮去白 桂心 牡丹皮 陈橘皮去白 白芍药各五两 红花一两半 百合水浸洗 干姜炮 甘草炙 当归 川芎各二两 神曲炒 人参去芦 麦蘖炒，各三两

上为末。每服二钱，水一盏，姜三片，枣一个，煎至七分，空心服。孕妇不得服。（一本不用红花）

小地黄圆 治妊娠酸心吐清水，腹痛不能饮食。

人参去芦 干姜炮，各等分

上为末，用生地黄汁圆如梧子大。每五十圆，米汤下，食前服。

交感地黄煎圆 治妇人产前产后眼见黑花，或即发狂，如见鬼状，胞衣不下，失音不语，心腹胀满，水谷不化，口干烦渴，寒热往来，口内生疮，咽中肿痛，心虚忡悸，夜不得眠，产后中风，角弓反张，面赤，牙关紧急，崩中下血如豚肝状，脐腹疞痛，血多血少，结为癥瘕，恍惚昏迷，四肢肿满，产前胎不安，产后血刺痛，皆治之。

生地黄净洗，研，以布裂汁留渣，以生姜汁炒地黄渣，以地黄汁炒生姜渣，各至干，堪为末为度 生姜净洗，烂研，以布裂汁留渣，各二斤 延胡索拌糯米，炒赤，去米 当归去苗 琥珀别研，各一两 蒲黄炒香，四两

上为末，蜜圆，弹子大。当归汤化下一圆，食前服。

加减吴茱萸汤 证治与吴茱萸汤同，此方极妙。

防风去芦、叉 干姜炮 当归去芦，酒浸，炒 牡丹皮 桂心不见火 茯苓去皮 甘草炙 麦门冬去心 半夏汤洗七次 桔梗炒 细辛去苗，各一两 吴茱萸汤洗七次，炒，三两

上为粗末。每服四钱，水一盏半，煎七分，去渣，食前热服。

熟干地黄汤 治产后虚渴不止，少气脚弱，眼昏头眩，饮食无味。

熟干地黄净洗，酒浸，蒸，焙，一两 人参三两 麦门冬去心，二两 瓜蒌根一两 甘草炙，半两

上为锉散。每服四钱，水二盏，糯米一撮，生姜三片，枣三枚，煎七分，去渣，食前服。

阿胶枳壳圆 治产后虚羸，大便秘涩。

阿胶碎炒 枳壳浸，去瓤，麸炒，各二两 滑石研飞为衣，半两

上为末，炼蜜圆，如梧桐子大。每服二十圆，温水下，半日来未通再服。

失笑散 治产后心腹痛欲死，百药不效，服此顿愈。

蒲黄炒香 五灵脂酒研，淘去砂土，各等分，为末

上先用酽醋调二钱熬成膏，入水一盏，煎七分，食前，热服。

增损四物汤《易简方》 治妇人气血不足，四肢怠惰，乏力少气。兼治产后下血过多，荣卫虚损，阴阳不和，乍寒乍热，并皆服之。

当归 川芎 人参 干姜炮 甘草炙 白芍药各

等分

上㕮咀。每服四钱，水一盏，煎至六分，去滓，热服。若产后寒热，腹中刺痛，则有败血，当用五积散加醋煎及大圣散服之。若所下过多，犹有刺痛，亦宜服此二药。一方治经血凝滞腹内，血气作疼，用四物汤加莪术、官桂等分，名六合汤。一方治下血不止及妊妇胎动，加熟艾、干姜、甘草、阿胶、黄芪等分，名胶艾汤。一法治血痢，只加胶、艾。治产后血搏，口干烦渴，加瓜蒌、麦门冬。烦热小便涩，大便秘，加大黄桃仁汤。胁胀，加厚朴、枳实。虚烦不得睡，加竹叶、人参。大渴烦躁，加知母、石膏。一方治妇人血虚，心腹㽲痛不可忍者，去地黄加干姜，名四神汤。大率产后不问下血多少，须日进黑神散三服。下血少者，以大圣散间之。至二腊以后，腹内略无疼痛，方服四物汤、建中汤之类。若早服之，则补住败血，为后患不浅。黑神、大圣非逐血药，但能推陈致新，多服不妨。今人往往疑其逐血性寒，则不然，看其用药可见矣。若恶血去多，徐徐补之，亦不为晚，不可姑息以贻后患。且如古方用四顺理中圆为产后进食之剂，既用蜜圆，又倍甘草，其甜特甚，岂能快脾？不若只用理中汤少损甘草。素有痰饮者，二陈汤之类服之为佳。且如妊妇恶阻，古方有茯苓圆、茯苓汤，内有地黄、竹茹、川芎辈，定能定呕，服之则愈见增极。大抵恶阻皆由素有痰饮以致之，可用二陈汤改名小茯苓汤，用之极效，不可不知。

成炼钟乳散　治乳妇气少血衰，脉涩不行，乳汁绝少。

钟乳粉

上用成炼者，每服二钱，浓煎漏芦汤调下。

猪蹄汤 治奶妇气少血衰，脉涩不行，绝无乳汁。

猪蹄一只 通草五两

上将猪蹄净洗，依食法事治，次用水一斗，同通草浸煮，得四五升，取汁饮。

如乳不下，再服之为妙。

产图

入月安产图[①]凡产于入月一日，贴于卧阁内正北壁。凡安产藏衣方法，并于卧阁内分布。凡逐月安产藏衣，避忌神杀方位，并随节气更换，交得次月节，即换次月产图。凡产讫，弃沃秽污不净之水，并随藏衣之方向，不拘远近弃之，切忌向闭肚之方也。

体玄子借地法 咒曰：东借十步，西借十步，南借十步，北借十步，上借十步，下借十步，壁方之中，四十余步，安产借地，恐有秽污。或有东海神王，或有西海神王，或有南海神王，或有北海神王，或有日游将军，白虎夫人，远去十丈，轩辕招摇，举高十丈，天符地轴，入地十丈，令此地空闲。产妇某氏，安居无所妨碍，无所畏忌，诸神拥护，百邪逐去。急急如律令敕。

禁草法 铺草及毡褥讫，即咒曰：铁铁汤汤，非公所当，是王，一言得之铜，一言得之铁，母子相生俱篾铁。急急如律令。

禁水法 欲产时贮水，咒曰：南无三宝水，水在井中为井水，水在河中为河水，水在器中为净水，水在法中为

---

① 入月安产图 原本及各刊本均脱原图，仅有文字说明。

真水，自知非真，莫当真水。以净持浊，以正治邪，日游夜煞，五土将军，青龙白虎，朱雀玄武，招摇天狗，轩辕女娲，天吞地吞，悬尸闭肚，六甲禁讳，十二神王，土符伏神，各安所在，不得动静，不得忌干。若有动静，若有忌干，施以神咒，当摄汝形。阿佉尼阿毗罗莫多梨婆地梨娑诃。

产前将护法 按诸家产论云：凡产妇入月，切忌饮酒，恐产时心神昏乱。临产之时，不可令旁人喧扰，大小仓忙，虑致惊动产母。只可令熟事产婆及稳审谨卓老成亲密三、两人扶侍。产母初觉腹痛，只宜任意坐卧，勉强饮食，恐致临产气力虚羸。若腹痛渐甚，唯且熟忍，仍可按节次渐服滑胎榆白皮散一、二服。服药之法，慎勿太早，须得其时。又，傍人不得逼迫。且须令人扶策徐徐而行。若行步稍难，即凭物而立，须臾扶策再行，直至腹痛连腰相引，作阵痛频，即服催生丹一服，更且勉强扶行。阵痛转甚，难以立，认定产时将至，即服催生符毕，然后安详上草。上草之时，慎勿伤早，若太早，则子在腹中难以转侧。又须仔细体候，直待儿逼欲生，然后令抱腰也。抱腰之人，不得倾斜，则儿得顺其理，自然易产也。又有卧产者，亦待卧定，背平着席，体不抠曲，则子不失其道。苟或不能依此节适，必致产难，纵或幸免，必须变生诸疾。

产后将护法 按经云：妇人非止临产须忧，至于产后，大须将理，慎勿以产时无他，乃纵心恣意，无所不犯，犯时微若秋毫，感病重于嵩岱。且才得分娩，切忌问是男是女，看血下多少，随证服压血晕药。良久吃粥，服四顺理中圆，便令人从心下按至脐腹，日五、七次。若有疾证，即随证服药，粥药相间，频频服饵，且宜闭目而坐，背后倚物，左右看承。常令直立两膝，虽时眠睡，频令唤觉，过一复时方得上床，亦须立膝。高楷床头，厚铺裀褥，遮围四向，窒塞孔隙，恐御贼风。一腊之内，常闻醋烟，以防晕闷。一腊之后，渐加滋味，或以羊肉及雌鸡煮取浓汁作糜粥，直至百晬。常服当归圆、当归建中汤、四顺理中圆，日各一、二服，以养脏气，补血脉。两腊之后，方得食糜烂肉食。满月之内，尤忌任意饮食，触冒风寒，恣情喜怒，梳头用力，高声，作劳工巧之类，及上厕便溺。如此节养将摄，以至百晬，始得气血和调，脏腑平复。设不依此，即致产后余疾。

胎神游方　所直方位忌修造，主损胎：

正	二	三	四	五	六	七	八	九	十	十一	十二
床	户	门	灶	躺	灶	房	厕	门	户	灶	床

催生符

右件符用水飞朱砂书之，贴于房内北壁上，遇坐草之时，搭于针上，就灯烧之，不得飞扬，温水调服。

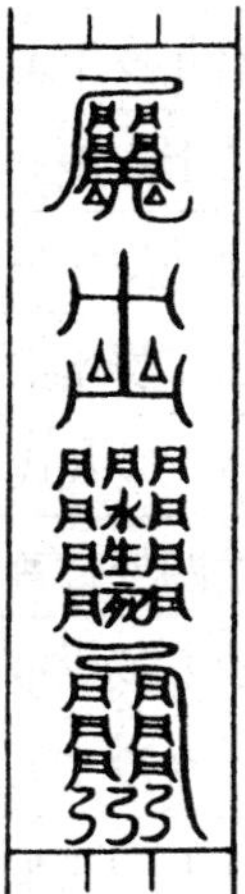

催生符图

推妇人行年法

生气方：产妇宜向之坐卧及产帐向之开门，大吉。

反支月：遇此月即铺灰上，用牛皮或马、驴皮讫，铺草，勿令恶血污地，吉。

祸害月：不得于其上产，又不得向之大小便，避之大吉。

绝命方：不得于其上产，又不得向之大小便，避之大吉。

悬尸日：遇此日产，不得攀绳，宜悬马辔，攀之大吉。

闭肚日：临月至满月，并不得向之大小便，及弃不净之水，谨之吉。

八疰方：产帐不得向之开门，忌之大吉。

逐一排行年吉凶方于后，按上件七神，详断吉凶。

诊断见前	产母宜卧 宜著 产师宜唤	生气方	祸害方	绝命方	闭肚方	八疰方	反支月		悬尸月	
十三岁庚申	西南黄衣	坤	离	巽	辛	甲	正	七	辰	戌
十四岁己未	正南赤衣	离	坤	兑	壬	癸	二	八	卯	酉
十五岁戊午	正北黑衣	坎	乾	艮	癸	壬	三	九	寅	申
十六岁丁巳	正东青衣	震	艮	乾	甲	辛	四	十	丑	未
十七岁丙辰	东北黄衣	艮	震	坎	乙	庚	五	十一	子	午
十八岁乙卯	西北黑衣	乾	坎	震	丙	丁	六	十二	巳	亥
十九岁甲寅	正西白衣	兑	巽	离	丁	丙	正	七	辰	戌
二十岁癸丑	东南黄衣	巽	兑	坤	庚	乙	二	八	卯	酉
廿一岁壬子	西南黄衣	坤	离	巽	辛	甲	三	九	寅	申
廿二岁辛亥	正南赤衣	离	坤	兑	壬	癸	四	十	丑	未
廿三岁庚戌	正北黑衣	坎	乾	艮	癸	壬	五	十一	子	午
廿四岁己酉	正东青衣	震	艮	乾	甲	辛	六	十二	巳	亥
廿五岁戊申	东北黄衣	艮	震	坎	乙	庚	正	七	辰	戌
廿六岁丁未	西北白衣	乾	坎	震	丙	丁	二	八	卯	酉
廿七岁丙午	正西白衣	兑	巽	离	丁	丙	三	九	寅	申
廿八岁乙巳	东南青衣	巽	兑	坤	庚	乙	四	十	丑	未

续表

诊断见前	产母宜卧 产师宜著 宜唤	生气方	祸害方	绝命方	闭肚方	八疰方	反支月		悬尸月	
廿九岁甲辰	西南黄衣	坤	离	巽	辛	甲	五	十一	子	午
卅　岁癸卯	正南赤衣	离	坤	兑	壬	癸	六	十二	巳	亥
卅一岁壬寅	正北黑衣	坎	乾	艮	癸	壬	正	七	辰	戌
卅二岁辛丑	正东青衣	震	艮	乾	甲	辛	二	八	卯	酉
卅三岁庚子	东北黄衣	艮	震	坎	乙	庚	三	九	寅	申
卅四岁己亥	西北白衣	乾	坎	震	丙	丁	四	十	丑	未
卅五岁戊戌	正西白衣	兑	巽	离	丁	丙	五	十一	子	午
卅六岁丁酉	东南黄衣	巽	兑	坤	庚	乙	六	十二	巳	亥
卅七岁丙申	西南黄衣	坤	离	巽	辛	甲	正	七	辰	戌
卅八岁乙未	正南赤衣	离	坤	兑	壬	癸	二	八	卯	酉
卅九岁甲午	正北黑衣	坎	乾	艮	癸	壬	三	九	寅	申
四十岁癸巳	正东青衣	震	艮	乾	甲	辛	四	十	丑	未
四一岁壬辰	东北黄衣	艮	震	坎	乙	庚	五	十一	子	午
四二岁辛卯	西北黄衣	乾	坎	震	丙	丁	六	十二	巳	亥
四三岁庚寅	正西白衣	兑	巽	离	丁	丙	正	七	辰	戌
四四岁己丑	东南黄衣	巽	兑	坤	庚	乙	二	八	卯	酉
四五岁戊子	西南黄衣	坤	离	巽	辛	甲	三	九	寅	申
四六岁丁亥	正南赤衣	离	坤	兑	壬	癸	四	十	丑	未
四七岁丙戌	正北黑衣	坎	乾	艮	癸	壬	五	十一	子	午
四八岁乙酉	正东青衣	震	艮	乾	甲	辛	六	十二	巳	亥
四九岁甲申	东北黄衣	艮	震	坎	乙	庚	正	七	辰	戌

逐日产母生子宜向方　子、午、卯、酉日宜向南方，寅、申、巳、亥日宜向西北方，辰、戌、丑、未日宜向东南方。

逐月产母忌向方　忌下月、下凶方生产。

	正	二	三	四	五	六	七	八	九	十	十一	十二	
雷公	寅	亥	申	巳	寅	亥	申	巳	寅	亥	申	巳	犯之主儿烦闷
招摇	寅	卯	辰	巳	午	未	申	酉	戌	亥	子	丑	犯之主儿惊
咸池	辰	丑	戌	未	辰	丑	戌	未	辰	丑	戌	未	犯之主儿啼
轩辕天时	卯	子	酉	午	卯	子	酉	午	卯	子	酉	午	犯之主儿肚胀
丰隆吴时	辰	未	戌	丑	辰	未	戌	丑	辰	未	戌	丑	犯之主儿惊
白虎	戌	亥	子	丑	寅	卯	辰	巳	午	未	申	酉	犯之主儿惊
狂虎	午	酉	子	酉	午	卯	子	卯	午	卯	子	酉	犯之主儿惊
天候	申	巳	寅	亥	申	巳	寅	亥	申	巳	寅	亥	犯之主儿腹胀
天狗	辰	巳	午	未	申	酉	戌	亥	子	丑	寅	卯	犯之主儿口噤
夫人	酉	戌	亥	子	丑	寅	卯	辰	巳	午	未	申	犯之主儿呕吐
运鬼力	艮	乾	坤	巽	艮	乾	坤	巽	艮	乾	坤	巽	犯之书不载

藏胎衣吉方　出《广济历》。

	正	二	三	四	五	六	七	八	九	十	十一	十二	
天德	丁	坤	壬	辛	乾	甲	癸	艮	丙	乙	巽	庚	宜藏胎衣吉
月德	丙	甲	壬	庚	丙	甲	壬	庚	丙	甲	壬	庚	宜藏胎衣吉
天空	壬	庚	丙	甲	壬	庚	丙	甲	壬	庚	丙	甲	宜藏胎衣吉
德气	子	丑	寅	卯	辰	巳	午	未	申	酉	戌	亥	宜藏胎衣吉

逐日日游神　癸巳、甲午、乙未、丙申、丁酉在房内北，庚子、辛丑、壬寅在房内南，癸卯在房内西，甲辰、乙巳、丙午、丁未在房内东，六戊、六己在房内中央，余日在房外，吉。

卷之十

治小儿诸疾

附诸汤、诸香外有治疗诸方，互见各类

反魂丹 治小儿诸风癫痫，潮发瘈疭，口眼相引，项背强直，牙关紧急，目睛上视，及诸病久虚，变生虚风，多睡昏困，荏苒不解，速宜服之。

当归酒浸，切，焙，微炒 乌犀镑，各二两 干姜炮 枳壳去瓤，麸炒 白术泔浸一宿，微炒 人参去芦 木香不见火 茯苓去皮 丁香不见火 厚朴去皮，姜汁炙熟 藁本去土 天竺黄细研 败龟酒、醋涂，炙黄 蔓荆子去白 桑螵蛸微炒 何首乌泔浸一宿，煮过，切，焙 白芷 虎骨酒、醋炙令黄 晚蚕蛾微炒，各三分 缩砂仁 麻黄去根、节 麝香别研 羌活去芦 羚羊角镑 半夏汤洗七次，姜汁浸三宿，焙干，炒黄 川乌头烧令通红，留烟少许，入坑以盏盖，新土围食倾 防风去芦 白花蛇酒浸一宿，炙令熟，去皮、骨，用肉 白僵蚕去丝、嘴，微炒 槟榔 白附子微炮 天南星汤洗，生姜自然汁煮软，切，焙，炒黄 藿香叶，去土 阿胶碎炒 萆薢微炙 肉桂去粗皮 细辛去苗 陈皮去瓢，微炒　槐胶　乌蛇酒浸一宿，炙熟，取肉用　沉香不见火　干蝎微炙　独活去苗　天麻酒洗，切，焙，各一两　朱砂细研水飞　石斛去根　雄黄细研水飞　肉豆蔻去壳，微炒　牛黄别研　龙脑别研　水银　附子水浸后，炮，去皮、脐　蝉壳去土，微炒　川芎各半两　乌鸦一个，去嘴、翅、足　腻粉别研，一分　狐肝三具，腊月采取，同乌鸦一个，入新瓮内，以瓦盆盖头，用泥固济，炭火一斤，烧令通赤，烟尽出，候冷，研细用　硫黄研细，用瓷盏盛，慢火养成汁，入水银，急炒如青泥，成砂再研，半两　金箔二十片，为衣

上如法修事，捣研令细，炼白蜜合和，入酥，再捣三、五千下，圆如梧桐子大。每一岁儿一圆，温薄荷自然汁化下，不计时候。

定命丹　治小儿急、慢惊风，天吊撮口，潮发搐搦，奶痫壮热，昏塞不省。

青黛研，半钱　蟾酥干者，酒浸一宿，一钱　干蝎全者，七个，微炒　麝香研，一字　白附子炮为末，半分　天南星炮，为末，一分

上件细研令匀，以粟米粥和圆，如绿豆大，别以青黛为衣。每服一圆，荆芥薄荷汤下后困睡无疑。但有患者，先化半圆滴入鼻中，嚏喷者必瘥（一本不用天南星）。

八珍丹　治小儿惊风壮热，精神昏愦，呕吐痰涎，惊悸恍惚，或发瘈疭，目睛上视。

甘草炒　天麻去芦　朱砂研飞　天南星牛胆制，各五两　牛黄研，一分　腻粉研　雄黄飞，各一两一分　天浆子微炒，三百五十个　银箔七十片，为衣

上为细末，入研药匀，炼蜜为圆，如豌豆大，以银箔为

衣。每服，一岁儿服一圆，薄荷汤化下。疾证未退，可再服之，更量儿大小加减，奶食后服。

太一银朱丹 治小儿惊风壮热，涎盛发痫，手足搐搦，目睛上视，及风壅痰实，心膈满闷，呕吐痰涎，大便秘涩。

黑铅炼十遍，称三两，与水银结砂子，分为小块，同甘草水煮半日，候冷，取出研，去草不用 水银结砂子 铁粉各三两 甘草同铅煮，十两 天南星炮为末，三分 朱砂飞研，半两 腻粉研，一两

上同研匀，以面糊为圆，如麻子大。每一岁儿服一圆，用薄荷蜜汤下，微利为度，未利再服，乳食后。

软金丹 治小儿惊风壮热，多睡惊掣，精神昏愦，痰涎壅塞，手足搐搦，目睛上视，项背强硬，牙关紧急。

使君子炒，为末 兖墨烧，研 青黛细研 麝香细研 腻粉研，各一分 胡黄连为末，一分 寒食面七钱半 天浆子七个，炒，为末

上合研匀，以白面糊为圆，如小豆大。每服一圆，煎金银薄荷汤化下。五岁以上可服二圆，更量大小、虚实加减，不计时候。

鹤顶丹 治大人、小儿风壅痰实，咽膈不利，口干烦渴，睡卧不安，及中暑头痛，躁渴不解。

麝香研，二两半 朱砂研飞，一百两 牙硝枯研，一百二十五两 寒水石粉一百一十两 甘草炒为末，三十五两

上合研匀，炼蜜搜和，每一两二钱作十圆。大人温生姜水化下一圆。如治中暑，入生龙脑少许，同研细，新水化下。小儿一圆分四服，更量大小加减。又治小儿脏腑

积热，心神不宁，夜卧狂叫，口舌生疮，用薄荷自然汁化下，并食后服。

至圣丹 治一切惊风天吊，目睛上视，手足搐搦，状候多端。用药一圆，用温水化，滴鼻中令喷嚏三五次，更用薄荷汤下二圆即愈。如久患五疳，腹胀头大，四肢瘦小，好吃泥土，不思奶食，爱咬指甲，时挦眉毛，头发稀疏，肚上青筋，及久患泻痢，并用米饮下二圆。如久患疳蛔咬心，发歇疼痛，并用苦楝子煎汤下二圆。如鼻下赤烂，口齿疳虫，并口疮等，用儿所吃奶汁研二圆，涂在患处。疳眼、雀目，用白羊子肝一枚，以竹刀子劈开，入药二圆在内，以麻缕缠定，用淘米泔煮熟，空心食之。仍令乳母常忌毒鱼、大蒜、鸡、鸭、猪肉等。

熊胆用温水化入药 芦荟研 腻粉同水银研 朱砂研飞，各一分 麝香研，半分 蟾酥干者，酒浸一宿 龙脑研 铅霜研，各一字 雄黄研飞 青黛研 胡黄连末，各半两 白附子炮，二钱 水银一钱，与腻粉同研，不见米星

上为末，入研药匀，用熬过獖猪胆汁浸，蒸饼为圆，如黄米大，汤使如前。此药退惊治风，化虫杀疳，除百病，进乳食。若隔三、两日进一服，永无百病，不染横夭之疾，凡有患与服，必见功效。

定吐救生丹 治小儿伏热生涎，心膈烦躁，壮热霍乱，乳食不下，呕哕恶心，或发吐逆。

山大戟浆水煮，切，焙干，为末，一十五两 乳香别研 丁香为末，各五两 粉霜研 腻粉研碎，各七两半 龙脑研，二两半 水银 黄蜡 黑铅与水银同结砂子，各一十两半

上件合研令匀，每熔蜡一两，入蜜二钱半，和为圆，如

黄米大。每一岁儿服一圆。如烦躁，研生脂麻、马齿水下。如吐逆，煎丁香马齿汤下。更量虚实加减，食后、临卧服之。此药除热化涎，下膈止吐逆，若胃虚伤冷，呕吐不止者，不可服。凡小儿吐逆，宜速疗之，久不止，遂为慢惊，常宜收此药备急。

五福化毒丹 治小儿蕴积毒热，惊惕狂躁，颊赤咽干，口舌生疮，夜卧不宁，谵语烦渴，头面身体多生疮疖。

桔梗微炒 玄参洗，焙，各六两 青黛研 牙硝枯 人参去芦，各二两 茯苓去皮，五两 甘草炒，一两半 银箔八片，为衣 麝香研，半钱 金箔八片，为衣

上为细末，入研药匀，炼蜜为圆，每两作十二圆。每一岁儿一圆，分四服，用薄荷水化下。及疮疹后，余毒上攻口齿，涎血臭气，以生地黄自然汁化一圆，用鸡翎扫在口内。热疳肌肉黄瘦，雀目夜不见物，陈粟米泔水化下。食后、临卧服。

灵砂归命丹 治小儿蕴积邪热，潮热不除，颊赤口干，心膈烦躁，痰涎不利，睡卧不安，或发惊痫，涎潮搐搦。又疗积滞不消，下利多日，腹中疠痛，烦渴呕哕，服药调和不能愈者，并可服之。

巴豆去心、膜、皮，炒熟，研如面油，三百一十五粒 牛黄研 龙脑研 麝香研 腻粉研，各三两 辰砂研飞，九两 金箔研，九十片

上合研匀，炼黄蜡六两，入白沙蜜三分，同炼令匀，为圆如绿豆大。每服二圆，金银薄荷汤下，更量岁数加减。如惊痫搐搦，用龙脑、腻粉蜜汤下。服药先以冷水浸少时，服之见效尤速。

大天南星圆 治小儿急慢惊风，涎潮发搐，目睛上视，口眼相引，牙关紧急，背脊强直，精神昏塞，连日不省。

龙脑研 牛黄研 乳香研，各一钱 天南星牛胆制者，半两 人参 天麻去芦 防风去芦，各一分 朱砂研，三钱 干蝎十四个，汤浸润，去土，微炒，为末 麝香研，一钱半

上件研杵令匀，炼蜜和圆，如大鸡头大。每服一圆，荆芥薄荷汤化下。量儿大小以意加减服，不计时候。

五疳保童圆 治小儿五疳。盖其骨肉轻软，肠胃微细，若乳哺有节，则脏腑相调，或乳母寒温失理，饮食无常，醉饱喜怒，及小儿百晬以后，五岁以前，乳食渐多，不择生冷，好餐肥腻、甘、酸之物，即成五疳。一曰肝疳，其候摇头揉目，白膜遮睛，流汗遍身，合面而卧，目中涩痒，肉色青黄，发立头焦，筋青脑热，腹中积聚，下痢频多，久而不痊，转甚羸瘦。二曰心疳，其候浑身壮热，吐痢无常，颊赤面黄，胸膈烦满，鼻干心躁，口舌生疮，痢久不痊，多下脓血，有时盗汗，或乃虚惊。三曰脾疳，其候腹多筋脉，喘促气粗，乳食不多，心腹胀满，多啼咳逆，面色萎黄，骨立毛焦，形枯力劣，胸膈壅闷，水谷不消，口鼻常干，好吃泥土，情意不悦，爱暗憎明，肠胃不和，痢多酸臭。四曰肺疳，其候咳嗽气逆，皮毛干焦，饶涕多啼，咽喉不利，揉鼻咬甲，壮热憎寒，口鼻生疮，唇边赤痒，腹内气胀，乳食渐稀，大肠不调，频频泄痢，粪中米出，皮上粟生。五曰肾疳，其候肌肉消瘦，齿龈生疮，寒热时作，口鼻干燥，脑热如火，脚冷如冰，吐逆既增，乳食减少，泻痢频并，下部开张，肛门不收，疳疮痒痛。以上疾状，并皆治疗。

黄连去须 白鳝头炙令焦黄，无，即炒白芜荑充代 草

龙胆去芦 雄黄研飞 青橘皮去瓤 五倍子 夜明砂微炒,各一两 蟾头一枚,炙令黄色 苦楝根 天浆子微炒 胡黄连 麝香 青黛研 熊胆研 芦荟研,各一两(一本有虾蟆灰、蜗牛微炒)

上为细末,都研令匀,用糯米饭和圆,如麻子大。每服一岁儿一圆,不计时候,温米饮下,日进三服尤妙。一方有蜗牛微炒,一分。

熊胆圆 杀疳退惊。治壮热昏愦,呕吐痰涎 颊赤面黄,鼻干目涩,有时盗汗,或即虚惊,荏苒不除,乳食不进。

熊胆研 胡黄连末,各二钱 使君子麸炮,为末 天浆子麸炒 各七个 青黛研,一钱 寒食面三钱 麝香研,一分 细墨烧,淬,半钱

上件一处同研匀,用白面糊和圆,如黍米大。每服五圆至七圆,米饮下,不计时候。

虎睛圆 治小儿惊风壮热,痰涎壅滞,精神昏愦,睡多惊啼,或发搐搦,目睛直视。

茯神去木 天麻去苗 腻粉研 天竺黄研 胡黄连各五两 朱砂研飞,二两 麝香研 白附子炮 天南星炮,各三两 青黛研,七两 使君子一百个 天浆子微炒,四十个

上为细末,以面糊为圆,如梧桐子大。每一岁儿服一圆,薄荷汤化下,更量虚实加减,乳食后服。

天麻防风圆 治一切惊风,身体壮热,多睡惊悸,手足抽掣,精神昏愦,痰涎不利,及风温邪热,并宜服之。

白僵蚕去丝、嘴,炒 干蝎炒,各半两 天麻去苗 防

风去苗　人参各一两　朱砂研飞　雄黄研　麝香研　甘草炙，各一分　牛黄一钱

上为细末，炼蜜为圆，如梧桐子大。每服一圆至二圆，薄荷汤化下，不拘时候。

化虫圆　治小儿疾病多有诸虫，或因腑脏虚弱而动，或因食甘肥而动，其动则腹中疼痛，发作肿聚，往来上下，痛无休止，亦攻心痛，叫哭合眼，仰身扑手，心神闷乱，呕哕涎沫，或吐清水，四肢羸困，面色青黄，饮食虽进，不生肌肤，或寒或热，沉沉默默，不的知病之去处。其虫不疗，则子母相生，无有休止，长一尺则害人。

胡粉炒　鹤虱去土　槟榔　苦楝根去浮皮，各五十两　白矾枯，十二两半

上为末，以面糊为圆，如麻子大。一岁儿服五圆，温浆水入生麻油一二点，调匀下之，温米饮下亦得，不拘时候。其虫细小者皆化为水，大者自下。

进食圆　治乳食不消，心腹胀满，壮热喘粗，呕吐痰逆，肠鸣泄泻，米谷不化；或下痢赤白，腹痛后重，及食癥乳癖，痃气痞结，并皆治之。

代赭石烧，醋淬，研　当归去芦，微炒　朱砂研飞　枳壳去瓤，麸炒微黄　木香各半两　麝香细研，一分　巴豆霜半分

上件药捣，罗为末，入研药匀，面糊为圆，如麻子大。每一岁儿服一圆，温米饮下，更量虚实加减服之，食后服。

金箔镇心圆　治小儿风壅痰热，心神不宁，惊悸烦渴，唇焦颊赤，夜卧不安，谵语狂妄。

紫河车用黑豆煮软，切作片，焙干，二十五两　山药一百

五十两　牙硝枯，十五两　甘草爁　人参去芦　茯苓去皮，各五十两　朱砂研飞，一百两　龙脑研，十两　麝香研，五两　金箔一千二百箔，为衣

上为细末，炼蜜为圆，每一两半作五十圆，以金箔为衣。每服一圆，薄荷汤化下，含化亦得，食后、临卧。常服安镇心神，散败邪热，凉咽膈，止惊啼。

比金圆　治小儿惊风体热，喘粗涎嗽，心忪颊赤，大小便不利，夜卧不稳。

滑石　腻粉研，各十五两　青黛研，二两半　天南星炮，一十二两半　巴豆七百个，去皮、去霜

上为细末，以面糊为圆，如麻子大。每服一岁一圆，薄荷温水下。如急惊风头热足冷，口噤面青，筋脉抽掣，上膈顽涎，疾状甚者，加一、二圆，煎桃符汤下，疏利下蕴毒热涎，立便安愈。小儿疮疹后余毒不解，宜与服，食后。

香连圆　治小儿冷热不调，泄泻烦渴，米谷不化，腹痛肠鸣；或下痢脓血，里急后重，夜起频并，不思乳食，肌肉消瘦，渐变成疳。

白石脂　龙骨　干姜炮　黄连去须，微炒　白矾煅，各半两

上件药捣，罗为末，醋煮面糊和圆，如麻子大。每一岁儿服十圆，米饮下，乳食前服。如烦渴，煎人参汤下，更量儿大小以意加减，日三四服。

紫霜圆　治乳哺失节，宿滞不化，胸腹痞满，呕吐恶心，便利不调，乳食减少。又治伤寒温壮，内挟冷实，大便酸臭，乳食不消，或已得汗，身热不除，及变蒸发热，多日不解，因食成痫，先寒后热。

代赭石醋淬，细研，一两　赤石脂为末，一两　杏仁去皮、尖，麸炒，别研，五十枚　巴豆去皮、心，出油，炒研，三十粒

上合研匀，汤浸饪饼圆如黄米大。儿生三十日外，可服一圆，一岁至三岁并服二圆至三圆，乳汁送下，米饮亦得，微利为度，亦不虚人，未利再服，更量虚实加减，乳食后服。

开胃圆　治小儿脏腑怯弱，内受风冷，腹痛胀满，肠鸣泄利，或青或白，乳食不化，又治脏冷夜啼，胎寒腹痛。

白芍药　麝香细研，各一分　人参　木香　蓬莪术煨　白术　当归去苗，微炒，各半两（一本无白术）

上件捣，罗为末，都研令匀，汤浸炊饼和圆，如黍米大。每服十五圆，温米饮下。新生儿腹痛夜啼，可服五圆，并乳食前服。

没食子圆　治小儿肠虚受热，下痢鲜血，或便赤汁，腹痛后重，昼夜不止，遍数频多。

没食子　地榆各半两　黄柏锉，蜜炒，二两　黄连锉，炒，一两半　酸石榴皮一两

上件捣，罗为细末，以醋煮面糊为圆，如麻子大。每服十圆至二十圆，温米饮下，食前服。

水银扁圆子　治小儿惊风壮热，涎盛喘粗，或发搐搦，目睛上视，及因乳哺不节，胸满呕逆，精神迷闷，发痫瘈疭，并宜服之。

黄明胶炒令黄燥，一钱三字　腻粉　干蝎全者　百草霜研　牛黄研　铅霜研　青黛研，各一分　巴豆去皮、膜、脂，煮黄　黑铅同水银结砂子　水银各一两　香墨烧，淬，三钱

上为细末，入研药匀，以陈粟米饭为圆，如绿豆大，捏扁。每一岁儿服一圆，二岁服二圆，三岁服三圆，四岁以上服四圆，用干柿汤下，薄荷汤亦得，更量虚实加减服，利下青黏滑涎为度，乳食后服。此药不得化破。

牛黄膏 治惊化涎，凉膈镇心，祛邪热，止痰嗽。

蛤粉研飞，二百两 牙硝枯研 朱砂研飞，各十两 人参二十五两 雄黄研飞，七十五两 龙脑研，四两 甘草爁，五十两 金箔 银箔各二百片，为衣 牛黄二两，别研

上为细末，炼蜜搜和，每一两八钱作二十圆，以金箔、银箔为衣。一岁儿每服如绿豆大，薄荷温水化下，量岁数临时加减服之，食后。

金屑辰砂膏 治小儿经邪热，颊赤多渴，睡卧不宁，谵语狂妄，痰涎不利，精神恍惚，及大人痰热蕴积，心膈烦躁，咽喉肿痛，口舌生疮。

牙硝枯研 铁粉研，各半两 甘草炙，二两 龙脑研，二钱 辰砂研飞，三两 蛤粉研飞，八两 人参一两 金箔三十片为衣

上为细末，炼蜜搜和，每一两半作二十圆，捏扁，用金箔为衣。每服半皂子大，大人一圆分作两服，并用薄荷汤化下，食后、临卧服。

润肺散 治小儿寒壅相交，肺气不利，咳嗽喘急，语声不出，痰涎壅塞，胸膈烦满，鼻塞清涕，咽喉干痛。

贝母去心，麸炒黄 杏仁汤去皮、尖及双仁者，焙干，面炒，各二两半 麻黄去根、节 人参各二两 阿胶炒令黄燥 桔梗各半两 陈皮去白，一分 甘草炙，一两

上同杵，罗为粗末。每服一钱，水八分，煎六分，去

滓，温服，食后。

惺惺散 治小儿风热疮疹，伤寒时气，头痛壮热，目涩多睡，咳嗽喘粗，鼻塞清涕。

瓜蒌根 人参 细辛去叶 茯苓去皮 白术 甘草炙 桔梗各一两半

上件同杵，罗为末。每服一钱，水一小盏，入薄荷三叶，同煎至四分，温服。如要和气，即入生姜煎服，不计时。

人参羌活散 治小儿寒邪温病，时疫疮疹，头痛体疼，壮热多睡，及治潮热烦渴，痰实咳嗽。

柴胡去苗 独活去芦 羌活去苗，各二两 人参去芦 芎䓖 枳壳去瓤，麸炒 茯苓去皮 甘草炙，各一两 桔梗 前胡 天麻酒浸，炙 地骨皮去土，各半两

上为散。每服一钱，水七分盏，入薄荷少许，煎至五分，去滓，温服，不计时候。

辰砂金箔散 治小儿心膈邪热，神志不宁，惊惕烦渴，恍惚忡悸，夜卧不安，谵语狂妄，齿龈生疮，及痰实咳嗽，咽膈不利。

辰砂研飞，七十两 人参去芦 茯苓去皮 牙硝枯，各三十两 桔梗五十两 蛤粉研飞，八十两 甘草炒，二十五两 金箔二百片，入药 生脑子研，二两

大人、小儿咽喉肿痛，口舌生疮，每用少许掺在患处，咽津，立效。大人膈热，每服一钱，新水调下，食后、临卧服。

消毒散 治小儿疮疹已出，未能匀透，及毒气壅遏，虽出不快，壮热狂躁，咽膈壅塞，睡卧不安，大便秘涩，及

治大人、小儿上膈壅热，咽喉肿痛，胸膈不利。

牛蒡子爁，六两　荆芥穗一两　甘草炙，二两

上为粗末。每服一钱，用水一盏，煎七分，去滓，温服，食后，小儿量力少少与之。如治疮疹，若大便利者，不宜服之。

人参散　治中和气，止呕逆，除烦渴。治昏困多睡，乳食减少，及伤寒时气，胃气不顺，吐利止后躁渴不解。

干葛二两　人参　白茯苓去皮，各一两　木香　甘草炙　藿香叶各一分

上件为末。每服一钱，水一中盏，煎七分，去滓，放温服，不计时。

生犀散　治小儿骨蒸肌瘦，颊赤口干，日晚潮热，夜有盗汗，五心烦躁，四肢困倦，饮食虽多，不生肌肉，及大病瘥后余毒不解，或伤寒病后，因食羊肉，体热不除，并宜服之。

大黄蒸，切，焙　鳖甲汤煮，去裙襕，醋涂，炙黄　麦门冬去心　黄芪　秦艽去苗并土　羚羊角镑　桑白皮锉　人参　茯苓去皮　地骨皮去土　赤芍药　柴胡去苗　枳壳去瓤，麸炒

上各等分，捣为粗末。每服二钱，水一盏，入青蒿少许，煎至六分，去滓，温服，食后，儿小即分为二服。

清凉饮子　治小儿血脉壅实，腑脏生热，颊赤多渴，五心烦躁，睡卧不宁，四肢惊掣，及因乳哺不时，寒温失度，令儿血气不理，肠胃不调，或温壮连滞，欲成伏热，或壮热不歇，欲发惊痫。又治风热结核，头面疮疖，目赤咽痛，疮疹余毒，一切壅滞，并宜服之。

当归去芦，酒浸　甘草炙　大黄蒸，焙　赤芍药

上等分，为粗末。每服一钱，水一中盏，煎至七分，去滓，温服，量儿大小、虚实加减，微溏利为度，食后、临卧服。

天竺饮子　治大人、小儿腑脏积热，烦躁多渴，舌颊生疮，咽喉肿痛，面热口干，目赤鼻衄，丹瘤结核，痈疮肿痛。又治伏暑燥热，疮疹余毒，及大便下血，小便赤涩。

川郁金用皂角水煮，切作片，焙干　甘草炙，各二十两　大栀子仁微炒　连翘各二十两　雄黄飞研，五两　瓜蒌根十斤

上为细末。每服一大钱，食后、临卧，用新水调服，小儿半钱，临时更量儿大小以意加减。

朱砂圆　镇心神，化痰涎，利咽膈，止烦渴。

硼砂研，一分　朱砂研飞，五十两　麝香研　梅花脑研，各半两　脑子研　牙硝枯，各一两　甘草浸汁熬膏，五斤　寒水石烧通红，研，四两

上研匀，用甘草膏和，每两作一百圆。每服一圆，含化。小儿夜多惊啼，薄荷水化下。

芦荟圆　治疳气羸瘦，面色萎黄，腹胁胀满，头发作穗，揉鼻咬甲，好吃泥土，利色无定，寒热往来，目涩口臭，齿龈烂黑。常服长肌退黄，杀疳虫，进乳食。

大皂角　干虾蟆用各等分，同烧存性，为末，一两，入下项药：

青黛研，一分　芦荟研　朱砂研飞　麝香研，各一钱

上合研匀，用汤浸蒸饼和为圆，如麻子大。每三岁儿服二十圆，不计时候，温米饮下，更量大小加减。

和中散 治小儿脾胃不和，呕逆恶心，冷热不调，减食泄泻，腹痛肠鸣，少力嗜卧。

厚朴去皮，姜炙，六两 白术三两 干姜炮 甘草炙，各二两

上为末。每服一钱，水八分盏，生姜二片，煎六分，去滓，稍热服，乳食前服。

人参半夏圆 治肺胃受冷，咳嗽气急，胸膈痞满，喉中呀呷，呕吐涎沫，乳食不下。

半夏汤洗七次，切，焙 厚朴去粗皮，姜汁炙 丁香各四两 陈皮去瓤 人参去芦 细辛去苗，各二两

上为细末，用生姜汁打面糊为圆，如麻子大。三岁儿每服二十圆，生姜汤下，食后服，量儿大小加减。

辰砂半夏圆 治小儿肺壅痰实，咳嗽喘急，胸膈痞满，心忡烦闷，痰涎不利，呀呷有声。

五灵脂微炒，用酒研飞，去砂土 朱砂研飞，各一两 葶苈水淘净，日干，别杵成膏 杏仁汤浸，去皮、尖及双仁，麸炒，别杵成膏 半夏汤浸七次，去滑，焙干，各半两

上为末，入研药匀，以生姜汁煮面糊和圆，如小麻子大。每服五圆至七圆，淡生姜汤下，食后。

丁香散 治胃虚气逆，呕吐不定，精神羸困，霍乱不安。

人参半两 丁香 藿香叶各一分

上件同杵，罗为散。每服一钱，水半盏，煎五、七沸，入乳汁少许，去滓，稍热服，不拘时候。

六神丹 治小儿疳气羸瘦，脏腑怯弱，泄利虚滑，乳食减少，引饮无度，心腹胀满。

丁香　木香　肉豆蔻去壳，各半两

上三味，用面裹同入慢灰火煨，令面熟为度，取出放冷。

诃子煨，去核　使君子仁各半两　芦荟细研入药，一两

上件同杵，罗为细末，以枣肉和圆，如麻子大。每服五圆至七圆，温米饮下，乳食前服。

太一丹　治小儿诸风惊痫，潮发搐搦，口眼相引，项背强直，精神昏困，痰涎不利，及一切虚风，并皆治之。

天南星炮　乌蛇酒炙，取肉，各三钱　天麻去芦，酒浸一宿　附子炮，去皮、脐　麻黄去根、节，各半两　干蝎微炒，一钱半　白附子炮，三钱半　白僵蚕去丝、嘴，炒，四钱

以上为细末，以水一升，调浸三日，以寒食面一斗拌匀，踏作曲，须六月六日以楮叶罨七日取出，逐片用纸袋盛，挂当风，十四日可用。每曲末一两入下项药：

琥珀研，一钱　辰砂研飞，六钱　雄黄研飞，三钱　甘草炙，为末，半钱

上合研匀，炼蜜和圆，如鸡头大。每服一圆，温水化下，不计时。

大惊圆　治惊风诸痫，壮热昏愦，神志恍惚，痰涎壅塞，或发搐搦，目睛直视，并皆治之。

蛇黄火煅，醋淬九次，研飞，二钱　青礞石研，一钱　朱砂研飞，三钱　虾蟆灰　雄黄各一钱　铁粉研，二钱半

上研匀，以水浸征饼圆如桐子大。每服一圆，煎薄荷水磨剪刀股化下，日二三服。此药治惊化涎，不用银粉。小儿脏腑、口齿、肠胃柔弱，凡用银粉药，切须慎之，则无他苦。

〔绍兴续添方〕

睡惊丹 治小儿惊邪，风热痰壅，咽膈不利，夜卧不安，睡中啼哭，惊风搐搦。

蛇黄火煅红，米醋淬五遍，再将醋煮干为度 天南星碾为粉，用薄荷汁搜和为饼，炙熟 茯苓去皮 铁粉重罗 使君子仁

以上五味捣，罗为末，各称半斤。

脑子别研，半两 麝香别研，一两 银箔研 金箔研，各一百片

上前项五味药末，入后项研药拌匀，糯米糊为圆，如皂荚子大，朱砂为衣。用薄荷汤磨下，五岁儿一圆分二服，三岁以下儿一圆分三四服，更量岁数加减。常服安神镇心，定惊控痰。

使君子圆 治小儿五疳，脾胃不和，心腹膨胀，时复疠痛，不进饮食，渐致羸瘦，并宜服之。

厚朴去皮，姜汁炙 陈皮去白 川芎各一分 使君子仁浸，去黑皮，一两

上为细末，炼蜜圆，如皂子大。三岁以上一粒，以下半粒，陈米饮化下，大治小儿腹痛。

加减四君子汤 治小儿吐泻不止，不进乳食。常服调胃进食。

白扁豆蒸熟，焙干 藿香叶 甘草炙 黄芪去苗，各一两 人参 茯苓去皮，焙 白术各四两

上为细末。每服一钱，入盐点服，或用水七分盏，煎五分，温服。

消毒犀角饮 治证并方见前积热类。

〔宝庆新增方〕

肥儿圆 治小儿疳病者，多因缺乳食吃太早所致；或因久患脏腑胃虚虫动，日渐羸瘦，腹大发竖，不能行步，面黄口臭发热，面无精神，此药杀虫进食。

神曲炒 黄连去须，各十两 肉豆蔻面裹，煨 使君子去皮 麦蘖炒，各五两 槟榔不见火，细锉，晒，二十个 木香二两

上为细末，猪胆为圆如粟米大。每服三十圆，量岁数加减，熟水下，空心服（一方黄连、神曲、使君子各一两，槟榔、肉豆蔻各半两，木香二钱，面糊圆如萝卜子大，熟水吞下）。

至圣保命丹 治小儿胎惊内吊，腹肚坚硬，目睛上视，手足抽掣，角弓反张。但是涎痰壅盛，一切急、慢惊风，悉皆治之。

全蝎十四个 白附子 天南星炮 白僵蚕直青者，炒 朱砂研 麝香研，各一钱 防风去芦、叉 天麻各二钱 金箔十片 蝉蜕去泥，一钱

上为细末，入研药和匀，以粳米煮饭，取中心软者搜为圆，每两作四十圆。初生儿半圆，乳汁化下。周岁儿一圆，金银薄荷汤化下。十岁以上有急候者二圆，薄荷汤化下。常服镇心安神化痰，除一切惊风证候。

挨积圆 治小儿脾胃不和，宿滞不化，腹胀肠鸣，呕逆恶心，便利不调，乳食减少，或疳泻、积泻，大便酸臭。亦治丈夫、妇人胸膈不快，酒积、食积，呕逆恶心，吐泻脾疼。

京三棱炮 丁香皮不见火，各三两 丁香不见火 青

皮去白，各一两　干姜炮　巴豆去皮、膜、油，各二钱半

上件为细末，入巴豆拌匀，面醋糊为圆，如粟米大。每服五十圆至六十圆，二岁儿可服七圆至十圆，生姜汤吞下，熟水亦得，不拘时候，更量儿岁数加减与之。此药不用大黄、硇砂、汞粉之类，并是性温之药，常服消积滞，进乳食，退黄长肌。

急风丹　治小儿伤风，鼻塞清涕。酒调涂囟门上，不可服。方见诸风类。

〔**淳祐新添方**〕

助胃膏　治小儿胃气虚弱，乳食不进，腹胁胀满，肠鸣泄泻，𠷈乳便青，或时夜啼，胎寒腹痛。

白豆蔻仁　肉豆蔻煨　丁香　人参　木香各一两　白茯苓去皮　官桂去粗皮　白术　藿香叶　缩砂仁　甘草炙，各二两　橘红去白　山药各四两

上为细末，炼蜜和成膏。每服如鸡头实大一圆，量儿大小加减，米饮化下，不拘时候。

观音散　治小儿外感风冷，内伤脾胃，呕逆吐泻，不进乳食，久则渐渐羸弱。大抵脾虚则泻，胃虚则吐，脾胃俱虚，吐泻不已。此药大能温养脾胃，进美饮食。全蝎观音散方见后。

人参一两　茯苓一钱半　神曲炒，二钱　石莲肉炒，去心，一分　绵芪　白芷　木香炮　白扁豆去皮，炙焦黄，去火毒　甘草炙，各一钱

上为细末。每服一钱，水一小盏，枣一枚，藿香三叶，煎四分，去滓，温服，量儿大小加减。

小抱龙圆　治伤风、瘟疫，身热昏睡，气粗喘满，痰实

壅嗽，及惊风潮搐，蛊毒、中暑，并可服之，壮实小儿宜与服之。

天竺黄一两　雄黄研飞，二分　辰砂别研　麝香别研，各半两　天南星腊月酿黄牛胆中，阴干百日者。如无，只以生者去皮、脐，锉，炒熟用，四两

上为细末，煮甘草水和圆，如皂子大。每服一圆，温水化下，百晬内者作三服，或用腊雪水煮甘草和药尤佳。

钩藤膏　治小儿胎寒胃冷，腹肚疞痛，夜间啼哭，呕吐乳食，大便泻青，状若惊搐，时有冷汗。

姜黄二钱　没药别研　木香　乳香别研，各四钱（一本有木鳖子二十个，去油，研）

上为细末，炼蜜和成膏。每服三钱，儿一圆，如鸡头实大，煎钩藤汤化下，更量大小加减，不拘时候。

〔吴直阁增诸家名方〕

蚵蚾圆　治小儿五疳八痢，乳食不节，寒温调适乖违，发竖毛焦，皮肤枯悴，脚细肚大，颅解胸陷，渐觉尫羸，时发寒热，盗汗咳嗽，脑后核起，腹内块生，小便泔浊，脓痢淀青，挦眉咬指，吃土甘酸，吐食不化，烦渴并频，心神昏瞀，鼻赤唇燥，小蛊既出，蛔虫咬心，疳眼、雀目，名曰丁奚，此药救疗，效验如神。

白芜荑去皮　黄连去须　蚵蚾酒浸，去骨，焙　胡黄连各一两半　青黛半两，为衣

上件碾为细末，猪胆汁面糊圆，如粟米大。每服三十圆，用饭饮吞下，食后、临卧，日进三服。

高良姜散　治小儿冷伤，脾胃不和，腹胀气闷，不欲饮食。

高良姜　草豆蔻去皮　陈皮去白　当归微炒　肉桂去粗皮，各一分　人参去芦，半两

上件捣，罗为散。三岁儿每服一钱，水一盏，煎至五分，去滓，温服，不计时候，量儿大小加减服之。

人参圆　治小儿乳哺，饮冷过度，伤冷脾胃，腹胁胀满，多吐痰涎。

人参　丁香　陈皮去白　干姜焙　白术各一分　半夏汤洗七次，半两

上件捣，罗为末，炼蜜和圆，如麻子大。每三岁小儿服一十圆，温汤下，不拘时，日二服，量儿大小加减。

温脾散　治脾胃气不和，腹胁虚胀，不欲乳食，困倦无力，壮热憎寒，并皆疗之。

诃黎勒皮炮　人参各三分　甘草炙，一分　白术　木香　茯苓去皮　藿香去梗　陈皮去白　黄芪　桔梗各半两

上件捣，罗为散。三岁儿每服一钱，水一盏，入生姜钱子大片，淮枣一枚，同煎至五分，去滓，温服，不计时候，量儿大小加减。

白豆蔻散　治小儿脾胃不和，憎寒壮热，腹痛呕吐，不纳乳食。

枇杷叶去毛，微炙　白豆蔻去皮　陈皮去白　芎䓖　甘草炙，各一分　干木瓜　人参　黄芪各半两

上为粗散。三岁小儿每服一钱，水一小盏，生姜钱子三片，枣一枚，同煎至七分，去滓，温服，不计时候，量儿大小加减。

当归圆　治小儿冷热不调，大便青黄，心腹多痛，或腹中气满，或时呕逆，不欲乳食。

白芍药　当归微炒　人参　芎䓖各三分　白术　甘草炙，各半两

上件捣，罗为末，水煮面糊圆，如麻子大。三岁小儿每服十圆，粥饮下，日三服，更量儿大小加减。

厚朴散　治小儿外感风冷，壮热憎寒，头痛体重，中寒气逆，呕吐恶心，或手足厥冷，及脾胃不和，并皆治之。

苍术米泔浸一宿，去黑皮、焙　厚朴去皮，姜汁炙　陈皮去白，各一两　干姜炮，三分　甘草炙，半两

上件为细末。三岁小儿每服一钱，水一小盏，入生姜钱二片，枣子一枚，同煎至五分，滤去滓，热服。

柴胡散　治小儿伤寒壮热，头痛体疼，口干烦渴。

石膏　黄芩　甘草　赤芍药　葛根各一两　麻黄去根、节　柴胡去苗，各半两

上捣，罗为散。三岁小儿每服一钱，水一小盏，入生姜少许，葱白三寸，豉二十粒，同煎至五分，滤去滓，温服，不拘时候，汗出为效，量儿大小加减。

葛根散　治小儿伤寒，四肢烦热，头疼体痛，心躁口干发渴。

葛根　麻黄去根、节　人参各半两　肉桂去粗皮　甘草炙，各一分

上件捣为粗散。三岁儿每服一钱，水一小盏，入生姜少许，枣子一枚，同煎至五分，滤去滓，温服，量儿大小加减，不计时候。

人参散　治小儿伤寒作热。常服调顺阴阳，和养脾胃，定吐逆，止烦渴，品味与前人参散同。

上为散。三岁儿每服一钱，水一小盏，煎五分，温服，

量儿大小加减。

豆蔻香连圆 治小儿乳食不节，肠胃虚弱，冷热之气客于肠间，下赤白痢，肠内疞痛，日夜频并，不欲饮食，量儿大小加减服之。

黄连去须，微炒，三分 肉豆蔻仁二枚 丁香一分 木香 诃黎勒炮，去核，各半两

上捣，罗为末，以粟米粥和圆，黍米大。三岁儿服十圆，粥饮下。

木香白术散 治小儿冷痢腹痛，四肢不和，饮食减少，渐至羸瘦。

诃黎勒炮，去核 龙骨 厚朴去粗皮，姜汁炙 当归微炒，各半两 木香 干姜炮 白术各一分

上捣，罗为散。三岁小儿每服一钱，以水一小盏，入枣二枚，同煎至五分，去滓，温服，食前，量儿大小加减。

龙骨圆 治小儿久患赤白痢，日夜频并，腹痛羸弱，不欲饮食。

黄连去须，微炒 黄柏 白龙骨 诃黎勒皮炮，去核 木香各一分 当归微炒 干姜炮 白矾枯研，各半两 胡粉微炒黄，三分

上件捣，罗为末，炼蜜和圆，如绿豆大。三岁儿每服十圆，温粥饮下，日三服，量儿大小临时加减。

乌梅散 治小儿下痢后津液减少，脏腑虚燥，烦渴引饮，及治诸病烦渴，引饮无度。

乌梅肉微炒，半两 白茯苓 干木瓜各一两

上捣，罗为粗散。三岁儿每服一钱，水一小盏，入生姜钱一片，煎至五分，去滓，温服，不计时候服，量儿大小

加减。

白及散 治小儿肾气不成，脑髓不足。小儿年大，骨应合而不合，头缝开者是也，宜以药涂之。

白及 柏仁 防风去苗 细辛去叶，各一两

上为细末。每一钱，以乳汁调，涂在儿颅骨上，每日一次用之。

附子散 治小儿大肠虚冷，肛门脱出，多因下痢得之，宜以药敷。

附子生，去皮、脐 龙骨各一两

上捣，罗为细散。每用一钱，敷在脱肛上，按令入，频用之。

赤石脂散 治小儿因痢后躽气下，推出肛门不入。

伏龙肝 赤石脂各等分

上件细研为散。每用半钱，敷肠头上，每日三上用。

柏墨散 治小儿断脐后为水湿所伤，或棚袍湿气伤于脐中，或解脱，风冷乘攻，令小儿四肢不和，脐肿啼哭，不能乳哺，宜速治之。

乱发净洗，烧为灰 釜下黑煤 黄柏末各等分

上件药同研令细，每用少许敷之。

半夏散 治小儿咳逆上气，心胸痰壅，不欲乳食。

紫菀去苗，净洗 五味子拣净 半夏汤泡七次 甘草炙，各五两 肉桂去粗皮 细辛去苗，各二两半

上件为细末。三岁儿每服一钱，水一盏，入生姜一片，煎至五分，去滓，温服，不计时候，量儿大小加减服。

朱矾散 治小儿初生鹅口，其舌上有白屑如米屑者，鼻外亦有，并不能乳。

朱砂细研　白矾枯，各等分

上件药研极细。每用少许，敷儿舌上，每日三次用之，先使乱发频揩舌上垢，令净即瘥。

紫苏子散　治小儿啼气未定，与乳饮之，与气相逆，气不得下。

紫苏子微炒　萝卜子微炒　诃黎勒皮　杏仁去皮、尖，麸炒黄　人参去苗　木香各半两　青皮去白　甘草炙微赤，各一两

上件捣，罗为细散。每服一钱，以水一盏，入生姜钱少许，同煎至五分，去滓，温服，不计时候，量儿大小加减。

犀角人参散　治小儿虚热，及吐泻，烦渴不止，及疏转后，并宜服。

生犀镑，二两　人参十五两　茯苓二十五两　甘草爁，五两　桔梗　干葛各二两半

上为细末。每服一大钱，水一中盏，入灯心五茎，同煎六分，放温服，不计时候。烦渴者，入新竹叶同煎。

益黄散　治小儿脾胃虚弱，腹痛泄痢，不思乳食，呕吐不止，困乏神懒，心胁膨胀，颜色青黄，恹恹不醒。

丁香四钱，不见火　陈皮去白，二两　甘草爁　诃子炮，去核　青皮去白，各一两

上为细末，每服一大钱，水七分盏，煎至五、六分，食前进，量大小加减与服。此药极有神效，不可尽述。

钱氏白术散　治小儿脾胃久虚，呕吐泄泻，频并不止，津液枯竭，烦渴多躁，但欲饮水，乳食不进，羸困少力，因而失治，变成风痫，不问阴阳虚实，并宜服之。

人参　白术不见火　木香不见火　白茯苓去黑皮　藿

香去土、梗　甘草炙，各一两　干葛锉，二两

上为粗末。每服一钱，水一小盏，煎至半盏，去滓，通口服，不拘时，更量儿大小加减。渴甚者并煎，任意饮之。

〔续添诸局经验秘方〕

全蝎观音散　治证与前观音散同。

石莲肉炒，去心　白扁豆炒　人参各二两半　神曲炒，二两　全蝎　羌活　天麻去苗　防风去苗　木香炮　白芷　甘草炙　黄芪捶扁，蜜刷，炙，各一两　茯苓去皮，一两半

上为细末。婴儿一字，二三岁半钱，四五岁一钱，用水一盏或半盏，枣子半个或一个，同煎至七分，去滓服，不拘时候。

镇心至宝丹　治小儿一切惊风搐搦，壮热涎多，鱼口鸦声，眼睛直视。

天南星煨　白附子炮　雄黄研　干蝎各半两　白僵蚕去丝、嘴，炒　郁金各一两　龙脑研　麝香研，各二钱半　辰砂研，一分　腻粉二钱　滑石末，二两

上为细末，炼蜜为圆，如皂荚子大，金、银箔为衣。每服一圆，食后，临卧薄荷汤下。常服镇心神，凉咽膈。

小黄连阿胶圆　治小儿乳食无度，冷热不调，下痢赤白，或如鱼脑，白多赤少，后重腹痛，烦渴引饮，小便不利，便圊频数，食减少力。

肉豆蔻　茯苓去皮　诃子炮，去核，各一两　黄连去须，微炒，二两

上为细末，用阿胶一两，醋煎溶，搜为圆，如粟米大。每服一岁儿十粒至十五粒、二十粒，用温饮下，随乳亦得，

更量岁数加减服，不计时候。

蛇头圆 治小儿急慢惊风，手足抽掣，眼睛直视，角弓反张，证候危急者。

蛇含石十个，煅三度，醋淬，却用甘草汤煮，出酸气，研飞，为细末 铁腻粉 五灵脂酒浸，去砂 神砂研 蝎梢 白附子炮 郁金炮，各二两 龙脑别研，半两 麝香研，一两 花蛇头十个，酒浸，去骨，用齿并肉

上为细末，面糊为圆，如鸡头大。每服一圆，薄荷自然汁磨，以井花水化开，量儿大小加减与服。

五疳消食圆 治小儿五疳、八痢，杀腹脏虫，疗疳劳及走马，牙齿唇烂，肚大青筋。此药大能进食，悦颜色，长肌肤。

麦糵 使君子去皮，炒 黄连去须，微炒 橘红焙 草龙胆 芜荑

上等分，为细末，粟米糊为圆，如粟米大。每服二三十圆，空心，米饮吞下，不拘时候，量儿岁数加减。

麦煎散 治小儿夹惊伤寒，吐逆壮热，表里不解，气粗喘急，面赤自汗，或狂言惊叫，或不语无汗，及瘾疹遍身，赤痒往来，潮热时行，麻豆疹子余毒未尽，浑身浮肿，痰涎咳嗽，或变急、慢惊风，手足搐搦，眼目上视，及伤风涎喘头疼，并皆治之。

知母 地骨皮拣净 赤芍药 甘草炙 石膏 葶苈子 白茯苓去皮 杏仁去皮、尖，麸炒 人参 滑石各半两 麻黄去根、节，一两半

上为细末。每服一钱，麦子煎汤调下。如初生孩儿感冒风冷鼻塞身热，喷嚏多啼，每一字许，并用麦子煎

汤下。

辰砂茯神膏 治小儿急、慢惊风，潮涎搐搦，手足抽掣，心膈烦躁，及疗惊啼，睡不宁贴，腹中疠痛。

酸枣仁净，去壳 代赭石烧，醋淬，研 乳香炙，别研，各一两 茯神去木，一两半 朱砂研飞，半两 麝香研，一钱

上为细末，炼蜜圆，如鸡头大。每服一圆，用金银薄荷汤研下，更量岁数加减与服。常服镇心、安神、定志。此药比他惊药大不同，温平不冷。

秘传神仙消痞圆 治小儿一切痞疾，皆因寒温不调，乳哺失节，或啖生冷、果子、黏食等物，脾胃微弱，不能消化，致五脏不利，三焦壅滞，结块腹内，坚硬如石，或发作寒热，有如疟证，不能饮食，渐致羸瘦，急宜服之。

斑蝥二十个，去头、足、翼，用糯米半升同炒，候米焦黄色为度，去米不用 巴豆去皮，取霜，二十粒

上先将斑蝥碾为细末，却入巴豆霜同研令匀，用米糊为圆，如小绿豆大。小儿三岁以前每服三圆，五更初，茶清下，更量岁数、虚实，加减与服。此药神妙。

小驻车圆 治小儿冷热不调，或乳哺失节，泄泻不止，或下痢鲜血，或赤多白少，腹痛后重，肠胃虚滑，便数频并，减食困倦，一切泻痢，并宜服之。

当归去芦，二两 诃子炮，去核，一两 干姜炮 黄连去须，各三分

上为细末，用阿胶一两三分水煎成汁，搜和为圆，如粟米大。每一岁儿服十粒至二十、三十粒，温饭饮下，随乳亦得，更量岁数加减与服。

银白散 治小儿百病。如慢惊搐搦，用麝香饭饮调

下。急惊定后，用陈米饮调下。惊吐不止，丁香汤调下。天柱倒，脚软，浓米饮调下。挟惊伤寒，薄荷葱白汤调下。疳气肚胀，气急多渴，百合汤调下。浑身壮热，面赤惊叫，金银薄荷汤调下。赤白痢不思乳食，姜钱三片，枣子三枚，煎汤调下。吃食不知饥饱，不长肌肉，炒麦芽一撮，同生姜煎汤调下。暴泻，紫苏木瓜汤调下。神形脱，言语不正，及大人吐泻，藿香汤调下。诸病后无精神，少气力，不思食，煎生姜枣汤调下。禀受气怯小儿，可每日一服，最妙。

升麻　知母　甘草炙　白扁豆炒　山药　人参　茯苓去皮　白术各等分

上为细末。每服一钱，汤使如前。常服沸汤点，不计时。

虾蟆圆　治小儿五疳、八痢，腹胀面黄，肌肤瘦瘁，时作寒热，不思乳食，爱吃泥土，揉鼻咬甲，头发作穗，不长肌肉，多生疮癣，大便无时，小便如泔，哯吐乳食，痢色无定，或吃交奶，渐黄渐瘦，变成疳疾，并宜服之。

虾蟆　使君子炒　皂角烧，各二两　青黛二两半　龙胆草去苗，四两　雄黄研飞，二两

上为细末，入研药令匀，水糊为圆，如粟米大。每一岁儿七粒，二岁十粒，三岁二十粒，随乳下，饭饮亦得，不计时候。

磨积圆　治小儿脏腑怯弱，内受积冷，胁肋胀痛，呕吐痰逆，肠鸣泄泻，日夜频并，四肢困倦，面无颜色，肌肉消瘦，不进饮食，及疳气羸瘦，肚大青筋，口干烦渴，小便白浊，食不生肌，或发虚肿，寒热往来，或因食甘肥，虫动

作痛，叫哭合眼，并能治之。

干漆炒　丁香各一两　青皮去白　京三棱炮，各六两　蓬术半斤

上为细末，水糊为圆，如粟米大。每二岁儿可服五圆，淡姜汤吞下，不拘时候，更量岁数、虚实，加减与之。

龙胆圆　治疳病发热。

龙胆草去芦　黄连去须，微炒　青皮去白　使君子去皮，炒

上等分，为细末，猪胆汁和为圆，如萝卜子大。每服二十粒，以意加减，临卧，热水下。

诸汤

豆蔻汤　治一切冷气，心腹胀满，胸膈痞滞，哕逆呕吐，泄泻虚滑，水谷不消，困倦少力，不思饮食。

丁香枝杖七斤　甘草炒，十一斤　白面炒，六斤　肉豆蔻面裹，煨，八斤

上炒盐十三斤同为末。每服一钱，沸汤点服，食前。

木香汤　治胸膈痞塞，心腹刺痛，胁肋胀满，饮食减少，噫气吞酸，呕逆噎闷，一切气疾，并皆治之。

木香　青皮各三斤　姜黄　麦蘖炒，各五斤　甘草炒　盐炒，各一十一斤　蓬术四斤

上为末，每服一钱，沸汤点服，不计时候。

桂花汤　治一切冷气，心腹刺痛，胸膈痞闷，胁肋胀满，呕逆恶心，饮食无味。

干姜炮，九两　桂心　甘草炒，各九斤　缩砂仁三斤十四两

上炒盐十四斤同为末。每服一钱，沸汤点服，食前。

破气汤 治一切冷气攻心腹，胁肋胀满刺痛，噫气吞酸，呕逆恶心，胸膈噎塞，饮食减少。

青皮不去白 陈皮不去白 茴香拣炒，各十二两 杏仁去皮、尖，麸炒，别捣 桂心各一斤 良姜炒 姜黄 荜澄茄 木香各六两 甘草炒，八斤半 盐炒，十四斤 丁香皮九两

上为末。每服一钱，沸汤点，食前服。

玉真汤 治一切冷气，痰逆恶心，胸膈痞闷，脐腹撮痛，口苦无味，饮食不美。

阿魏面裹，煨 茴香拣净，炒，各三斤 檀香一斤半 胡椒九两 干姜炮，一斤半 杏仁去皮、尖，麸炒，别捣，三斤十二两 白粳米炒，一斗六升 白面炒，六两 甘草炒，十两 盐炒，二十三斤半

上为末。每服一钱，沸汤点服，食前。

薄荷汤 消风壅，化痰涎。治头昏目眩，鼻塞咽干，心胸烦闷，精神不爽。

荆芥穗 盐炒，各三斤 鸡苏叶七斤半 瓜蒌根十一两 缩砂仁三两 甘草锉，炒，四斤

上为末。每服一钱，沸汤点，食后服。

紫苏汤 调气利膈，消痰止嗽。治心胸烦闷，口干多渴。

紫苏叶六斤 乌梅去核，微炒，九斤 甘草炒，十斤 杏仁去皮、尖，麸炒，别捣，三斤

上炒盐十斤同为末。每服一钱，沸汤点服，不拘时候。

枣汤 治脾胃不和，干呕恶心，腹胁胀满，不美饮食。

枣去核，一斤　生姜洗，切，五斤　甘草炙，锉，三斤

上三味一处拌匀，用盆器盛贮，以布盖罨一宿，焙干，捣为末。每服一钱，入盐少许，沸汤点服。常服健脾胃，顺气进食。

二宜汤　治冒暑引饮，冷热不调，泄泻多渴，心腹烦闷，痢下赤白，腹痛后重。

桂心四斤四两　干姜砂炒，四斤　甘草用砂炒，三十斤　杏仁去皮、尖，砂炒，四斤四两，别研

上为末。每服一钱，沸汤点服。如伤暑烦渴，新水调下，不计时。

厚朴汤　治脾胃虚冷，腹痛泄泻，胸膈痞闷，胁肋胀满，呕逆恶心，不思饮食。

厚朴去粗皮，十斤，用生姜二斤制　枣一斗六升　丁香皮八两　甘草炒，十一斤　丁香枝杖十二两　盐炒，十五斤

上为末。每服二钱，水一盏，入生姜三片，枣二个擘破，同煎至七分，热服。常服温中顺气，进饮食，每服一钱，沸汤点服，食前。

五味汤　温中益气。治胸膈痞满，心腹刺痛，短气噎闷，咳嗽痰唾，呕逆恶心，不思饮食。

五味子洗，九斤　良姜炒　陈皮去白　茴香炒，各一斤半　甘草炒，十七斤半　盐炒，二十二斤

上为末．每服二钱，沸汤点服，食前。

仙术汤　辟瘟疫，除寒湿，温脾胃，进饮食。

苍术去皮，四十八斤　枣去核，二斗四升　干姜炮，二十四两　杏仁去皮、尖，麸炒，别捣，六斤　甘草炒，十四斤　盐炒，二十五斤

上为细末，入杏仁和匀。每服一钱，沸汤点服，食前。常服延年，明目驻颜，轻身不老。

杏霜汤 调肺气，利胸膈，治咳嗽，止痰逆。

粟米炒，一斗六升 甘草炒，十斤半 盐炒，十六斤 杏仁去皮、尖，麸炒，别研，十斤

上为末。每服一钱，沸汤点服，不拘时。常服悦泽颜色，光润皮肤。

生姜汤 治酒食所伤，心胸烦满，口吐酸水，呕逆不定，饮食无味，胸膈不快。

干生姜二斤 白面炒，三斤 甘草炒，十三斤 杏仁去皮、尖，麸炒，别研，十斤

上炒盐二十二斤同为末。每服半钱，如茶点吃。常服一字，消食化痰，宽利胸膈，不拘时候。

益智汤 治一切冷气，呕逆恶心，脐腹胁肋胀满刺痛，胸膈痞闷，饮食减少。

益智仁四斤半 京三棱煨，一斤半 干姜炮，三两 青皮 蓬莪术 陈皮各十二两 甘草炒，十五斤 盐炒，十六斤半

上为细末。每服一钱，沸汤点服，不拘时候。常服顺气宽中，消宿冷，调脾胃。

茴香汤 疗元脏气虚冷，脐腹胀满，疠刺疼痛，不思饮食，一切冷气，并皆治之。又方见后。

茴香去土，炒，六斤 川楝子洗，炒 陈皮各二斤 甘草炒，七斤 盐炒，一斤

上为末。每服一钱，如茶点吃。常服温中益气，利胸膈，进饮食。

〔宝庆新增方〕

茴香汤　治疗与前茴香汤同。

白芷不见火　肉桂不见火，各二两　桔梗焙，三十两　茴香　甘草并炒，各六两

上为末。每服一钱，盐少许，沸汤点，食前。常服宽中，益气温胃。

檀香汤　治精神不爽，头目昏眩，心忪烦躁，志意不定。

川芎不见火　白芷不见火，各二两　桔梗焙，三十两　檀香不见火，三两　甘草炒，六两

上为细末。每服一钱，入盐少许，沸汤点服。调中顺气，安神定志，清爽头目。

缩砂汤　治一切冷气心腹刺痛，胸膈痞闷，胁腹胀满，呕逆恶心，饮食无味。脾胃不和，酒食多伤，呕吐不止。

缩砂仁不见火　甘草炒，各十二两（一本作各二两）　桔梗焙，六十两　丁香皮不见火，六两

上为细末。每服一钱，入盐少许，沸汤点服，食前。常服消滞气，宽胸膈，健脾胃，进饮食，止呕吐。

胡椒汤　治脾胃受寒，胸膈不利，心腹疼痛，呕逆恶心。常服温暖脾胃，去寒顺气。

红豆　肉桂不见火，各一两　胡椒六两　干姜焙，三两　桔梗焙，三十两　甘草炒，七两

上为细末。每服一大钱，入盐少许，沸汤点服，不拘时。

〔吴直阁增诸家名方〕

挝脾汤　治脾胃不快，宿酲留滞，呕吐酸水，心腹胀痛，不思饮食，伤冷泄泻，并宜服之。

麻油四两　良姜十五两　茴香炒，七两半　甘草十一两七钱半

上炒盐一斤同药炒，为细末。每服一钱，白汤点下。常服快气，大解中酒，美进饮食。

小理中汤　治脾胃不和，中寒上冲，胸胁逆满，心腹疞痛，饮酒过度，痰逆恶心，或时呕吐，心下虚胀，隔塞不通，饮食减少，短气羸困，温中逐水去湿。又治肠胃冷湿，泄泻注下，水谷不分，腹中雷鸣，霍乱吐利，手足厥冷，胸痹心痛，逆气、结气，并皆治之。

苍术米泔浸，焙，五两　生姜五斤　甘草生用，十两　盐炒，十五两

上锉碎同碾，淹一宿，焙干，碾为细末。每一钱，沸汤点，空心服。

白梅汤　治中热，五心烦躁，霍乱呕吐，口干烦渴，津液不通。

白梅研破，二十九斤　檀香十四两　甘草十三斤半　盐炒，十五斤

上为末。每一钱，擦生姜、新汲水下。如酒后干哕，恶心舌涩，如茶吃。

三倍汤　治脾胃不和，胸膈闷满，饮食不化，呕逆恶心，或霍乱呕吐，心腹刺痛，肠鸣泄痢，水谷不分。

草豆蔻仁二两　甘草一两　生姜　盐炒，各五两

上件拌和匀，入瓷器内淹一宿，焙干，为末。沸汤点服。

〔续添诸局经验秘方〕

铁刷汤　治胃气不和，心腹疼痛，饮酒过度，呕哕恶

心，脾痛翻胃，内感风冷，肠鸣泄泻；妇人血气刺痛，并皆治之。

香附子六两　桔梗一斤半　甘草一斤　干姜半斤　肉桂去粗皮，四两　茴香半斤　良姜　陈皮各十二两

上除肉桂外，同炒，为细末。每服一钱，入盐少许，沸汤点下。常服快气，不拘时候。

快汤　大治脾胃虚冷，酒食所伤，胸膈不快，呕逆恶心，吞酸吐水，口淡舌涩，不思饮食，并宜服之。

甘草炙，十八两　干姜炮，二斤半　粟米炒，三十两　桔梗炒，三斤

上炒盐一百二十钱重，同为细末。每服一钱，沸汤点，食前。

诸香

芬积香

沉香锉，二十五两　笺香　檀香锉，茶清浸，炒黄　甲香炭火煮两日，以蜜、酒煮熟　沙木炭各二十两　丁香　藿香叶　麝香研　零陵香叶　牙硝研，各十两　脑子研，三两　梅花脑研，二两

上除研药外，为细末，用蜜十两炼，同研药，常法烧。

衙香

甲香制法同前　沉香锉　笺香锉，各六两　脑子研　麝香研，各九两　牙硝研，十二两　檀香锉，十二斤，腊茶清炒　蜜比香称两加倍用，炼，和香

上为末，入研药，用蜜搜和令匀，如常法烧。

降真香

紫檀香锉，三十两，建茶末一两，汤调湿，拌匀，慢火炒，勿

焦，未气尽为度　白茅香细锉，三十两，青州枣二十个擘破，水二大升煮变色，炒色变，拣去枣及黑不用，十五两　紫润降真香锉，四十两　黄熟香锉，三十两　焰硝汤化，飞去滓，熬成霜，半斤　粉草锉，五两　瓶香二十两　麝香末十五两　甘松拣净　丁香皮　藿香各十两　龙脑二两　笺香锉，三十两

上为末，入研药，炼蜜搜和，如常法烧。

玄参[①]拣净，各五两　香白芷　藿香锉，各三两　香附子拣净　甘松拣净，各十两　麝香末半斤

清远香

降真香紫藤者　零陵香　茅香各六两　丁香皮[②]

上为末，炼蜜搜和，用如常法。

---

① 玄参以下至麝香末疑为另方，原本及各刊本均疑脱方名及制法。

② 丁香皮　原本及各刊本均脱剂量。

附

指南总论

宋·许洪编

目录

卷上

敕授太医助教前差充四
川总领所检察惠民局　许洪编

论处方法

夫处方疗疾，当先诊知病源，察其盈虚而行补泻。辨土地寒暑，观男女盛衰，深明草石甘辛细委，君臣、冷热，或正经自病，或外邪所伤，或在阴、在阳，或在表、在里。当须审其形候各异，虚实不同，寻彼邪由，知疾所起。表实则泻表，里实则泻里，在阳则治阳，在阴则治阴。以五脏所纳之药，于四时所用之宜，加减得中，利、汗无误，则病无不瘥矣。若不洞明损益，率自胸襟，畏忌不分，反恶同用，或病在表而却泻里，病在里而却宣表，在阴则泻阳，在阳则泻阴，不能晓了，自昧端由，病既不瘳，遂伤患者，深可戒也。故为医者，必须澄心用意，穷幽造微，审疾状之深浅，明药性之紧缓，制方有据，与病相扶，要妙之端，其在于此。

凡疗诸病，当先以汤荡除五脏六腑，开通诸脉，理顺阴阳，令中破邪，润泽枯朽，悦人皮肤，益人气力，水能净万物，故用汤也。若四肢病久，风冷发动，次当用散，散能逐邪，风气湿痹，表里移走，居无常处，散当平之。次当用圆，圆药者，能逐风冷，破积聚，消诸坚癥，进美饮食，调和荣卫。能参和而行之者，可谓上工。故曰：医者，意也。大抵养命之药则多君，养性之药则多臣，疗病之药则多使，审而用之，则百不失一矣。

夫疗寒以热药；疗热以寒药；饮食不消，以吐下药；鬼疰蛊毒，以蛊毒药；痈肿疮瘤，以疮瘤药；风湿，以风湿药，各随其宜。雷公云：药有三品，病有三阶。药有甘苦，轻重不同，病有新久，寒温亦异。夫重、热、腻、酸、咸药石并饮食等，于风病为治，余病非对。轻、冷、甘、苦、涩药草石、饮食等，于热病为治，余病非对。轻、热、辛、苦、淡药、饮食等，于冷病为治，余病非对。其大纲略显其源流，其余睹其病状可知，临事制宜，当识斯要矣。

论合和法

凡合和汤药，务在精专，甄别新陈，辨明州土，修制合度，分两无差，用得其宜，病无不愈。若真假非类，冷热相乖，草石昧其甘辛，炮炙失其体性，筛罗粗恶，分剂差殊，虽有疗病之名，永无必愈之效。是以医者必须殷勤注意，再四留心，不得委以他人，令其修合。非但多少不等，兼以失本方意，捣和之后，妍丑难明，众口尝之，众鼻嗅之，精气一切都尽，而将疗病，固难得效。此盖是合和之盈虚，不得咎医方之浅拙，宜加审察。又，古方药味，多以铢、两，及用水皆言升数，年代绵历浸远，传写转见乖讹，或分两少而水数多，或水数多而分两少，轻重不等，器量全殊，若不别其精粗，何以明其取舍？今则加减合度，分两得中，削旧方之参差，合今时之行用。其方中凡言分者，即二钱半为一分也。凡言两者，即四分为一两也。凡言斤者，即十六两为一斤也。凡言等分者，非分两之分，即诸药斤两多少皆同为等分也。凡煮汤，云用水大盏者，约一升也；一中盏者，约五合也；一小钟者，约三合也。务从简易，庶免参差，俾修合煎调，临病济急，不更冗繁，易为晓了也。凡草有根、茎、枝、叶、皮、骨、花、实，诸虫有毛、翅、皮、甲、头、足、尾、骨之属，有须烧、炮、炙，生熟有定，一如其法，顺方者福，逆方者殃。或须肉去皮，或须皮去肉，或须根、茎，或须花、实，依方拣炼，事褫理削，极令净洁，然后称定分两，勿得参差。药有相生相杀，气力有强有弱，君臣相使，若不广通诸经，则不知有好有恶。或医自以意加减，不依方分两，使诸药石强弱相欺，入人腹中不能治病，更相攻击，草石相反，使人迷乱，力甚刀剑。若调和得意，虽未能去病，犹得安和五脏，于病无所增剧也。

凡煮汤，当以井花水，极令净洁。其水数多少，不得参差。常令文火小沸，令药味出，煮之调和，必须用意。然则利汤欲生，少水而多取。补汤欲熟，多水而少取，用新布绞之。服汤宁小热，即易消下，若冷，即令人呕逆。云分再服、三服者，要令势力相及，并视人之强弱，病之轻重，为进退增减之，不必悉依方说也。

凡捣、罗圆药，用重密绢令细，于蜜中和则易熟。若罗草药为散，以轻细绢，于酒中调服则不泥。其石药，亦用细绢罗，然后研理数百过，视色理和同为佳也。

凡汤、酒中用诸石药，皆细捣，罗之如粟米，亦可以葛筛令调，并新绵裹，汤、酒中同煎。凡合圆、散药，先细切、曝燥乃捣之。有各捣者，有合捣者，并随方所言。其润泽药，如天门冬、干地黄之类，并细切、曝，独捣令遍碎，更出细擘曝干，若逢阴雨，亦可以微火烘之，既燥，小停，冷乃捣之。

凡湿药，燥皆大耗，当先增分两，须得屑乃称之为正，其汤、酒中不须如此也。

凡渍药酒，皆须细锉，用生绢盛之，乃入酒密封，随寒暑日数，视其浓烈，便可漉出，不必待服至酒尽也。滓可曝燥微捣，更渍饮之，亦可为散服。

凡合膏药，初以酒或醋渍令淹浃，不用多汁，密复勿泄，从今旦至明旦，亦有止一宿者，微火煎之，令三上三下，以泄其热势，令药味得出，上之使匝匝沸，乃下之，使沸静良久乃止，宁欲小小生。其中有薤白者，以两头微焦黄为度。有白芷、附子者，亦令小黄色也。猪肪，皆勿令经水，腊月者弥佳。绞膏，以新布绞之。若是可服之膏，膏渣亦可酒煮饮之。可摩之膏，膏渣则宜以敷病上，此盖欲兼尽其药力故也。膏中用雄黄、朱砂、麝香、乳香、铅丹之辈，皆别研如粉，候膏毕乃可投中，以物疾搅，至于凝强，勿使沉聚在下不调。有水银、胡粉者，于膏中研令极细。

凡修炼神仙延年圆、散，皆须先净其室，烧香扫洒，勿令浪语，当使童子捣之，务令细熟，杵数可至千万过，以多为佳。勿令妇女、小儿、丧孝、产妇及痼疾、六根不具之人及六畜见之，皆不效也。其逐急诸小汤药，则不在此例。

论服饵法

夫药有君臣佐使，人有强弱虚实，服饵之法，轻重不同，少长殊途，强羸各异，或宜补宜泻，或可汤可圆，加减不失其宜，药病相投必愈。若病在胸膈以上者，先食而后服药。病在心腹以下者，先服药而后食。病在四肢、血脉者，宜空腹而在旦。病在骨髓者，宜饱满而在夜。凡药势与食气不欲相逢，食气消即进药，药气散而进食。如此消息，即得五脏安和，非但药性之多方，其节适早晚，复须调理，今所云先食、后食，盖此义也。

凡服汤，欲得稍热服之，则易消下。若冷，则呕吐不下。若太热，则伤人咽喉，务在用意。汤必须澄清，若浊，则令人心闷不解。中间相去如步行十里久，即再服，若太促者，前汤未消，后汤来冲，必当吐逆。仍问病者腹中药消散否，乃更进服。

凡服圆药补者，皆如梧桐子大，以二十圆为始，从一服渐加至四十圆为限，过多亦损人。云一日再服者，欲得引日多时不缺，药力渐积，熏蒸五脏，弥久为佳，不须顿服为善，徒饵名药，获益甚少也。

凡服浸酒药，欲得使酒气相接，无得断绝，断绝则不得药力，多少皆随性饮之，以知为度。不可令大醉至吐，大损人也。

凡服毒药治病，先起如黍粟，病去而止，不去倍之，不去十之，取去为度。今药中单行一、两种有毒之药只如巴豆、甘遂之辈，不可令至尽剂尔。如经所说：一味一毒服一圆如细麻，二味一毒服二圆如大麻，三味一毒服三圆如胡豆，四味一毒服四圆如小豆，五味一毒服五圆如大豆，六味一毒服六圆如梧桐子。以数为圆，而毒中又有轻重，只如狼毒、钩吻，岂同附子、芫花之辈耶！凡此之类，皆须量用也。

凡饵汤药后，其粥食、肉菜皆须大熟，大熟则易消，与药相宜。若生，则难消，复损药力，仍须少食菜，于药为佳。亦少进盐、醋乃善。亦不得苦心用力，及于喜怒。是以疗病用药力为首，若在食治，将息得力，太半于药。所以病者务在将息，摄养之至，可以长生，岂止愈病而已哉。

论用药法

夫济时之道，莫大于医，去疾之功，无先于药。人居五行四气，病生暑湿风寒，药分三品七情，性有温平冷热，凡于行用，不得差殊，庶欲立方，便须凭据，疗之合理，病无不痊。若自昧新陈，莫分真伪，用之偏僻，使之稀疏，著以别名，求于奇异，未谙体性，妄说功能，率自胸襟，深为造次。是以'医不三世，不服其药'，斯言信有之矣，岂不深思者哉！又不得用土地所无，贵价难市，珠珍诸宝，希罕所闻，纵富贵而无处搜求，设贫下而寡财不及。或于远邦求药，或则确执古方，不能变通，稽于致辨，病既深矣，药何疗焉！由是医者必须舍短从长，去繁就简，卷舒自有，盈缩随机，斟酌其宜，增减允当，察病轻重，用药精微，则可谓上工矣。

凡药有君臣佐使，以相宜摄合和，宜用一君二臣三佐五使，又可一君三臣九佐、使也。又有阴阳配合，掌禹锡等按蜀本注云：凡天地万物皆有阴阳，大小各有色类，寻究其理，并有法象。故毛羽之类，皆生于阳而属于阴。鳞介之类，皆生于阴而属于阳。所以空青法木，故色青而主肝。丹砂法火，故色赤而主心。云母法金，故色白而主肺。雌黄法土，故色黄而主脾。磁石法水，故色黑而主肾。余皆以此推之，倒可知也。子母兄弟，掌禹锡等按蜀本注云：若榆皮为母，厚朴为子之类是也。根茎花实，草木骨肉。又有单行者，有相须者，有相使者，有相畏者，有相恶者，有相反者，有相杀者，凡此七情，合和之时留意视之。当用相须相使者良，勿用相恶相反者。若有毒者宜制，可用相畏、相杀者，不尔勿合用也。掌禹锡等谨按蜀本注云：凡三百六十五种，有单行者七十一种，相须者十二种，相使者九十种，相畏者七十八种，相恶者六十种，相反者十八种，相杀者三十六种。凡此七情，合和视之。又有酸、咸、甘、苦、辛五味，又有寒、热、温、凉四气，又有有毒无毒，阴干曝干，采造时月生熟，土地所出真伪新陈，并各有法也。

凡采药时月，皆是建寅岁首，则从汉太初后所记也。其根物多以二月、八月采者，谓春初津润始萌，未冲枝叶，势力淳浓故也；至秋，枝叶干枯，津润归流于下。今即事验之，春宁宜早，秋宁宜晚。华、实、茎、叶，乃各随其成熟尔。岁月亦有早晏，不必都依本文也。

凡《本草》说阴干者，谓就六甲阴中干之。又依遁甲法，甲子旬阴中在癸酉，以药著酉地也。实谓不必然，正是不露日暴，于阴影处干之尔，所以亦有云暴干故也。今按《本草》采药阴干者，皆多恶。至如鹿茸，经称阴干，皆悉烂令坏，今火干易得且良。草木根苗，阴之皆恶，九月以前采者，悉宜日干，十月以后采者，阴干乃好。若幸可而用，益当为善。

论三品药畏恶相反

寻万物之性，皆有离合。虎啸风生，龙吟云起，磁石引针，琥珀拾芥，漆得蟹而散，麻得漆而涌，桂得葱而软，树得桂而枯，戎盐累卵，獭胆分杯，其气爽有相关感，多如此类，其理不可得而思之。至于诸药，尤能递为利害，先圣既明有所说，何可不详而避之？时人为方，皆多漏略，若旧方已有，此病亦应改除，假如两种相当，就其轻重，择而除之。伤寒赤散，吾常不用藜芦，断下黄连圆，亦去其干姜，而施之无不效，何忽强以相憎苟令共事乎？相反为害，深于相恶。相恶者，谓彼虽恶我，我无忿心，犹如牛黄恶龙骨，而龙骨得牛黄更良，此有以制伏故也。相反者，则彼我交仇，必不宜合。今画家用雌黄，胡粉相近便自黯妒，粉得黄即黑，黄得粉亦变，此盖相反之证也。药理既昧，所以不效，人多轻之。今按方处治，必恐卒难寻究《本草》，更复抄出其事在此，览略看之，易可知验。而《本经》有直云茱萸、门冬者，无以辨山、吴，天、麦之异，咸宜各题其条。又有乱误处，譬如海蛤之与鮀甲，畏恶正同。又有诸芝使薯蓣，薯蓣复使紫芝，计无应如此，不知何者是非，亦且并记，当更广验正之。又《神农本经》相使正各一种，兼以药对参之，乃有两、三，于事亦无嫌。其有云相得共疗其病者，既非妨避之禁，不复疏出。

上药一百二十种为君，主养命以应天，无毒，多服、久服不伤人，欲轻身益气，不老延年者。其上品药性，亦皆能遣疾，但其势大和厚，不为仓卒之效，然而岁月常服，必获大益。病既愈矣，命亦兼申。天道仁育，故云应天。一百二十种者，当谓寅、卯、辰、巳之月，法万物生荣时也。

中药一百二十种为臣，主养性以应人，无毒有毒，斟酌其宜，欲遏病补虚羸者。其中品药性，疗病之辞渐深，轻身之说稍薄，于服之者，祛患当速，而延龄为缓。人怀性情，故云应人。一百二十种者，当谓午、未、申、酉之月，法万物成熟时也。

下药一百二十五种为佐、使，主治病以应地，多毒，不可久服，欲除寒热邪气，破积聚愈疾者。其下品药性，专主攻击，毒烈之气，倾损中和，不可常服，疾愈即止。地体收杀，故云应地。一百二十五种者，当谓戌、亥、子、丑之月，法万物枯壮时也，兼以闰之盈数加之。《神农本经》三品合三百六十五种，法三百六十五度，一度应一日，以成一岁也。今所举其纲目，以明药之品数。其《本草》中唐之所附，名医尝用加添之药，不在此例也。

论服药食忌

有术，勿食桃、李及雀肉、胡荽、大蒜、青鱼鲊等物。

有黎芦，勿食狸肉。

有巴豆，勿食芦笋羹及野猪肉。

有黄连、桔梗，勿食猪肉。

有半夏、菖蒲，勿食饴糖及羊肉。

有地黄，勿食芜荑。

有细辛，勿食生菜。

有天门冬，勿食鲤鱼。

有甘草，勿食菘菜及海藻。

有牡丹，勿食生胡荽。

有商陆，勿食犬肉。

有常山，勿食生葱、生菜。

有空青、朱砂，勿食生、血物。

有茯苓，勿食醋物。

有鳖甲，勿食苋菜。

服药，不可多食生胡荽及蒜杂生菜。又不可食诸滑物、果实等。又不可多食肥猪、犬肉、油腻肥羹、鱼脍腥臊物。

服药，通忌见死尸及产妇淹秽物。

论炮炙三品药石类例

玉石部

丹砂、雄黄、雌黄　凡使：先打碎，研细水飞过，灰碗内铺纸渗干，始入药用。如别有煅炼，各依本方。

石钟乳　凡使：先依法煮，候日数足，入水细研不渗，方可入药服食。

白矾　凡使：用光明者，先于铁铫子内或刀上，火中煅过，方研细入药用。如生用者，各依本方。

赤石脂、白石脂　凡使：须于炭火中煅通赤，取出放冷，研细水飞过，方入药用。如缓急，则研令极细，不飞亦得。

硫黄　凡使：先细研水飞过，方入药用。如别煅炼，各依本方。

阳起石　凡使：先以炭火烧通赤，好酒内淬七遍，如只以好酒煮半日亦得，并研细水飞过，方入药用。

磁石　凡使：先以炭火烧通赤，酽醋内淬九遍，捣碎，罗过，细研水飞，方入药用。如入汤剂，即杵，水淘去赤汁使。

黑铅　凡使：先以铁铫炭火镕开，取出泻于新瓦上，滤去渣脚，如此一两番，取净铅称用。如或结砂子，各依本方煅炼。

黄丹　凡使：先炒令色变，研令极细，再罗过，方入药用。

硝石　凡使：先研令极细，以瓷瓶子盛，于炭火中煅令通赤，方入药用。如缓急，只炒过，研细使亦得。

食盐　凡使：先须炒过，研细，方入药用。

石灰　凡使：须用风化为末者佳。先以醋浸一宿，漉出候干，用火煅令腥秽气尽，候冷，研细，方入药用。如别煅炼，各依本方。

伏龙肝　即灶中对釜月下土也。凡使：先火烧赤，研细水飞过，方入药用。如急用，只烧过，研使亦得。

百草霜　村庄者良。凡使：须研令极细，再罗过，方入药用。

滑石　凡使：先以刀刮下，以牡丹皮同煮一伏时，取出用东流水研飞过，日中晒干，方入药用。如急用，只研细亦得。

禹余粮、紫石英、石膏、寒水石、代赭、石燕等　凡使：并用火煅，醋淬七遍，捣研水飞令极细，方入药用。

太阴玄精石　凡使用：捣碎，细研水飞过，晒干，方入药用。

白垩　即白善土也。凡使：每修事一两，用盐一分，投于斗水中，用铜器中煮十余沸，然后用此沸了水飞过，方入药用，免结涩人肠也。

自然铜　凡使：用火烧令通赤，以醋淬九遍，细研，罗过用。

花蕊石　凡使：当以大火煅过，如缓急不煅亦得。

草部

菖蒲　用石上生，节密者佳。凡使：须锉碎，微炒用，或只焙干亦得。

菊花　凡使：须去枝、梗，焙干，方入药用。

人参　凡使：先去芦头，锉，焙干称，方入药用。不去芦令人吐，慎之。

天门冬、麦门冬　凡使：先以汤微润，抽去心，焙干称用。

甘草　用大者。凡使：先破开，火上微炙，黄赤色，方入药用。如梢，只爁炒亦得，或生用，亦依本方。

熟干地黄　凡使用：须净洗过，以酒浸一日夜，漉出，蒸三、两炊，焙干，方入药用。如急用，只以酒浸蒸过使，不蒸亦得，不若酒浸蒸过为佳。生干者只生用，不用酒浸。

苍术　凡使：先以米泔浸，春五、夏三、秋七、冬十，逐日换水，日足，刮去皮，焙干，方入药用。如缓急，不浸亦得，但稍燥尔。

菟丝子　凡使：先以水洗，澄汰去沙土了，却以好酒浸一昼夜，漉出，蒸过，乘热杵为粗末，焙干，然后入药同捣，捣之不尽者，更以渍，经三、五日乃出，更晒微干，捣之，须臾悉尽，热即易碎。

川牛膝　凡使：先洗去芦头，锉碎，以酒浸一日夜，焙干方用。如急切,用酒浸,蒸过使,不蒸亦得。

柴胡、前胡等　凡使:先去芦头,洗,锉,焙干,方入药用。

白术、独活、羌活等　凡使:须锉,焙干,方入药用。

车前子　凡使:须微炒燥,方入药用。如只焙干亦得。

木香　凡使:不见火,须细锉,日干用。如为细末,薄切,微火焙干使,亦不妨,然不若晒干之为妙也。

山药、川芎等　凡使:须锉碎,焙干用。

薏苡仁　凡使:须以糯米同炒干用。

远志　凡使:先须去心,焙干,方入药用。如不去心,令人烦闷,更能以甘草汤浸一宿,漉出,焙干用尤妙。

草龙胆　凡使:先去芦,锉碎,用甘草浸一宿,漉出,曝干用。如缓急,不浸亦得。

泽泻　凡使:用酒浸一宿,漉出,焙干用。不浸亦得,或有炮制,各依本方。

石斛　凡使:先洗去根土,用酒浸一宿,漉出,蒸过,曝干,方入药用。如急用,不蒸亦得。如别有炮制,各依本方。

巴戟天　凡使:先去心,以酒浸一昼夜,锉,焙干使。如急用,不浸亦得。

黄连　凡使:先净去须,锉碎,用蜜拌,慢火炒干,方入药用。

蒺藜子　凡使:须净拣择,蒸一伏时,晒干,于木臼中舂令刺尽,用酒拌,再蒸,取出曝干用。

黄芪　凡使:先须用擘开,涂蜜,炙微赤色,却薄切,焙干称，方入药用。

肉苁蓉　凡使：先须以温汤洗，刮去上粗鳞皮，切碎，以酒浸一日夜，漉出，焙干使。如缓急要用，即酒浸，煮过，研如膏，或焙干使亦得。

防风　凡使：先须去芦及叉头、叉尾者，洗，锉，焙干，方入药用。叉头者令人发狂，叉尾者令人发痼疾，切宜慎之。

蒲黄　即是蒲上黄花，须仔细认，勿误用松黄。凡使：须用隔三重纸焙令色黄，蒸半日，却焙令干用之妙。破血消肿即生使，补血止血即炒用之。

续断　凡使：先锉碎，用酒浸一伏时，漉出，焙干，方入药用。如急用，不浸亦得。

细辛　凡使：先去土并苗，焙干，方入药用。

五味子　凡使：先须净拣去枝、杖方用。如入汤剂用，捶碎使之。

蛇床子　凡使：先须慢火微炒过，方入药用。

山茵陈　凡使：先须去根土，细锉，焙干，方入药用，勿令犯火。

王不留行　凡使：须先浑蒸一伏时，却下浆水浸一宿，至明，漉出焙干，方入药用。

干姜　凡使：先须炮令裂，方可入药用。

苦参　凡使：不拘多少，先须用浓糯米泔浸一宿，漉出，蒸一伏时，却细切，焙干用之为妙。

当归　凡使：先须去尘并芦头尖硬处一分以来，用酒浸一宿，漉出，焙干方用，或微炒用，各依本方。若要补血，即使头一节。若要止痛破血，即用尾。若一时用，不如不使，服食无效也。

麻黄　凡使：先去根、节，寸锉令理通，别煮十数沸，掠去其沫，却取出碎锉过，焙干用。不尽去之，令人烦闷。如用急，只去根、节亦得。

木通　凡使：先须锉去节，方入药用。

芍药　凡使：须锉碎，焙干，方可入药用。

瞿麦　凡使：只用蕊壳，不用茎叶。若一时使，即令人气咽及小便不禁。

仙灵脾　凡使：用羊脂拌炒过，候羊脂尽为度。每修事一斤，用羊脂四两。

黄芩　凡使：先须锉碎，微炒过，方入药用。

狗脊　凡使：先以猛火燎去毛令净，以酒浸一宿，蒸过，焙干用。如缓急，不酒浸亦得。

紫菀　凡使：先须净洗去土，微炒过，方入药用。

石韦　凡使：先以粗布拭去黄毛，用羊脂炒干，方入药。如缓急，微炙过使亦得。

萆薢　凡使：先须净洗，以酒浸一日夜，焙干使为妙。如缓急，不在此限。

白薇　凡使：先去苗，用糯米泔浸一宿，漉出，蒸过用。

艾叶　凡使：先去枝、梗，杵成茸，以稀糯米粥拌匀，焙干用。或慢火炒使，恐难捣。

牛蒡子　凡使：要净拣，勿令有杂子，然后用酒拌，蒸一伏时，取出焙干，别捣如粉，方入药用。

天麻　凡使：先以纸包浸湿，于热灰中煨熟，取出以酒浸一宿，却焙干，入药用。

阿魏　凡使：先于净钵中研如粉了，却于热酒器上滚过，任入药用。

高良姜　凡使：先锉碎，以麻油少许拌匀，炒过用。

百部根　凡使：用竹刀劈开，去心，酒浸一宿，漉出，细锉，焙干用。

茴香　凡使：用舶上者，淘洗令净，却以酒浸一宿，漉出，曝干，炒过用。如缓急，只炒过用亦得。

牡丹皮　凡使：须净拣，酒拌，蒸，细锉，晒干，方入药用。

京三棱、蓬莪术　凡使：先以醋煮，锉碎，焙干用，或火煻灰中炮熟用亦得。

补骨脂　性本大燥毒热。凡使：用酒浸一宿，漉出，却用东流水浸三日夜，再蒸过，曝干，入药用。如缓急，只以盐同炒令香，去盐用亦得。

缩砂　凡使：先和皮慢火炒令热透，去皮，取仁入药用。

附子、天雄等　凡使：先炮裂令熟，去皮、脐，焙干，方入药。

乌头　凡使：先炮裂令熟，去皮、脐、尖，切片，焙干用亦得。

肉豆蔻　凡使：先以面裹，于煻灰中炮，以面熟为度，去面，锉，焙干用。

半夏　凡使：先以沸汤浸，候温，洗去滑，如此七遍方用。如入汤剂，切片完用。或尚戟人咽喉，可杵为末，以生姜等分捣，研和为剂，淹一宿，捏作饼子，焙干使。如更杵为末，再以姜和剂淹之，焙干尤佳，此用合汤妙。

大黄　凡使：或蒸过用，或煻灰中炮熟用，若取猛利，即生焙干用。

旋覆花　一名金沸草。凡使：须蒸过入药用。缓急不蒸亦得。

常山　凡使：锉碎，酒浸一昼夜，蒸过，方入药用。

天南星、白附子　凡使：于热灰中炮裂，方入药用。或别有制度，各依本方。

马兜铃　凡使：须微炙过，方入药用。

骨碎补　凡使：用刀刮去上黄皮、毛令尽，细锉，用酒拌，蒸一日，取出晒干用。缓急，只焙干，不蒸亦得。

胡芦巴　凡使：微炒过，入药用。

使君子　凡使：先于热灰中和皮炮，却去皮取仁，焙干入药用。

桔梗、大戟、延胡索、葶苈子、牵牛子等　凡使：并微炒过，方入药用。

川芎、白芷　凡使：并锉碎，焙干，方入药用。

木部

肉桂　凡使：不见火，先去粗皮，令见心中有味处，锉，方入药用。如妇人妊娠药中，仍微炒用为妙。

茯苓、猪苓　凡使：须先去黑皮，锉碎，焙干用。

茯神　凡使：先去粗皮，并中心所抱木，锉碎，焙干入药用。

酸枣仁　凡使：先以慢火炒令十分香熟，方研破用。

黄柏　凡使：先去粗皮，蜜涂炙，方入药用。

干漆　凡使：须捣碎，炒熟入药用。不尔，损人肠胃。

蔓荆实　凡使：用酒浸，蒸一伏时，取出焙干用。

杜仲　凡使：先去上粗皮令净，以生姜汁涂，炙令香熟，令无丝为度。或只锉碎，以姜汁拌炒，令丝绝亦得。

沉香、檀香　凡使：先别锉碎，捣，罗为细末，方入药用。

桑白皮　凡使：先锉碎，微炒过，方入药用。

吴茱萸　凡使：先以沸汤浸洗七次，焙干，微炒过，方入药用。若治外病，不入口者，不洗亦得。

槟榔　凡使：须取存坐端正坚实者，先以刀刮去底，细切，勿经火，恐无力效。若熟使，不如不用。

栀子　凡使：先去皮、须子，用甘草水浸一宿，滤出，焙干，入药用。

枳实、枳壳　凡使：要陈者，先以汤浸，磨去瓤，焙干，以麸炒焦，候香熟为度。

厚朴　凡使：先刮去粗皮，令见赤心，以生姜汁炙三次，取令香熟为度。或只锉碎使，姜汁炒亦得。

山茱萸　凡使：先须捣碎，焙干用，或只和核使亦得。

大腹皮　凡使：先须以酒洗，再以大豆汁洗过，锉碎，焙干，方可用。

巴豆　凡使：先去壳并心、膜，烂捣，以纸裹，压去油，取霜入药用。又一法：去壳、心、膜了，以水煮，五度换水，各煮一沸，研。不尔，令人闷。

蜀椒　凡使：先去枝、梗并目及闭口者，微炒过，隔纸铺在地上，以盏盖，令出汗，方入药用。

皂荚　凡使：要拣肥、长大、不蛀者，削去皮、弦并子，涂酥，炙令焦黄，方入药用。

诃黎勒　凡使：先于煻灰中炮，去核取肉，酒浸，蒸一伏时，取出焙干，方入药用。

楝实　凡使：先以酒浸润，俟上皮、核，剥去虚皮，焙干，以面炒，入木臼内杵为粗末，罗过，去核，方入药用。

芜荑　凡使：先须微炒过，方可用。

龙脑、麒麟竭、乳香、松脂等　凡使：并须别研，令极细，方可入药用。

兽部

龙骨　凡使：要黏舌者，先以酒浸一宿，焙干，细捣，罗，研如粉了，以水飞过三度，日中晒干用之。如缓急，只以酒煮，焙干用亦得。他有炮制，各依本方。

麝香、牛黄　凡使：先用别研令细，然后入药用之。

阿胶及诸胶　凡使：先捣碎，炒，候沸燥如珠子，方可入药用。

鹿茸　凡使：用茄茸连顶骨者，先燎去毛令净，约三寸以来截断，酒浸一日，慢火炙令脆方用。或用酥涂炙，各依本方炮制。

虎骨　凡使：先斫开，取出内中髓，却涂酒及酥等，反复炙，令黄赤色方用。

腽肭脐　凡使：先用酒浸，慢火反复炙令熟，方入药用。

禽鱼虫部

夜明砂　即伏翼屎也。凡使：须微炒过，方入药用。

白蜜　凡使：先以火煎，掠去沫，令色微黄，则经久不坏，掠之多少，随蜜精粗。

牡蛎　凡使：用火煅令通赤，候冷，细研如粉，方可用。

真珠　凡使：要取新净未曾伤破及钻透者，于臼中捣令细，绢罗重重筛过，却更研一、二万下了，任用之。

桑螵蛸　凡使：先用炙过，或蒸过亦得。

鳖甲、龟甲　凡使：先用醋浸三日，去裙，慢火中反复炙，令黄赤色为度。如急用，只蘸醋炙，候黄色便可用。

露蜂房　凡使：先炙过方可用，或炒亦得。

蝉蜕　凡使：先去嘴、足，汤浸润，洗去泥土，却曝干，微炒过，任用之。

白僵蚕　凡使：要白色条直者，先去丝、嘴，微炒过方用。或有只生用者，各依本方。

原蚕蛾　凡使：去翅、足，微炒过，方入药用。蚕砂亦用炒。

虾蟆　凡使：先以酥涂，或酒浸，慢火中反复炙，令焦黄为度，或烧灰存性用。他有炮制，各依本方。

蛇蜕　凡使：先须炙过方可用，或烧成灰，入药用。各依本方炮制。

乌蛇、白花蛇　凡使：先以酒浸三日夜，慢火上反复炙，令黄赤干燥，去皮、骨，取肉入药用。

地龙　凡使：先搓去土，微炒过方用。

蜈蚣　凡使：先要炙过，方可入药用。

斑蝥　凡使：先去足、翼，用糯米同炒熟，方可入药用，生即吐泻人。

天浆子　凡使：须微炒过用之。

蜣螂　凡使：先去头、翅、足，炙过用之。

五灵脂　凡使：先以酒研飞，炼，淘去沙石，晒干，方入药用。

果菜部

草豆蔻　凡使：须去皮，取仁，焙干用。或只和皮煻灰中炮熟，去皮用亦得。

陈皮、青皮　凡使：先以汤浸，磨去瓤，曝干，麸炒入药用。或急用，只焙干亦得。

乌梅　凡使：先洗，捶，去核，取肉，微炒过用之。

木瓜　凡使：先去瓤并硬子，锉碎，焙干，入药用。

杏仁、桃仁　凡使：先以汤浸，去皮、尖及双仁者，控干，用面炒，令黄赤色为度。

胡桃　凡使：去壳，以汤浸，去皮，却研，入药用之。

韭子　凡使：先须微炒过用之，亦有生用者。

胡麻　即黑油麻也。凡使：先炒过用，或九蒸、九曝用亦得。

黑豆、赤小豆、大豆黄卷、麦蘖、神曲、白扁豆、绿豆等　凡使：并用炒过，方入药用。

凡有修合，依法炮制，分两无亏，胜也。

卷中

论中风证候

中风总论 夫风为天地浩荡之气，正顺则能生长万物，偏邪则伤害品类。人或中邪，固鲜有不致毙者，故入脏则难愈。如其经络空虚而中伤者，为半身不遂，手脚瘫痪，涎潮昏塞，口眼㖞斜，肌肤不仁，痹痒挛僻。随其脏气，所为不同，或左或右，邪气反缓，正气反急，正气引邪，㖞僻不遂。盖风性紧暴，善行数变，其中人也卒，其眩人也晕，激人涎浮，昏人神乱，故推为百病长，圣人先此以示教，太医编集，所以首论中风也。

论诸风之由 夫中风者，皆因阴阳不调，脏腑气偏，荣卫失度，血气错乱，喜怒过伤，饮食无度，嗜欲恣情，致于经道或虚或塞，体虚而腠理不密。风邪之气中于人也，其状奄忽，不省人事，涎潮昏塞，舌强不能言者，可先与通关散搐鼻，次服至宝丹，此药性凉，稍壮人可与，气虚及年高人不可与服，只与后药。卒中风，筋急头眩者，可与七宝丹。中风半身不遂，口眼㖞斜，筋挛骨痛者，可与小续命汤、追风应痛圆。中风邪气入脏，狂言恍惚，与排风汤。

中风手足瘫痪，多与青州白圆子。中风项背拘强，牙关紧急者，可与三五七散。中风手足战掉，腰脚缓弱，可与活络丹、七宝丹。年高脚弱者，可与黄芪圆。

论诸风气中　此病多生于骄贵之人，因事激挫，忿怒而不得宣泄，逆气上行，忽然仆倒，昏迷不省人事，牙关紧急，手足拘挛。其状与中风无异，但口内无涎声，此证只是中气，不可妄投取涎、发汗等药，反生他病，但可与七气汤，分解其气，散其壅结，其气自止。七气汤连进效速，更可与苏合香圆。

论中风半身不遂　皆因风邪中于经络，气血行迟，机关纵缓，故手足不遂，口眼㖞斜，可与七宝丹。偏风语言謇涩，可与小续命汤。偏风走注疼痛，身体麻木，可与活络丹。偏风恍惚不定，可与排风汤。偏风痰涎盛者，可与青州白圆子。拘急脚弱口噤者，可与龙虎丹。瘫痪手足不遂，可与透冰丹。偏风筋脉挛急，可与驱风圆、乳香趁痛散、乳香圆、七宝丹。

论诸风骨节疼痛　皆因风气入于筋络及骨节疼痛，或攻注脚手痛，或拘挛伸屈不得者，可与乳香趁痛散，追风应痛圆、活络丹、乳香圆、没药圆、太岳活血丹皆可服。宜先与五香散淋渫，次用活血丹涂之。

论风湿证候　皆因腠理虚，风与寒湿气伤之。每遇夜间，或三、四更以来，腰背倦痛，转侧不得，或身体倦痛者，为有寒湿也，与小续命汤。大便秘，小便多，身疼痛者，可与术附汤。若骨节烦疼者，可与乳香趁痛散。或身体麻木，足胫弱者，可与追风应痛圆、黄芪圆。腰痛甚者，可与青娥圆。

论诸风大便不通　皆因风邪热滞，肠胃津液干燥秘涩，可与麻仁圆、三和散。不通，即与皂荚圆，如通即止之，不可久服。如气虚及老人，不可与皂荚圆，只与麻仁圆、三和散、四物汤加去白青皮等分同煎。秘甚者，可与神功圆，不可与虚、老人服。

论诸风小便不通　皆因小肠积热，膀胱壅滞不利，可与导赤散、鸡苏圆、三黄圆、三和散。秘甚者，与神功圆、五苓散。

论风湿脚气候　皆因风湿毒气入于脚膝之间，其状或赤肿，或冷痛，或麻木不仁，或脚软而缓，或憎寒壮热作渴，筋脉拘急，可与俞山人降气汤、排风汤、小续命汤、小降气汤。痛者，与石楠圆、追风应痛圆、乳香趁痛散。脚软不能行者，与黄芪圆、木瓜圆。小便秘涩，与导赤圆、五淋散、三和散。大便秘者，与麻仁圆。秘甚者，与神功圆。冲心闷者，与三和散。抢腰痛者，可与大乌沉汤。不以轻重，皆用五香散淋渫。若脚肿生疮者，透冰丹。

论诸风头目昏眩　皆因痰壅上盛，可与青州白圆子。头目昏眩多痰者，可与辰砂化痰圆。痰盛昏眩，可与半夏圆、天南星圆。心肺有热，与龙脑芎犀圆。痰盛项强，急与金沸草散。痰多膈热者，可与川芎圆。心胸不利，口苦舌干，可与透冰丹、羌活圆、防风圆。痰甚心忡浮者，可与牛黄清心圆。痰盛渴呕者，可与天南星圆。

论诸风瘙痒瘾疹　皆因血气不顺，面如虫行瞤动。血气凝滞者，可与排风汤、胡麻散、消风散、四生圆。甚者，多服皂荚煎圆、何首乌圆。

论诸风头痛目晕　皆因风虚气上攻头目，可与太阳丹、白龙圆、茶调散、川芎圆。太阳穴痛，与急风散涂痛处。眼昏头痛者，可与消风散、追风散。痰热头痛者，可与防风圆。年高虚弱人风寒入脑，头痛发眩者，与术附汤、羌活圆、三五七散。偏正头风两太阳穴及眉棱骨痛，牵引两眼昏暗者，可与遇仙散。

论诸风热上攻面生热疮者 可与驱风圆、龙虎丹、排风汤、胡麻散、何首乌散、羌活圆、川芎圆、白龙圆、芎犀圆。或如虫行，可与追风散。

论诸风恍惚惊悸 皆因体虚受风邪，心气不足，入于心经者，与定志圆、降心丹、平补镇心丹、辰砂妙香散。热者，牛黄清心圆。

论诸风挫枕转筋 皆因气虚，项筋转侧不得，筋络不顺疼痛，与通关散、消风散、大三五七散或追风散。痰涎盛，与白圆子。

论诸风痰逆呕吐 诸风初发时，痰逆呕吐者，可与温中化痰圆、橘皮半夏汤、藿香汤、半夏散。呕吐者立止，可常服。

论诸风脚膝缓弱 皆因夙虚，气血衰弱，行止无力，可与黄芪圆、木瓜圆、俞山人降气汤。不赤不肿而痛者，可与洗风汤淋沃洗之。

论破伤风证 皆因打扑伤破，风入发肿者，可与上员散，生姜自然汁调药贴患处。内损者，与太岳活血丹。血不止者，与花蕊石散。

论缠喉风证 皆因积热痰涎上攻咽喉，口开不得，水浆不下，与碧雪，竹管子吹入喉中。甚者，与雄黄解毒圆、玉屑无忧散。

论伤寒证候

伤寒总论 《活人书》云，伤寒正名有一十六条：伤寒、伤风、伤寒见风、伤风见寒、风湿、中湿、风温、湿温、温毒、中暍、热病、温病、痓病、温疟、晚发、疫疠，外证一十六条。外有六证相似：中暑、伤痰、食积、虚劳、瘴疟、脚气，与伤寒相似，而实非伤寒，此证人不晓，皆言即伤寒也。若不仔细分辨证候虚实用药，则误人性命在反掌之间，不可不知也。

论伤寒得病之由 凡伤寒初得病，便不进饮食，发热一向不止，头痛或浑身痛，或自汗恶风，憎寒壮热者，乃是伤风伤寒证也。便须问病得几日，有汗无汗，恶风不恶风，或渴或不渴，或呕逆或不呕逆，小便通或不通，得几日，须用仔细审问，方可用药。伤寒证与杂病不同，若不对证，妄投药饵，罪犯非轻，误人多矣。

论伤寒伤风证候 凡伤风者，皆因脱衣感冒，被风吹霎着，则洒然骨寒毛起，恶风自汗者，乃是伤风证也。凡风吹则体自寒，恶风无汗者，是伤寒证也。

论伤寒表证 伤寒初得病一、二日，头痛身体痛，恶寒或微喘者，体虚及老人，可与五积散、圣散子。此二药病多日及不恶风者不可服，并夏、秋之间亦不可轻服。缘中暑似伤寒，若中暑人误服此二药，如抱薪救火，其害非轻，切宜审实仔细用药。少壮者，夏、秋宜用金沸草散，来苏散、人参轻骨散、葱白散、和解散、神术散之类可服也。初得病一、二日，头痛发热，身体痛，恶寒无汗者，可与葱白散、八解散、金沸草散、人参轻骨散。初得病一二日或三日，自汗头痛，恶风或呕者，可与升麻葛根汤，败毒散、香苏散、葱白散、人参轻骨散、和解散、神术散之类皆可用。若发汗后热已退了，可与和气药嘉禾散、正气散。

论伤寒重证 病人四、五日至六、七日，不恶风寒，及发热烦渴呕逆，手掌中及腋下微有汗出，大便不通，小便赤，得三、四日，腹中满，微喘，狂言谵语者，切不可妄投热药，只可与小柴胡汤一贴，先进一服。如人行十余里未通，候半日久，可又进一服，以大便通出燥粪则愈，此里证也。烦渴者，与五苓散。或手足冷，吐泻，不可与小柴胡汤，只服参苓白术散、四君子汤之属。如调理通后，恐虚、老人须用平补药，可与嘉禾散、四君子汤、参苓白术散。

论和解证候 伤寒伤风，往来寒热，胸胁间痛，干呕及大便秘者，可用小柴胡汤一贴，病重者再服半贴方效。或言渴者，或小便涩，兼服五苓散。伤风四、五日，身发热，恶寒项强，而手足温，及大便不通者，多用小柴胡汤、败毒散、秦艽鳖甲散之类。妇人伤寒三、五日至七、八日，月经当行，或经水才去，作寒热，忽然谵语，如见鬼神状，日可夜甚，此乃热入血室也，用四物汤等分，加柴胡煎服。如不退，用小柴胡汤，兼入生地黄捶碎煎。伤寒阳证呕逆发热，兼参苓白术散、和解散辈，乃和解证也。

论伤寒阳证 伤寒阳证，面赤作热发渴，至五、六日不止，或服热药过多，热甚发狂烦躁，或泻赤汁脓血者，可服三黄圆、四顺饮、洗心散。或大便秘结，与小柴胡汤之类。

论伤寒阴证 伤寒三、二日，五、七日，身体疼痛不可转侧，自汗四肢厥冷，泻而不渴，或吐逆泄泻，脐腹痛，或有咽喉痛者，可与理中圆、理中汤。四肢冷甚，腹痛气急者，与姜附汤，多加甘草煎，及附子理中圆并服。更重者，用法炼黑锡丹、金液丹、二气丹之类，随轻重而用之。泻止四肢暖，有寒热，却用五积散、圣散子、十华散之类，微汗则解，不然则毒气再复，便难治也。

论伤寒阴阳二证 有阴厥，有阳厥，最宜仔细审问。伤寒阳证，热气深则反厥，若只认四肢厥冷，便投热药，此害人性命在顷刻间。发药者极用仔细审问，如是自疑，宁不发药，教他更请医者看视，不可乱发药也。

论伤寒阴厥证 若初得病，四肢厥冷，身上起粟，大便不调，或泻或呕，此寒厥也，可与理中圆、理中汤之类。

论伤寒阳厥证 若初得病，身便热，头痛，大便不通。至六、七日，渴甚狂言，揭衣被，不定迭，脚手厥冷，此乃热极而发厥冷，必竟少时又却温热，切不可便投热药，且与小柴胡汤之类。昔有国医孙用和一法探之，须仔细察审外证，方可用药。凡伤寒四肢厥冷，当察问病之因，若证不明，未辨阴阳者，且与四味理中圆加甘草再和匀，作四顺理中圆服，探之。若是阴厥，则服药了，形静不热，定迭，当渐加前件理中汤等。若是服四顺理中圆了，如烦躁，不定迭，烦渴狂言，自揭衣被者，此是阳厥，不可投热药，当用前件小柴胡汤之类。

论伤寒潮热 伤寒五、七日至十日以上，早晨稍惺惺，至申、酉前后发热不恶寒，微有汗，大便不通三、二日，或谵语而渴者，与小柴胡汤三、五服，重者五、七服，以大便微利，热须退。有渴者，可与五苓散。犹有烦躁及热未退者，宜加七宝洗心散，或与秦艽鳖甲散调理也。

论伤寒头痛 伤寒虽退，而头痛不止者，诸阳所聚，热毒气上攻。头痛不止者，可与龙脑芎犀圆、太阳丹、白龙圆、川芎圆之类。

论伤寒发渴 伤寒至五、七日，渴甚，或发热不恶寒，大便如常，小便赤，是胃中虚躁，可与五苓散，甚者与竹叶汤。发热渴者，与柴胡汤，仍加瓜蒌煎。

论伤寒呕逆 伤寒呕逆有三证：胃中有寒而呕逆者，可与参苓白术散、五苓散、四君子汤。胃中亦有热，或发渴口干，或小便赤涩，与小柴胡汤或五苓散，其小柴胡汤极止热呕，或少气吐逆者，用竹叶汤立效。

论伤寒吐逆 伤寒吐逆者，胃寒。吐而身冷，或服冷药太多而不渴，大便如常，或自利，或吐蛔虫者，此胃中寒也，可与人参丁香散、参苓白术散、四君子汤、理中圆、人参圆、嘉禾散。

论伤寒发喘 伤寒喘急者，皆因风寒邪乘于肺，经气上盛发喘，可与麻黄汤、华盖散，款冬花散、人参润肺圆、养肺圆或润金散、款肺散皆可服也。

论伤寒咳嗽 伤寒咳嗽者，由寒邪乘虚入于肺经，或饮水过多，停饮咳嗽微喘，发热而渴，或不渴，或寒热，胁下痛者，可与小青龙汤三、二服。如胁下痛甚者，必有停饮，于小青龙汤内加入醋炒芫花少许同煎，不可多用，多则泻人。如发寒热，咳嗽未尽，更进小柴胡汤，每服加五味子二十粒同煎，或与秦艽鳖甲散。

论伤寒吐血发衄 伤寒五、七日，发鼻衄或吐血者，热盛气壅则衄血或吐血，切不可妄投热药，可与鸡苏圆、薄荷煎，煎茅根汤或茅花汁冷送下，甚者可与三黄圆。如渴,兼服五苓散、清心散加真蒲黄煎服。

论伤寒咽喉疼痛 伤寒咽喉痛,皆因内热气秘,阳毒上熏,则咽喉痛。痰盛者,可与如圣汤。甚者,可与四顺饮,犀角饮、洗心散皆可服之。

论伤寒腹痛 伤寒有热腹痛者,三、四日大便不通,绕脐腹痛,或发热不恶寒,或渴者,此乃胃中有燥粪,故发痛也。切不可用热药,且如正气散、理中汤及诸推积性热药,皆不可用,误人性命。只可与小柴胡汤加芍药少许同煎,一二服如未效,可至三四服,取大便通为度。伤寒腹痛有寒证,因服冷药过多,大便自利,腹中痛,手足冷者,可与理中圆,甚者与附子理中圆、理中汤。未效,用姜附汤多加甘草煎,用诸热药即止。气虚及老人伤寒后腹痛,大便如常,无热,只是腹痛者,与黄芪建中汤,多服取效。

论伤寒大小便秘 伤寒大便秘者,可与麻仁圆。未通者,与神功圆、三黄圆。有热者,与四顺清凉饮。后以参苓白术散、嘉禾散补之。小便秘结者,与五苓散,导赤散、五淋散皆可与之。

论伤寒后自汗 伤寒后自汗者,可服牡蛎散、止汗散,兼嘉禾散、黄芪建中汤加人参煎服,又人参当归散加小麦同煎。

论伤寒后自利 伤寒后腹痛,大便自利,手足冷者,可服理中圆之类,见腹痛条内。

论伤寒后黄疸 伤寒眼睛及遍身发黄疸,小便不利,或头上汗出者,可与五苓散,以山茵陈、山栀子各少许,锉碎,二钱,煎汤调,多服效。

论伤寒后腹满 伤寒后腹满者，不思饮食，或食后不消化，腹胁胀满者，可与匀气散、沉香降气汤、蓬煎圆、思食圆、参苓白术散。甚者，与青木香圆，兼嘉禾散、四君子汤、木香分气圆、木香散、木香流气饮，看虚实用之。

论伤寒后患痢 伤寒后患痢，多是热证，或下纯脓，或下纯血，可与黄连阿胶圆、驻车圆。血多者，与地榆散、胃风汤兼服。

论伤寒中湿证 伤寒一身尽痛，转侧不得，骨节烦疼，小便不利，大便反快，额上汗出，此中湿气也，可多服五苓散利小便，次用术附汤兼服之。

论伤寒后调理 伤寒本无补法，不可用太温药补之。若补甚，则再发热。但可用微温药调理，只可与参苓白术散。虚弱、老人，用嘉禾散之类调理。

论伤暑证候 夏月伤暑，亦云伏暑，谓其人从热中来，便从凉处坐卧，不知被外凉冷之气闭，暑热气伏在腠理中，不能发泄，故曰伏暑。其证自汗恶寒，或背恶寒而渴，或面垢如未洗面人，或板齿燥，当门二齿干，是伏暑也。呕逆而渴者，及卧不及席，也是伤暑也，可与五苓散、桂花圆、大顺散、香薷散。发热甚者，可与香薷散、竹叶汤、枇杷叶散、小柴胡汤冷服，立效。

论伤暑吐泻 中暑呕吐，发热闷乱，或霍乱吐泻，可与消暑圆、五苓散、桂苓圆、香薷散之类。

论停痰证候 有痰在胸膈之间，亦能憎寒壮热，恶风自汗，咽喉不利，只是头不痛，身体不疼者，可与金沸草散，消饮圆、辰砂化痰圆、倍术圆之类皆可与。

论伤食证候 病有头痛发热恶寒，或腹满吐逆，身体不痛，只是四肢倦怠，其证非伤寒也，此是伤食在肠胃之间，可与感应圆、独圣圆、蓬煎圆、嘉禾散、思食圆，诸伤食药皆可服。气虚、老人可服五积散，吞下青木香圆、顺气散之类。

论瘴疟证候

论寒热瘴疟证 凡瘴疟病，虽是时行之疾，然老少虚实，受病有浅深，大率不同。有发热不寒，浑身似火，头痛烦渴谵语者；有发寒不热，默默昏倦，四肢厥冷，脐腹疼痛；有外寒内热；有外热内寒；有寒热相半；有哑不能言者；有吐、有泻、有吐泻俱作，当随证用药。若只言瘴病，一概治之，万一不能取效也。若发时热多寒少，或内热外寒，但热不寒，浑身如火，头痛烦渴，心胸躁闷，谵语乱言，大小便秘涩，发作无时者，可与小柴胡汤、败毒散、升麻葛根汤、来苏散、葱白散、神术散。烦渴者，与五苓散、竹叶汤。谵语心闷者，与五苓散，入辰砂细研和匀，冷热水调服，兼与大至宝丹，及小儿金箔圆两、三圆作一服。头痛者，与太阳丹、白龙圆、茶调散之类。或热少寒多，或内寒外热，或寒热相半，或骨节疼痛，脐腹作痛者，可与不换金正气散、人参轻骨散、正气散、圣散子、五积散、香苏散、建中散、草果饮、嘉禾散或来苏散之类。或不热，只是寒，或吐、或泻、或吐泻俱作，四肢厥冷，汗出如雨，默默昏倦者，可与术附汤、四柱散、嘉禾散或鹿茸圆、二姜圆、十华散。若服前药吐泻不止，四肢厥冷，自汗如雨，小便频数者，与参苓白术散吞来复丹三十圆至五十圆，甚者姜附汤合和五苓散同煎服。渴者，与参苓白术散。此一证，二广及漳州界上多有之，余处无。此证发药，须用仔细询问的实，不可轻用，误人性命，切记不可轻发热药。若发作有时，或连日，或隔日，或三五日一发，发则热多寒少，或但热不寒者，于未发前先与小柴胡汤、败毒散之类。至发日，却服露天饮或圣饮子、胜金圆。呕逆有痰涎者，常山饮、消暑圆之类，有效如神。若热少寒多，或只寒不热，或寒热相半者，于未发前可多与不换金正气散、建中汤、正气散、平胃散、和脾散、嘉禾散之类。至发日五更初，却服常山饮、草果饮。发久者，克效饼、灵疟丹。老者及怯弱者不可服，自宜斟酌。孕妇患疟疾，难为用药，但只可与草果饮，兼用平胃散，入盐少许，用温酒调服。瘴疟瘥后，吃粥或烂饮。更常调和脾胃，可与黄芪建中汤，四君子汤，嘉禾散，参苓白术散，曹脾散，挝脾散，健脾汤，平胃散，和气散，思食圆，大、小养脾圆。切忌生冷、酒、果、房色、洗浴半月。

伤寒十劝

一　伤寒头疼又身热，便是阳证，不可服热药。

伤寒传三阴、三阳共六经。内太阴病头不疼身不热，少阴病有反发热而无头疼，厥阴病有头疼而无发热，即是阳证，若医者妄投热药，决致死亡。

一　伤寒当直攻毒气，不可补益。

邪气在经络中，若随证攻之，三、四日痊安。医者必谓生须正气，却行补益，使毒气流炽，必多致杀人。

一　伤寒不思饮食，不可服温脾胃药。

伤寒不思饮食，自是常事，终无饿死之理。如理中圆之类，不可轻服。若阳病服之，致热气增重，或至不救。

一　伤寒腹痛亦有热证，不可轻服温暖药。

《难经》云：痛为实。故仲景论腹满时痛之证，有曰痛甚者加大黄。夫痛甚而反加大黄，意可见也。唯身冷厥逆而腹痛者，是阴证，须消息。每见医者多缘腹痛便投热药而杀人。

一　伤寒自利，当看阴、阳证，不可例服补药及止泻药。

自利，惟身不热手足温者属太阴，身冷四逆者属少阴、厥阴外，其余身热下利，皆是阳证，当随证依仲景法治之。每见医者多缘下利便投暖药及止泻药而杀人。

一　伤寒胸胁痛及腹痛，不可妄用艾灸。

常见村落间有此证，无药便用艾灸，多致毒气随火而盛，膨胀发喘而死。不知胸胁痛自属少阳，腹胀满自属太阴，此外惟阴证可灸。

一　伤寒手足厥冷，当看阴阳，不可一例作阴证。

治有阳厥，有阴厥，医者少能分辨。阳厥而投热药，杀人速于用刃。盖阳病不至于极热不能发厥，仲景所谓："热深则厥深"是也。热深而更与热药，宁有复活之理？但看初得病而身热，至三、四日后，热气已深，大便秘，小便赤，或谵语昏愦，及别有热证，而反发厥者，必是阳厥也，宜急用承气汤下之。若初得病，身不热，大便不秘，自引衣盖身，或下利，或小便数，不见热证而厥逆者，即是阴厥也，方可用四逆汤之类。二厥所以使人疑者，缘其脉皆沉，然阳厥脉沉而弱，又阳厥脉时复，指爪却温，阴厥常冷，此为可别。

一　伤寒病已在里，即不可用药发汗。

伤寒病须看表里，如发热恶寒，则是在表，正宜发汗。如不恶寒反恶热，即是里证，若医者一例发汗，则所出之汗，不是邪气，皆是真气。邪气未除而真气先涸，死者多矣。又有半在表、半在里之证，及无表里之证，不惟皆不可下，仍不可汗，当随证治而消息之。

一　伤寒饮水为欲愈，不可令病人恣饮过度。

病人大渴，当为之水，以消热气，故仲景以饮水为欲愈。人见如此说，遂令病者纵饮，因而为呕、为喘、为咳逆、为下利、为肿、为悸、为水结、为小便不利者多矣。且如病人欲饮一碗，只可与半碗饮之，常令不足为喜矣。

一　伤寒病初瘥，不可过饱及劳动，或食羊肉、行房事与食诸骨汁及饮酒。

病方愈，脾胃尚弱，食而过饱，不能消化，病即再来，谓之食复。病方愈，血气尚虚，劳动太早，病即再来，谓之劳复。又，伤寒食羊肉、行房事者，并死。食诸骨汁、饮酒者，再病。

卷下

论诸气证候

附脾胃积聚

论一切气证 皆由忧戚中或盛怒中动伤真气，致阴阳不和，结气于胸膈之间，壅滞不快，饮食不下，遂成膈噎之疾，可与匀气散、五膈宽中散、膈气散、沉香降气汤、分气紫苏饮、七气汤、嘉禾散、丁香煮散、分心气饮、小降气汤之类。

论气虚肿满 气虚肿满者，因脾气停滞，脾经受湿，气不流行，致头面虚浮，四肢肿满，腹肚膨胀如鼓。上喘气急者，可与茯苓散、五苓散、三和散、分气紫苏饮、木香分气圆、俞山人降气汤、小降气汤、苏子降气汤、曹脾散、嘉禾散。喘甚者，可与润金散、款肺散。大便秘者，与三和散。小便不通，五苓散。

论干湿脚气 脚气有数种：痛不可忍者谓之寒，烦闷发渴者谓之热，肿而重者谓之湿。用随证治之，不可一概论也。湿肿者，可与黄芪建中汤、小续命汤。风湿者，可与术附汤。热而发渴者，可与紫雪。冲心闷者，可与三和散、麻仁圆、降气汤。抢腰痛者，可与大乌沉汤。

论小肠气疾 小肠气、膀胱奔豚、疝气等疾，皆因肾气虚弱，膀胱久冷，风湿乘之，伤于肾经，气滞不散，小腹刺痛，肾经偏吊，未可骤服补药，先用疏导发散，可与苏子降气汤、五苓散、蟠葱散、盐煎散、川楝散、大沉香圆、茴香圆，仍炒茴香烧盐细嚼，热酒送下，或五香散、正元散、荜澄茄散之类。小便不通者，与鸡舌香散或五苓散。如痛稍退，只用平胃散送下茴香圆调理。

论癥积气块 癥积气块，皆因气虚及寒气、热气、怒气、恚气、喜气、忧气、愁气内结积聚，坚牢如杯，心腹绞痛，不能饮食，用药渐渐消磨，不能宣利，可与七气汤、丁香圆、青木香圆、木香推气圆、挨积圆、蓬煎圆。积气不散，腹胁膨胀，可与积气圆、三棱煎圆。心下坚硬，结块冲心，可与温白圆。胀满不思食者，与养脾圆、消食圆、嘉禾散、四君子汤。

论脾胃诸疾 久病脾泄，肠滑不禁，日久无度，虚羸者，可与平胃散空心送下茴香汤，兼服诃黎勒圆、丁香豆蔻散。服诸药不效者，可多与人参豆蔻散，有验。更有一种大便如故，只是每日早晨水泻一、二行，日间都无事，可服金锁正元丹，泻止即住服。

论心脾疼证 妇人心脾疼，及血气刺痛者，可与蓬煎圆、拈痛圆。其拈痛圆性热，不可轻用，如得见沉寒痼冷端的，方可用之，蟠葱散、鸡舌香散、盐煎散、如意圆皆可选用。若痛连腰背，或小肠气刺痛，及虚弱老人，宜大沉香圆，两圆作一服立效，丈夫热酒下，妇人醋汤下，如不吃酒，姜汤下。更可与和气散，调和脾胃。

论脾痛呕逆 脾胃痛甚，呕逆不纳食者，或加喘急者,可与七气汤。加吐者,与人参藿香汤。泻者,与大沉香圆、人参豆蔻散、建中汤。忽暴心痛者,与苏合香圆、撞气沉香圆。

论心脾腹痛 心脾腹痛多有积。或有寒积者,可与温白圆或保安圆。虚、老人不可多服此二药,只与木香推气圆或感应圆、小独圣圆、理痛圆,洗消去积,次与正气散、嘉禾散、曹脾散、人参煮散、荜澄茄散、蟠葱散、盐煎散、鸡舌香散、挝脾散、建中散。有寒者,与大沉香圆,两圆作一服,次与蓬煎圆、温中良姜圆、丁香煮散、四柱散。

论胸膈不快 胸膈不快,气滞者,可与沉香降气汤、乌沉汤、青木香圆、七气汤、和气散,或人参圆、红圆子、小理中圆、撞气沉香圆、丁沉圆、顺气圆、三棱散、如意圆、蓬煎圆。若烦闷甚,大便秘者,与青木香圆。脾痛者,可与蓬煎圆之类。

论脾虚翻胃 脾虚翻胃,不纳食及汤药不下者,可与膈气散、人参木香散、参苓白术散、五膈宽中散。噫气吞酸,脾痛者,可与如意圆、思食圆之类。

论宿患心腹痛 有积块、气块、癥癖日久,发歇不常者,不可取转,宜渐次消磨,可与感应圆、温白圆、挨积圆、蓬煎圆、小理中圆少吃数圆,常服渐渐消磨,更与和脾散、嘉禾散、参苓白术散、四君子汤、思食圆、健脾汤、建中散、平胃散之类助其脾胃,久而能去其根。若痛有休止,或往来上下,胸中懵闷,时吐冷沫,中脘不快,呕逆恶心者,恐是虫痛,可与集效圆或九痛圆。其九痛圆有利性,不可多服。若卒然心腹暴痛,膨急不得息,往来攻冲,闷绝恶心者,恐是疰忤鬼气,可与苏合香圆。若虚弱脏寒人,可将苏合香圆捏作饼子，用火熨斗盖之，将药饼安熨斗上煿，令药极热，以去其脑子性，依法服之。若痛而不休，胸膈塞闷，呕吐不定，粥药不下者，可与顺气散送下青木香圆，如无顺气散，五积散送下亦得，及九痛圆、三棱散、大沉香圆。

论腹胀心膨　腹胀者，若因伤寒，或寒热瘴疟，或泻痢大病之后，只是吃食后便腹胀心膨，不美饮食，噫醋吞酸，纵食些小，亦觉膨胀者，切不可用消食克化之药，若用药动下，转加困重，去生便远也。但可与正气散、嘉禾散、参苓白术散、四君子汤、曹脾散、人参煮散，大、小养脾圆、荜澄茄散、思食圆、蓬煎圆、如意圆。泻者，与人参豆蔻散、丁香散。但得气壮，自能饮食加倍，膨胀自愈。

论痰饮咳嗽

论痰饮证候　诸痰饮不化，留滞胸脘，令头目昏眩，呕恶不快，腹中漉漉有声，可与消饮圆、倍术圆、五苓散。有寒者，与理中圆、青州白圆子、俞山人降气汤。中酒渴及停饮呕逆恶心者，及头痛或饮酒过多，背痛连腰痛，不思饮食，与新法半夏汤、消饮圆、倍术圆、辰砂化痰圆、生气汤、快气汤、半夏圆、天南星圆、大养气圆、橘皮半夏汤、小降气汤。

论咳嗽喘急　大抵咳嗽皆从肺出，医家细论发药，大略有三：有因寒者，有风者，有热者。风、寒则从外至，热则从内起。风、寒则诸经自受其邪，热则诸经腑脏或熏乘而为病。风则散之，寒则温之，热则调之。泻，是泻肺经，非泻腑脏也，当用葶苈、桑白皮之类是也。因风者，遇风则嗽甚；因寒者，值寒则嗽剧；因热者，过热则嗽即发。更有一验甚的，但问遇夜饮酒时夜间如何？若吃酒后嗽甚，则有热也；吃酒了嗽减，则有寒也。涎青白者有寒，稠黄者有热，随证发药。

凡感风寒暴嗽，咳唾稠黏，胸膈不利，可与金沸草散、半夏圆、款花膏、华盖散、五嗽圆、润肺圆、款肺散、青金圆、小儿润肺散、款冬花散。论寒嗽，反复冷嗽，或吐青痰，遇夜嗽甚者，可与细辛五味子汤、养中汤、五嗽圆、俞山人降气汤、人参藿香汤、胡椒理中圆、温肺细辛汤、钟乳补肺汤、消饮圆、倍术圆、丁香半夏圆、分心气饮、参苓白术散。恶风有寒者，与小青龙圆，兼服款肺散、人参款花膏。论热嗽，胸膈不快，气壅上盛，脸赤口舌干者，可与金沸草散、大阿胶圆、人参养肺圆、清心饮子、人参款花膏、半夏圆、华盖散、人参润肺圆。风痰上膈壅热，咽干及吐血者，可与辰砂化痰圆、大阿胶圆、蜡煎圆、人参养肺圆、金沸草散、青州白圆子、川芎圆、鸡苏圆。久病嗽及虚、老人，宜与温肺圆、人参补肺汤、丁香半夏圆、人参藿香汤、化痰圆。寒热相交，秋、冬之间多有此证，可与款冬花散、半夏圆、华盖散、人参款花膏、人参润肺圆、小儿润肺圆、青金圆、润金散，一贴作二服，老人尤宜服。喘急气促，睡卧不得者，与定喘汤、瑞应圆、蜡煎散、降气汤、款花散、润金散、人参养肺圆、华盖散之类。唾脓血者，与款冬花散、九仙散。

论诸虚证候

附痼冷

论诸虚不足　皆因肾气虚惫，下元积冷，腰背疼痛，肢体倦怠，面色无光，精神不爽，唇口干燥，眼暗耳鸣，小便滑数，夜多异梦，盗汗失精，不思饮食，日渐羸瘦，可与菟丝子圆、安肾圆、八味圆、无比山药圆、黄芪建中汤、茴香圆。脾胃虚弱者，兼服壮胃药。虚损甚者，可与麝香鹿茸圆、沉香鹿茸圆、法炼黑锡丹、金锁正元圆、张走马玉霜圆、正元散、沉香鳖甲散、椒附圆、四柱散。下虚洞泄者，四柱散、正元散、丁香豆蔻散。治心气不足，神思恍惚，言语错谬，惊悸不定，夜多异梦，可与定志圆、降气丹、镇心圆、人参黄芪散、妙香散、乌沉汤、参苓白术散。治小便白浊，梦泄遗精，可与平补镇心丹、降心丹、威喜圆、定志圆。冷惫虚损甚，精冷滑不固者，与金锁正元丹。腰股痛者，与青娥圆。甚者，与神应圆、黄芪圆、乳香圆、活络丹、安肾圆、返风应痛圆。如耳鸣者，黄芪圆立效。虚劳发热，至午后热甚者，空心服安肾圆、八味圆、山药圆、沉香鳖甲散、参苓白术散、嘉禾散，食后服人参当归散。若嗽涎黄或有血者，临卧服人参养肺圆。因虚劳用力太过，吐血不止者，与秘传降气汤或小降气汤，多加人参煎服。前状发热甚者，与逍遥散。骨中热者，与人参黄芪散。虚弱、老人，可与黄芪建中汤常服。虚汗、盗汗，心忡气短者，可与牡蛎散、止汗散、黄芪建中汤、大山药圆、人参当归散加小麦煎服。自汗不止者，术附汤、正元散。心热盗汗，可与辰砂妙香散。

论沉寒痼冷　皆因元气虚损，下冷上盛，致水火不交，阴阳失序，手足厥冷，及伤寒阴证，霍乱转筋，下痢久泻，脉候沉微者，与黑锡丹、来复丹、金液丹、附子理中圆、金锁正元丹、四神丹。

论积热证候

附咽喉　口齿　眼目

论积热咽喉痛　上焦壅热，心经烦渴，腮颔结核者，可与玉屑无忧散、牛黄凉膈圆、消毒犀角饮、四顺饮、解毒圆、积热三黄圆。口舌生疮，可与碧雪、龙脑饮、玉屑无忧散、甘露饮、硼砂圆。咽喉肿痛，咽物有碍者，可与如圣汤、八正散、四顺饮、龙脑饮、甘露饮、洗心散、牛黄凉膈圆、犀角饮、薄荷煎、石龙散。积热小便不利者，可与导赤圆、五淋散。大便不通，服清心饮、三黄圆、洗心散。

论喉闭、喉风证　自其风邪客于喉间，气郁而热，则壅遏而为喉疼。自其热气生于肺胃，风毒蕴隆，则肿结而为喉痹。其证若悬痈生于上腭，虽不关于咽喉，所以暴肿者，抑亦热气使然也。咽喉悬痈，关要所系，病不急疗，皆能杀人也。喉闭、缠喉风者，可与解毒圆、洗心散、玉屑无忧散、碧雪，甚者解毒雄黄圆。

论牙齿疼痛　牙齿疼痛，其证不一。有热痛者，满口齿浮，因上膈有热而痛者。有虚痛者，皆因肾经虚惫，虚热之气上攻而痛。有风蚛牙痛者。须用仔细详证，方可服药。齿龈浮肿，口内气热，满口齿浮而动，此热证也，可与四顺饮、甘露饮、洗心散、龙脑饮、清心饮子、八正散，次煎升麻葛根汤灌漱吐去，兼吃些小不妨。肾经虚惫，虚热之气上攻齿痛，及老、弱人齿痛者，可与黄芪圆、安肾圆、鹿茸圆、八味圆，次用赴筵散擦之，以升麻葛根汤灌漱。风注牙齿疼痛，后生壮实者，可与细辛散、赴筵散揩擦，去风吐出痰，良久以升麻葛根汤灌漱即吐，次与黑神圆、乳香圆、白龙圆。饮酒齿痛者，以井花水洗漱，或百药煎泡汤冷含咽，或缩砂嚼敷通用。

论眼目诸证候　眼目昏暗，视物不明，不肿不痛不赤，亦无翳膜，此内障证候也。或见黑花，或有冷泪者，是脾肾俱虚，不可便服凉药，只可与明眼地黄圆、菊睛圆、驻景圆、还睛圆、锦鸠圆、决明圆。寻常肝有风热，眼痒涩，昏暗有泪，视物不见，只可与菩萨散、决明散、还睛圆、拨云圆、菊花散、密蒙花散。肾风眼痒，四生散、秦皮散、汤泡散，紫金膏洗，春雪膏点。外障翳膜侵睛，胬肉久病者，空心可与驻景圆、菊睛圆，食后服决明圆、拨云散、菩萨散、密蒙花散、秘传羊肝圆，点剥膜膏，良久用紫金膏洗，或春雪膏。暴赤眼昏涩疼痛，羞明下热泪，不可点，亦不可洗，只可与还睛圆、洗心散、洗肝散、八正散、甘露饮、菩萨散、拨云散。睛痛不可忍者，与羌活散、还睛圆，两圆只作一服，立止，并治头风痛，神效。睑眦赤烂，视物不明，昏暗有泪者，肝有风也，可与菩萨散、拨云散、洗肝散、菊花散、密蒙花散、决明散，次用紫金膏洗，春雪膏点。

论诸血热妄行　凡吐血、衄血不止，昏眩目黄者，可与龙脑鸡苏圆、薄荷煎、四物汤加荆芥煎。

论泻痢证候

论泻疾证候　暴泻、水泻，此二证秋、夏间多有之，皆因饮食所伤，及食生冷之物，暴泻不住，须用仔细询问。若噫气吞酸，干呕气臭者，此是伤食也，可先与感应圆一、二服，次与理中圆、人参豆蔻散、守中金圆、来复丹、温胃圆（以上药性皆温），甚者与附子理中圆、理中圆、四柱散、已寒圆、温中良姜圆、二姜圆、火轮散、朝真丹、正元散、金液丹、二气丹(以上药性皆热)、丁香豆蔻散(微热涩固)。须用仔细审实,无伤食者,不可与感应圆,便用止泻药。吐泻有腹痛者,可与服木香推气圆、沉香圆、丁香圆、感应圆。久病虚弱、年高及气弱人,脏腑泄泻久不止者,可与人参豆蔻散、厚肠圆、参苓白术散、不换金正气散、四君子汤之类。

论霍乱吐泻证 霍乱吐泻,有冷热二证。寒多不渴者,可与理中圆、姜附汤、来复丹。霍乱吐泻,有热烦躁而渴者,可服香薷散、五苓散、嘉禾散、参苓白术散、四君子汤。霍乱吐泻后,调理脾胃可与参苓白术散、嘉禾散、五苓散、四君子汤、调气散之类。渴者,与参苓白术散止之,多服尤佳。出冷汗,手足软者,加金液丹、二气丹、朝真丹。未效者,灸气海。若吐泻定,热药皆止,只用温药理脾。

论痢疾证候 皆因饮食失调,动伤脾胃,水谷相拌,运化失宜,留而不利,冷热相搏,遂成痢疾。冷气相搏其色白,热气相搏其色赤,治之法,皆用温药调和脾胃,次随证治之。大抵人说证,须用仔细询问,有里急后重者,腹痛者或不痛者,频频登厕,一日三、五次至五、七次无物者,又说大便不通,即里急后重,脐腹痛不止,不问老少、孕妇,皆是痢也。非无物出,不识此证,只言大便不通,可仔细辨之。病人登厕,才有三、两点物,或赤或白,或如鱼脑者,此皆痢证也。凡痢下赤白,或纯脓,或鹜溏,若先脐腹撮痛,遇痛即痢下,下后痛止者,此为积痢,可与木香推气圆、感应圆,各进两、三服,次随痢颜色治之。下痢赤白,可与驻车圆、黄连阿胶圆、厚肠圆、胃风汤。下痢白多赤少者，与厚肠圆、驻车圆、人参豆蔻散。下痢白少赤多者，与黄连阿胶圆、万金圆、金屑圆。下痢纯赤或鲜血者，可与服黄连阿胶圆、地榆散、万金饮，加麦门冬子煎。纯血痢，须是审问仔细，若下鲜血者，是有热，遇下痢时，微觉后重者，是有热也。下痢纯白滑泄者，此是冷证，可与丁香豆蔻散、诃黎勒圆、驻车圆。若下瘀血或紫黑色者，此是虚冷之甚，遇痢下时微滑，当与驻车圆、厚肠圆、丁香豆蔻散。痢下赤白，连绵日久，愈而复发，腹中时痛，诸药不瘥者，可与木香推气圆、不二圆、驻车圆、厚肠圆、感应圆。下痢日夜频并虚滑者，可与丁香豆蔻散、四柱散相兼服。更有一种脾毒下血，与热毒痢一般证候，但不心烦，口不干渴，不喜冷，余者相似，可与《王氏博济方》内败毒散，以槐花、枯矾二味为末，乌梅煎服。若只下痢，脐腹不撮痛者，乃无积滞，不须先服感应圆。

论肠风、痔瘘证　肠风下血，脏毒下血，或秘有热者，可与三黄圆、黄连阿胶圆，浓煎木香汤吞下。有热者，与鸡苏圆、肠风黑散、金屑丹、万应圆、四物汤，加荆芥并防风煎。诸痔发作，与钓肠圆。未破者，驱毒散，更用猪胆汁涂之。

论痈疽诸证

附疮癣

论痈疽发背　诸赤肿毒，不问四肢、手、足、头面，初发便可与漏芦汤、三仙散、托里散、保安膏、乳香内消膏、导赤圆、四顺饮、通气散。痈疽发，大便不通，可与麻仁圆、三黄圆，壮实者与神功圆，须用通利三、五行，方得毒气退也。已破，脓血出不快者，可与三仙散、漏芦汤，托里散、保安膏、乳香内消膏贴之。疮口久不合者，可与桃仁散、麒麟散。

论恶疮、疥癣 一切无名恶疮、漏疮、臁疮、冷疮，久年不愈者，可与桃仁散、麒麟散、保安膏贴之。风毒热疮，一名肾脏风，疮汁脓胞湿烂浸淫者，可与何首乌散、四生圆、胡麻散、四顺饮。大便秘者，与皂荚煎圆、桃仁散，以滑肌散敷之。遍身生疮瘙痒，或生瘾疹者，先服通大便药，可与皂荚煎圆、神功圆、麻仁圆、何首乌散、四顺饮、四生圆、消风散、胡麻散、滑肌散、黄芪圆、白龙圆。疮干痛者，与玉龙摩风膏。汤火烧成疮者，与佛手散。疥疽顽癣，与摩风膏、白龙圆、滑肌散、清心圆。

论妇人诸疾

论月经诸疾 皆因月经不调，或前或后，或多或少，或淋沥不止，或闭塞不通，肢体倦怠，困乏少力，饮食无味，常服补者，可服四物汤、熟干地黄圆、内补当归圆、琥珀圆、当归建中汤、沉香鳖甲散、活血丹、泽兰圆、益阴丹。血海冷惫者，可与暖宫圆，茴香圆、大圣散、小白薇圆、黑锡丹、麝香鹿茸圆、内补当归圆。经血过多，淋漓不止者，与胶艾汤、温经汤、小白薇圆、乌金散、益阴丹、泽兰圆、内补当归圆、熟干地黄圆。赤白带下，服诸药不瘥者，可服泽兰圆，兼服平补镇心丹、速效大圣散、温经汤、泽兰散、小白薇圆、紫石英圆。白带不止，腹常冷痛者，可与暖宫圆、麝香鹿茸圆、法炼黑锡丹、茴香圆、威喜圆、泽兰圆、正元散、来复丹。带下五色者，可与益阴丹、滋血汤、伏龙肝散。崩漏下血过多，头目昏眩，举头欲倒者，可与芎䓖汤、胶艾汤、乌金散、琥珀圆、暖宫圆、大圣散、内补当归圆。崩中败血连日不止，与滋血汤。血气虚惫久冷，崩漏下赤白，五色不定，或如豉汁，可与温经汤、伏龙肝散、四物汤。月经不通及室女月脉不行者，可与蒲黄散、逍遥散、大圣散、黑神散、琥珀泽兰煎、通真圆、活血丹、四物汤、地黄圆。血风劳，胸膈不利，经脉涩，四肢烦痛，心悸者，可与人参荆芥散、熟干地黄圆、逍遥散。血风气虚头旋及产前、产后头旋者，可与保生圆、四物汤、胶艾汤。虚劳发热及寒热俱发者，可与黄芪鳖甲散、逍遥散、地黄圆、泽兰圆、荆芥散、嘉禾散、参苓白术散。热未退者，与人参当归散极妙，气壮者可与逍遥散。痰嗽或有血者，临卧服人参养脾圆。气壮年少女人骨中作热者，可与熟干地黄圆食前服，食后服人参黄芪散。疝瘕阴中冷痛，或头风入脑，寒痹筋挛，血闭无子，漏下赤白者，可与熟干地黄圆、钟乳泽兰圆、牡丹煎圆。妇人无子，或诸虚上热下冷，百病皆生者，可与小白薇圆、禹余粮圆、阳起石圆。先有寒冷，心腹刺痛，或肿或寒，下痢不止，及少气者，可与吴茱萸汤、活血汤。血风攻注，五心烦热，遍身瘙痒，或生瘾疹，或发赤肿，可与人参荆芥散、人参当归散、消风散、四物汤加荆芥煎、逍遥散，甚者可与服皂荚煎圆。血气凝滞者，可服青木香圆疏通开导。

论产前药忌　产前所忌损动胎气药物，卢医《周鼎集》为歌曰：蚖蟹水蛭地胆虫，乌头附子及天雄。踯躅野葛蝼蛄类，乌喙侧子与虻虫。牛黄水银并巴豆，大戟蛇蜕及蜈蚣。牛膝藜芦加薏苡，金石锡粉对雌雄。牙朴芒硝牡丹煎，蜥蜴飞生更䗪虫。代赭蚱蝉胡脑麝，芫花薇蘅草三棱。槐子牵牛并皂角，桃子蛴螬和茅根。挡根硇砂与干漆，亭长溲流莽草中。瞿麦蔄茹蟹爪甲，蝟皮鬼箭赤头红。马刀石蚕衣鱼等，半夏南星通草同。干姜蒜鸡及鸭子，驴马兔肉不须供。切忌妇人产前用，此时宜记在心中。

论产前诸疾　妊娠三、两月，日心中烦愦，头目眩重，颠倒不安，呕吐烦闷，此恶阻病，只可与人参丁香散、半夏茯苓汤、茯苓圆、小七香圆、药丁香。妊娠下血，胎动不安，名曰漏胎，可与安胎饮、四物汤、胶艾汤、保生圆、琥珀圆、泽兰圆。临产月，常服滑胎散、安胎饮、保生圆。产难或横或逆，或三、二日不产者，及胎死腹中，或胞衣不下，可与花蕊石散，或用保安膏，一贴作一服，圆如梧桐子大，温酒吞下，如未下，再服。产妇生理不顺，横生、逆生者，可与服兔髓圆。产儿已出，但胞衣不下，脐腹坚胀急痛者，可与服牛膝汤。

论产后诸疾　皆因新产去血过多，津液燥少，阴阳俱虚，脏腑怯弱，切不可发汗，及转积令吐、泻药，亦不可服太燥热药补之，只可用温和药，渐次加减调理，不可取目前之急，乱投汤药，反生他疾，罪福非轻，切宜戒之。新产血气俱虚，不可太补，恐增寒热，当令恶露去尽为佳，可与黑神散、大圣散、泽兰散、蒲黄散。产后去血过多，昏迷晕闷，精神错乱，皆因去血过多，气血无所主，可与芎䓖汤、大圣散饭饮调下，不效者与花蕊石散、保安膏。产妇常用闻醋炭气为佳。产后忽然发热，浑身拘急者，可与四物汤，兼用人参当归散、逍遥散。产后腹中块上下作痛者，皆由恶露未尽，新血与败血相搏，可与黑神散、蒲黄散依前煎，兼与蓬煎圆、琥珀圆。产后恶露方下，忽然断绝，寒热往来，昼静暮剧，语言狂乱，如见鬼神状，此因热入血室，可与琥珀圆、四物汤净加柴胡一钱重煎服。如不退者，用小柴胡汤加生地黄三、两茎，捶碎同煎服。产后去血多，津液少，阴阳皆虚，凡有伤寒、时气之疾，虽当发汗者，切不可太过，但可与轻骨散、五积散、败毒散、神术散、和解散、大圣散之类。产后六、七日，忽然脐腹作痛，皆因呼吸之间冷气乘虚而入，可与当归建中汤、理中圆、通真圆、温经汤、大沉香圆、盐煎散，不退者与服平胃散吞下茴香圆。产后腹痛甚者，可与花蕊石散、太岳活血丹。产后烦渴欲饮冷者，皆因去血过多，阴气衰少，客阳乘之，当助其内，可与四物汤，每服加乌梅两个同煎。渴不止，与五苓散，熟汤调服。产后惊风，狂言乱语，如对神鬼，精神不定者，可与龙虎丹，三圆作一服，研好朱砂，温酒调下，兼服琥珀圆。产后血风频增，昏沉不省，身如针刺，发随梳落，或遍身虚肿者，可与龙虎丹，三圆作一服，用当归煎酒嚼下，如瘙痒者，兼服人参荆芥散。产后乳汁不行者，不可服诸行血药，致生他病，只可服滋养血气药，自然血脉旺盛，乳汁自调，可与四物汤、熟干地黄圆、白薇圆、内补当归圆、益阴丹、大顺散、泽兰散之类。产后大便不通，或秘涩者，缘内无津液，肠胃干燥，切不可用猛烈药下之，恐生他疾，可与四物汤，加青皮去白，每服入半钱，拌匀同煎服，更不通者，可与麻仁圆、三和散。

论小儿诸疾

论小儿疹痘证　小儿患疮疹，其证乍热乍凉，呵欠烦闷，咳嗽喷嚏，耳鼻冷及脚冷，但只恶热，不恶风，浑身热甚者，或发搐或不搐，一向发热者，此乃痘疹也，可与升麻葛根汤、惺惺散、消毒犀角饮。已泻者，不可与他药，只服惺惺散。

论小儿疮癣证　浑身疥疮及湿奶癣，可与清心饮。头疮等疾，消毒饮、化毒丹通用之，次用葱盐汤洗，拭干，以无比散掺之。

论小儿雀目证　雀目，日间都无事，遇夜不见物者，是雀目也，可时常与五福化毒丹，临卧用粟米饮调下。

方剂索引

二画

三画

四画

五画

六画

七画

八画

九画

十画

十一画

十二画

十三画

十四画

十五画

十六画以上

28